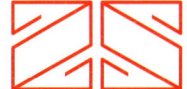

© 2016 ZS Verlag GmbH
Türkenstraße 9
D-80333 München

ISBN 978-3-89883-505-3
1. Auflage 2016

Projektleitung	Alexandra Gudzent
Rezepte	Sabine Hülsmann
Texte	Marion Jetter, Anna Cavelius
Lektorat	Eva Dotterweich, Edelgard Prinz-Korte
Grafische Gestaltung	Ronja Bernhardt, Georg Feigl
Fotografie	Anke Schütz
Foodstyling	Diane Dittmer
Illustrationen	Markus Voll
Herstellung	Peter Karg-Cordes
Producing	Jan Russok
Druck & Bindung	L.E.G.O., Vicenza

Die ZS Verlag GmbH ist ein Unternehmen der Edel AG, Hamburg.
www.zsverlag.com
www.facebook.com/zsverlag

Sabine Hülsmann

SLOW CARB

Mit den richtigen Kohlenhydraten zum Wohlfühlgewicht

mit Fotos von Anke Schütz

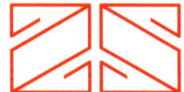

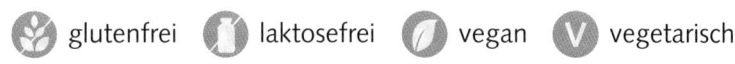

glutenfrei   laktosefrei   vegan   vegetarisch

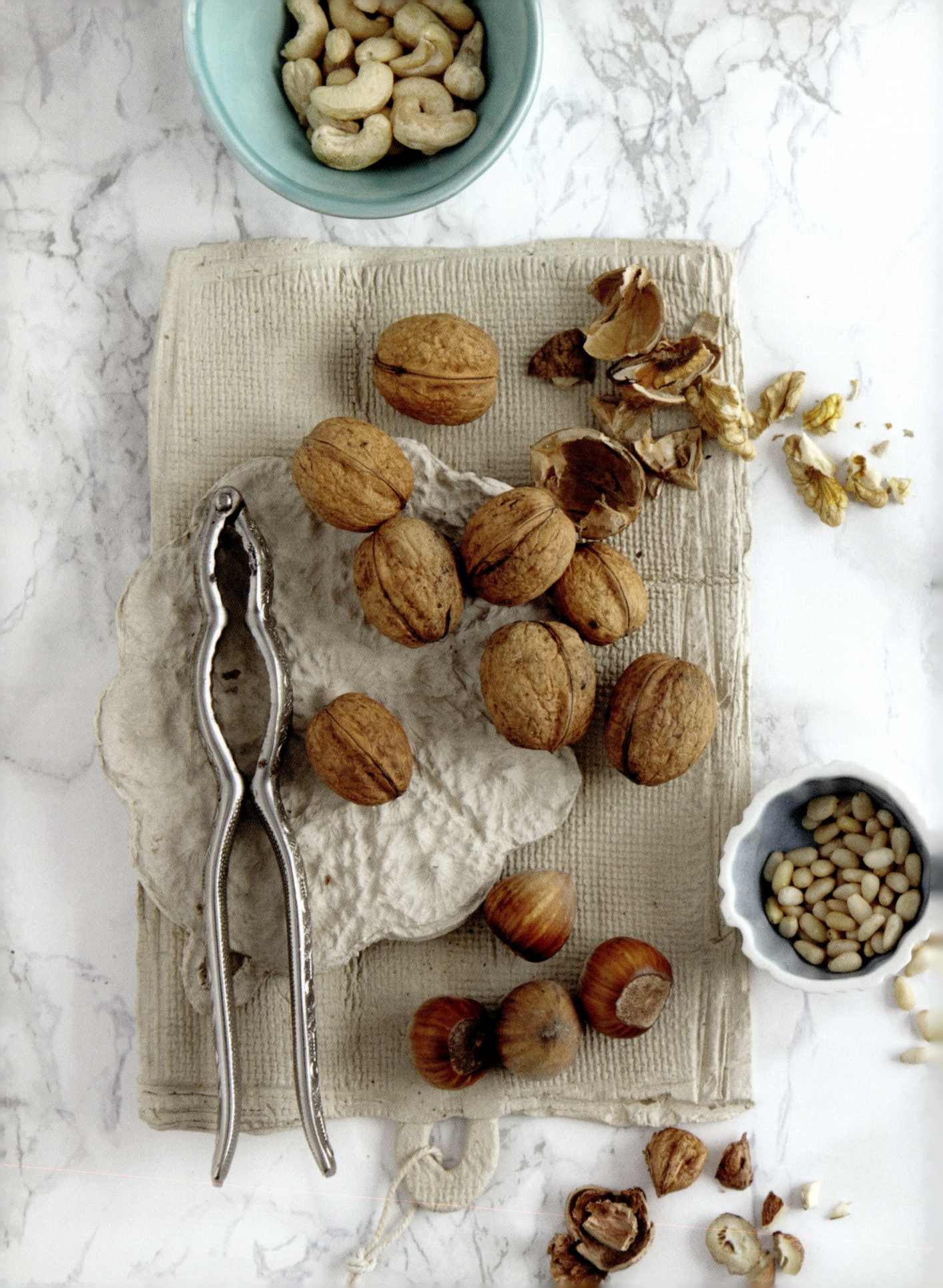

LANGSAM, ABER SICHER
ZUM WOHLFÜHLGEWICHT

Slow Carb – haben Sie auch schon von dem neuen, gesunden Trend gehört und sich gefragt, was es damit auf sich hat? Slow Carb ist die wesentlich entspanntere Weiterentwicklung des Low-Carb-Trends. Mit dem Unterschied, dass Sie bei Slow Carb nicht Ihre Ernährung komplett umstellen und zum Beispiel auf so wunderbares Seelenfutter wie Gnocchi oder Pfannkuchen verzichten müssen!

Wörtlich übersetzt bedeutet Slow Carb nämlich „langsame Kohlenhydrate". Damit sind alle wertvollen, ballaststoffreichen Inhaltsstoffe aus der Nahrung gemeint, die für unseren Stoffwechsel – und damit für unser Wohlgefühl – besondere Vorteile haben. Ballaststoffe können Wasser und andere Flüssigkeiten sehr gut aufnehmen. Dadurch quellen sie auf, sie bleiben länger im Magen und werden langsamer verstoffwechselt. Das hat den Riesenvorteil, dass das angenehme Sättigungsgefühl wesentlich länger vorhält und der Insulinspiegel langsamer steigt – die gefürchteten Heißhungerattacken, die unser Gewicht so sehr aus der Balance bringen, bleiben einfach aus!

Wenn Sie also gern ein paar Pfunde purzeln lassen und sich leichter und fitter fühlen möchten, ohne auf Geschmack und Genuss zu verzichten, ist Slow Carb genau das Richtige für Sie. Sie brauchen Ihre lieb gewonnenen Gewohnheiten nicht groß umzustellen! Slow Carb ist eine gesunde, nachhaltige Lebensweise, die Sie im Alltag ganz einfach und dauerhaft umsetzen können. Denn Slow Carb bedeutet: kein Stress durch Verzicht. Sondern gesundes, nachhaltiges Sattwerden und Schlankbleiben.

Finden Sie nicht auch, dass es für diesen Trend langsam Zeit wurde? Denn Entschleunigung tut uns allen gut – auch und gerade auf dem Teller!

Viel Freude beim Genießen und Ausprobieren!

Herzlich, Ihre

Sabine Hülsmann

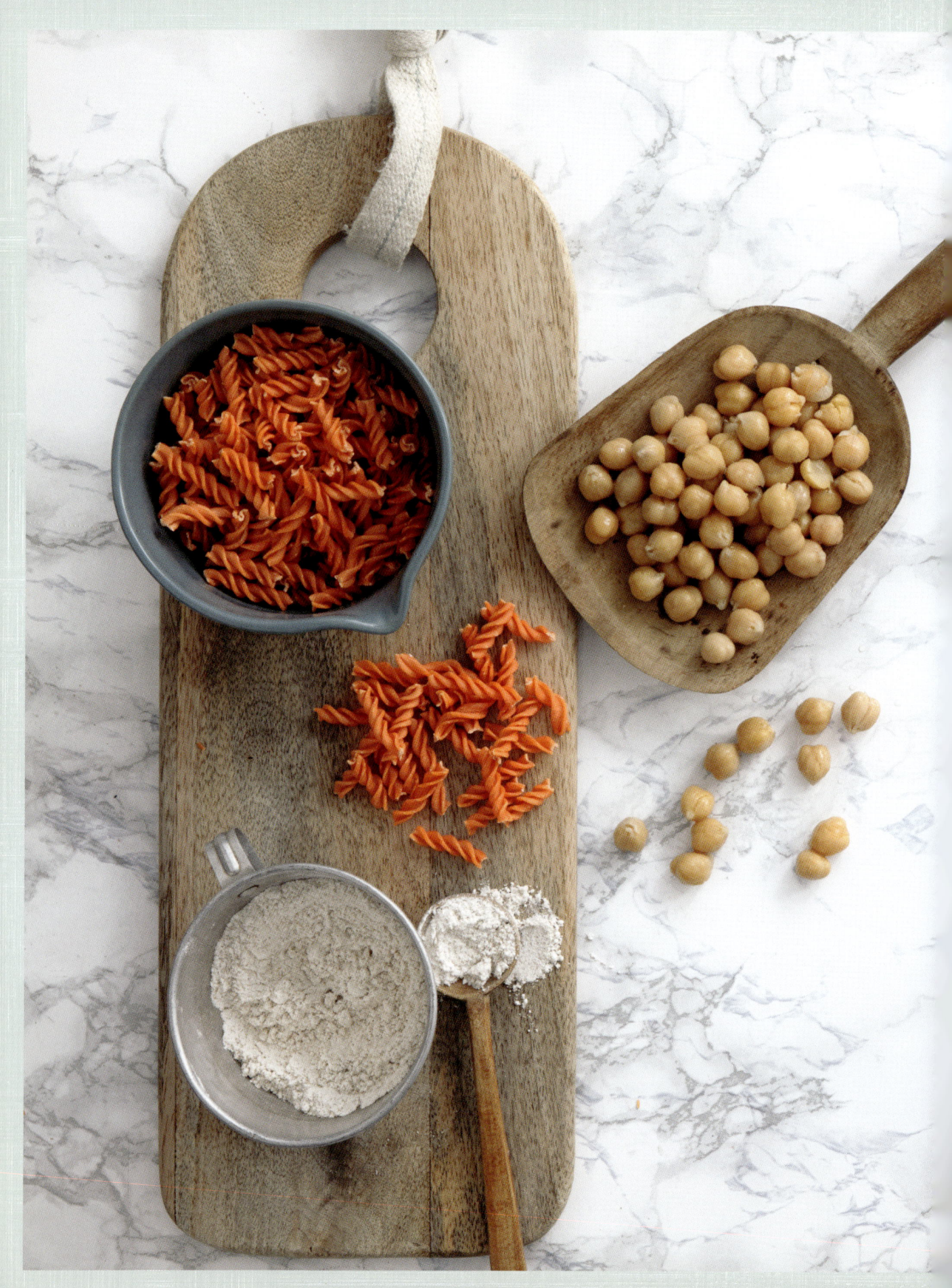

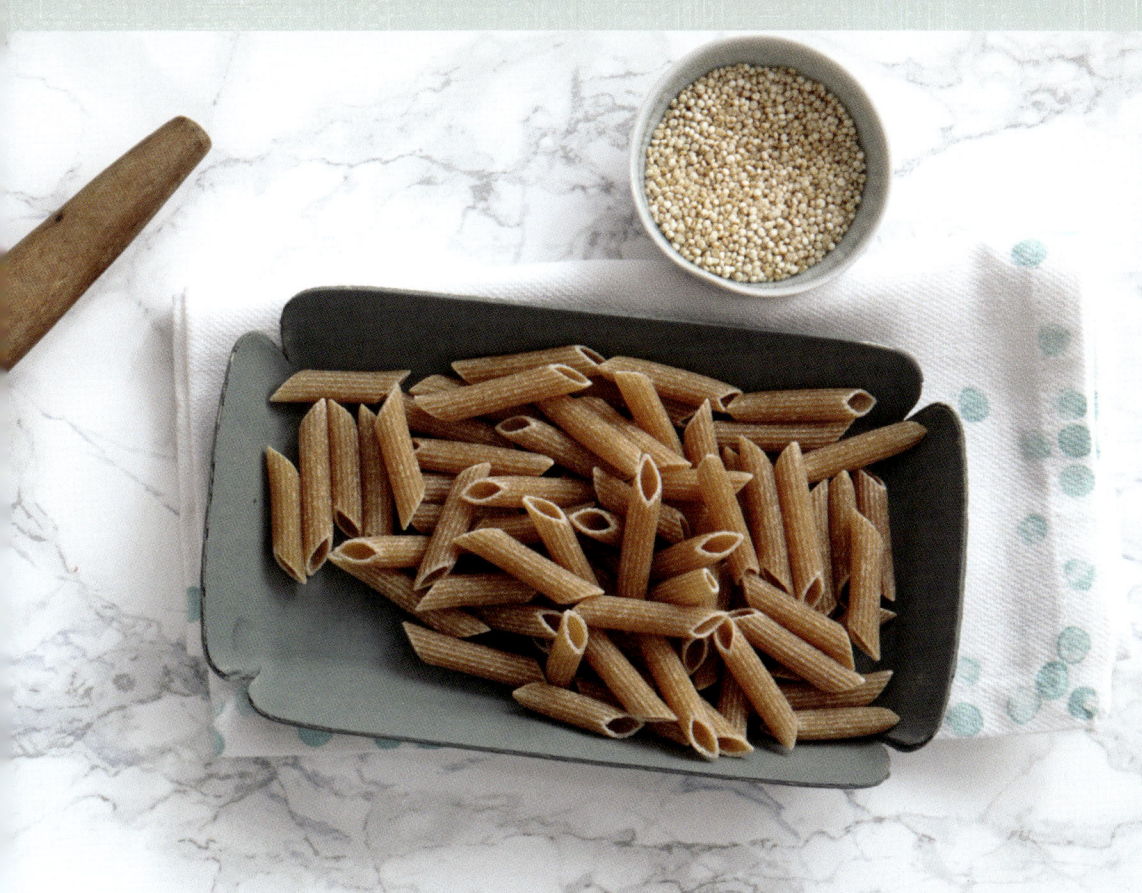

EINLEITUNG

Nein, das ist kein Diätbuch! Trotzdem können Sie mit einer Ernährungsumstellung auf Slow Carb – das sind **HOCHWERTIGE KOHLENHYDRATE**, die lange sättigen – Ihrer Traumfigur ein Stück näherkommen. Wie das funktioniert, ohne zu hungern und mit viel **SPASS IN DER KÜCHE**, erfahren Sie hier.

SLOW CARBS – DIE „BESSEREN" KOHLENHYDRATE

SIE SIND **DIE BESTEN DER BESTEN:** SLOW CARBS HABEN NICHTS MIT VERZICHT UND ASKESE ZU TUN, SONDERN MIT GENUSS PUR. MIT DEN „LANGSAMEN" KOHLENHYDRATEN KÖNNEN SIE KULINARISCH RICHTIG ZAUBERN UND SICH UND IHRE LIEBEN VERWÖHNEN – UND SIE FÜHLEN SICH IMMER **SATT UND GLÜCKLICH.** PS: MIT SCHLANKHEITSGARANTIE!

WAS SIND DENN NUN EIGENTLICH KOHLENHYDRATE?

Es gibt drei Nährstoffe, die uns mit Energie versorgen: Eiweiß, Fette und Kohlenhydrate. Während uns die ersten beiden auch lebensnotwendige Baustoffe zuführen, liefern Kohlenhydrate reine Energie aus Stärke und verschiedenen Zuckern. Das ist der Grund, warum sie einerseits der für uns wichtigste, aber andererseits gleichzeitig auch der verpönteste Energieträger sind. Denn unsere Muskeln und auch unsere Steuerzentrale im Kopf lieben die schnelle Energie aus Zucker, da er eine Art Supertreibstoff für sie ist, noch lange vor Fett und Eiweiß.

Welche Wirkung der süße Stoff im Körper hat, hängt von der Menge und Art des aufgenommenen Zuckers ab. Je nachdem, wie lang die Zuckerketten aus chemischer Sicht sind, gibt es Einfachzucker (z. B. Trauben- und Fruchtzucker, also Glukose und Fruktose), Zweifachzucker (z. B. Milch- und Malzzucker, Rohr- und Rübenzucker, Kristall- oder Haushaltszucker) und Mehrfachzucker. Dies sind die sogenannten komplexen Kohlenhydrate (z. B. in Stärke oder Ballaststoffen aus Kartoffeln, Wurzelgemüse, Mais oder Getreide). Aus allen Kohlenhydraten im Essen bildet der Körper Glukose als Futter für das Gehirn, die meisten Zellen, Muskeln und Nerven.

LOW ODER SLOW, DAS IST HIER DIE FRAGE

Je schneller ein Kohlenhydrat zu einzelnen Glukosemolekülen verdaut wird, wie bei den ein- und zweikettigen Kohlenhydraten (beispielsweise in Weißmehlprodukten, Süßigkeiten, Limonaden und Obstsäften), desto schneller und höher steigt der Blutzucker- und kurz darauf der Insulinspiegel. Auch Stärke hat ihre Tücken, denn sie wird zu 100 Prozent zu Glukose umgebaut und überschwemmt damit regelrecht und in Windeseile das Blut.

Das Problem: Sobald der Blutzucker mithilfe des Insulins wieder auf ein normales Maß gesunken ist, bekommt man Hunger. Wenn man nun aber (häufig) süße Lebensmittel isst oder solche mit viel Stärke (aus Kartoffeln, Mais oder Nudeln) oder versteckten Zuckern (in sehr vielen Fertiggerichten, Konserven und Wurstwaren), dann schüttet der Körper auch sehr viel Insulin aus. So wird der Blutzuckerspiegel schnell abgebaut, und genauso schnell kommt der kleine Hunger – und auf was wohl? Ja, auf Süßes.

Ein Teufelskreis, der langsam, aber sicher dick macht, denn das Insulin versorgt auch die Fettzellen mit überschüssigem Zucker, den wir nicht verbrauchen, und die Fettzellen sind sehr dehnbar …

Auf der Erkenntnis, dass zu viel Zucker dick und dicker macht, basieren alle Ernährungsarten, die auf Low Carb setzen („carb" ist die Abkürzung für das englische „carbohydrates", deutsch: Kohlenhydrate). Bei Low Carb stehen Kohlenhydrate gewissermaßen auf dem Index, und man versucht, sie insgesamt zu reduzieren. So kann man gut abnehmen. Das Problem: Für Low Carb braucht man einiges an Disziplin, und Low Carb ist allein nicht so einfach durchzuhalten. Bei Slow Carb geht es weniger darum, den Zucker komplett vom Speiseplan zu streichen. Hier setzt man auf die richtigen, nämlich die langsamen (engl.: slow) Kohlenhydrate aus Mehrfachzuckern. Die heißen so, weil der Stoffwechsel länger braucht, um sie in Glukose umzubauen. Dadurch schnellt der Blutzucker nicht so stark nach oben, und infolgedessen bleibt auch das Insulin im Lot. Slow Carbs stecken in Vollkornprodukten, (Schein-)Getreide, Hülsenfrüchten, Nüssen, Gemüse und nicht zu süßem Obst. Diese Lebensmittel sind auch reich an wertvollen Ballaststoffen und halten Sie schön lange satt, so bleibt man auch nach dem Essen glücklich und zufrieden und hält problemlos bis zur nächsten Hauptmahlzeit durch (siehe S. 22).

DER GLYKÄMISCHE INDEX (GI)

Um einen standardisierten Vergleich der Kohlenhydratqualität von Lebensmitteln im Hinblick auf die Blutzuckerwirkung zu ermöglichen, haben Ernährungswissenschaftler den glykämischen Index (GI) definiert. Dabei wird auf einer Skala von 1 bis 100 die Zunahme des Blutzuckergehalts nach dem Verzehr eines Nahrungsmittels, das 50 Gramm Kohlenhydrate enthält, angegeben. Stärkehaltige Lebensmittel, die schnell in den Stoffwechsel gelangen, wie beispielsweise Reis oder Kartoffeln, haben den höchsten GI. Sie steigern den Blutzuckergehalt weit höher und viel rascher als Lebensmittel mit niedrigem GI. Zu Letzteren gehören viele wasser- und volumenreiche Gemüse und Salate. Tomaten oder Gurken beispielsweise werden langsamer verdaut, und die darin enthaltene Glukose gelangt langsamer in die Blutbahn.

Die Rate und Dauer der glykämischen Reaktion wird immer durch die Zuckerart in der Mahlzeit (ob Saccharose, Laktose, Fruktose, Glukose oder ein anderer Zucker) sowie von der Art und Form der Stärke (einige Stärkearten sind besser verdaulich als andere) beeinflusst. Auch der Koch- und Verarbeitungsvorgang und die Anteile anderer Nährstoffe im Essen wie Fette oder Eiweiß beeinflussen die glykämische Reaktion. Ein Beispiel: Der glykämische Index von gegarten Möhren liegt bei etwa 70. Zum Vergleich: Um 50 Gramm Kohlenhydrate aufzunehmen, kann man rund 700 Gramm Möhren verzehren. Ein Baguettebrot hat ebenfalls einen GI von 70. Allerdings liefern 100 Gramm Baguette bereits 48 Gramm Kohlenhydrate. Der Verzehr von 104 Gramm Weißbrot führt also zur selben Blutzuckerreaktion wie 700 Gramm gegarte Möhren.

ZUCKERBREMSE BALLASTSTOFFE

Bei den Ballaststoffen handelt es sich im Allgemeinen um Bestandteile aus pflanzlichen Lebensmitteln, die im Dünndarm als Quell- und Füllmaterial dienen. Chemisch gesehen, handelt es sich bei einigen von ihnen ebenfalls um Vielfachzucker. Andere bestehen aus unverdaulichen Kohlenhydraten oder holzähnlichen Verbindungen.

Verzehrt man reichlich davon, bleibt man nicht nur länger satt, man pflegt ganz nebenbei eine gesunde Darmflora und hält seinen Cholesterinspiegel flach. Denn Ballaststoffe können nicht direkt verdaut werden. Darmbakterien helfen bei ihrem Abbau. Unterschieden wird zwischen löslichen und unlöslichen Ballaststoffen. Lösliche wie Guar, Pektine, Carrageen

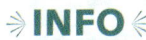 **INFO**

LOW CARB ODER SLOW CARB – WAS MACHT DEN UNTERSCHIED

LOW CARB
Prinzip: wenige Kohlenhydrate, viel Eiweiß (Eier, Fleisch, Fisch, Käse, Sojaprodukte) und Fett (Öle, Nüsse) sowie volumenreiche Lebensmittel (Salat, Gemüse)
Nachteile: häufig eine zu mangelhafte Ballaststoffaufnahme; Hungergefühle; schwer langfristig durchzuhalten; ungeeignet für eine dauerhafte Ernährungsumstellung, da zu unausgewogen; Risiko eines Jo-Jo-Effekts

SLOW CARB
Prinzip: reichlich pflanzliches Eiweiß (Hülsenfrüchte, Avocado), ballaststoffreiche Gemüse, pflanzliche Fette (Öle); tierisches Fett und Eiweiß in Maßen
Vorteile: größere Auswahl an Lebensmitteln; man soll essen, bis man satt ist; absolut alltagstauglich; als dauerhafte Ernährungsweise empfehlenswert

und Agar-Agar stecken vor allem in Obst und Gemüse, aber auch in Getreide wie Weizen. Unlösliche Ballaststoffe (die unser Darm liebt!) wie Lignin, Zellulose und Hemizellulose befinden sich vor allem in den Randschichten von Getreidekörnern, also in Vollkorngetreide und Vollkornprodukten.

Getreide und Getreideprodukte liefern daher reichlich Slow Carbs. Wichtig: So lange das gesamte Getreide vermahlen wird, wie etwa in Vollkornprodukten, bleiben viele wertvolle Nährstoffe erhalten. Verzichten sollte man deshalb uneingeschränkt auf Weißmehl und Weißmehlprodukte (Feinmehl Type 405), da in ihnen kaum noch Mineralstoffe stecken. Insbesondere Weizenmehl ist reich an Stärke und lässt Blutzucker und Insulin nach dem Essen schnell hochschießen. Trotzdem ist auch nicht alles, was kein Weißbrot ist, automatisch ein Vollkornbrot. Der Begriff „Vollkorn" bezieht sich ausschließlich auf das verwendete Mehl. Ebenfalls zu den Getreiden und Getreideprodukten gehören Reis, Nudeln, Getreideflocken, Grünkern, Hirse, Dinkel etc. Streichen sollten Sie aus diesen Kategorien insbesondere polierten Reis, der weitgehend frei von wichtigen Nährstoffen ist, sowie Nudeln aus Weißmehl. Bei Mehlen greifen Sie am besten zu Urgetreiden. Gesunde und köstliche Alternativen sind Gräser wie Buchweizen, Amarant, Canihua, Hirse und Quinoa sowie Mais. Urgetreide wie Einkorn, Emmer und auch Dinkel enthalten sehr gut verträgliche pflanzliche Eiweiße. Nicht zuletzt enthalten die Urgetreide im Vergleich zu Weizen und Dinkel doppelt so viel wertvolle Eiweißbausteine (Phenylalanin und Tyrosin) und deutlich mehr gesunde zellschützende Pflanzenstoffe und Mineralien. In Emmer und Einkorn steckt zudem reichlich Betacarotin, was beim Verarbeiten für einen leichten Orangeton sorgt. Neben den gesundheitsförderlichen Aspekten bestechen Urgetreide durch ihren Geschmack: Sie schmecken leicht nussig und aromatisch. Erhältlich sind Mehle aus Urgetreide im Reformhaus und Bioladen.

WICHTIG: VIEL TRINKEN!

Wasser ist wichtig, damit in unserem Körper alles rundläuft. Schließlich bestehen wir zu etwa 60 Prozent aus diesem Element. Wasser bringt Nährstoffe in die Zellen, entgiftet, unterstützt das Immunsystem und ist Hauptbestandteil des Bluts. Ein Mensch kann einige Wochen ohne feste Nahrung auskommen. Ohne Wasser überlebt er nur wenige Tage.

Das Verhältnis von Flüssigkeitsaufnahme und -ausscheidung muss deshalb immer stimmen. Jeden Tag verlieren wir etwa zweieinhalb Liter Wasser über den Atem, durch Schwitzen oder über die Harnwege. Bei einer ballaststoffreichen Ernährung mit Slow-Carb-Lebensmitteln ist es besonders wichtig, ausreichend zu trinken, damit die Darmpassage gut gewährleistet ist. Dabei gilt die Faustregel: 35 bis 40 Milliliter Wasser pro Kilogramm Körpergewicht. Unter normalen Bedingungen (also ohne Sport oder schweißtreibende Betätigungen) braucht eine Frau rund 2 Liter Wasser, ein Mann 2,5 Liter. Bei starker körperlicher Anstrengung, wie etwa beim Sport, kann Ihr Tagesbedarf sogar das Drei- bis Vierfache erreichen. Allerdings nehmen Sie etwa ein Drittel davon durch die Nahrung auf, vor allem wenn Sie viel Gemüse essen.

Genauso wichtig wie die Menge ist die Qualität Ihres Trinkwassers. Wenn Sie keine schweißtreibende Tätigkeit ausüben, wie harte körperliche Arbeit oder Sport, ist es am besten, ein mineralstoffreiches Wasser, rein und frei von Schadstoffen, zu bevorzugen. Quellwasser aus den Bergen oder aus Naturschutzgebieten erfüllt diese Voraussetzungen am besten. Leitungswasser hat in Deutschland, Österreich und der Schweiz in der Regel Trinkwasserqualität, ist nur oft mineralarm. Am besten erkundigen Sie sich bei Ihrem zuständigen Wasserwirtschaftsamt danach, ob das Trinkwasser zur Zubereitung von Babynahrung geeignet ist. Dann sind Sie auf jeden Fall auf der sicheren Seite.

⇒ INFO ⇐

Zuckerhaltige Getränke sind weniger dazu geeignet, den Flüssigkeitsbedarf des Körpers zu decken. Sie treiben den Blutzucker- und Insulinspiegel in die Höhe. Das gilt in gewissem Maße auch für Saftschorlen, wenn auch weit weniger als für Getränke mit Zuckerzusätzen (z. B. Limo, Cola etc.). Sogenannte Softdrinks aus Zucker und Alkohol sind weder gesund noch zum Durstlöschen geeignet. Am besten ist pures Trinkwasser.

DIE SLOW-CARB-LEBENSMITTELPYRAMIDE

HIER SEHEN SIE **AUF EINEN BLICK**, WELCHE LEBENSMITTEL IN DER ERNÄHRUNG MIT SLOW CARBS EINE GRÖSSERE UND WELCHE EINE KLEINERE ROLLE SPIELEN SOLLTEN: UNGESÜSSTE GETRÄNKE UND GEMÜSE BILDEN DABEI DEN **GESUNDEN GRUNDSTOCK**, WAS WEITER OBEN STEHT, GEHÖRT SELTENER AUF DEN SPEISEPLAN.

BASIS

Gemüse, Hülsenfrüchte und zuckerarme Früchte bilden die Grundlage einer gesunden Slow-Carb-Ernährung. Sie sind prall gefüllt mit sättigenden Ballaststoffen und Vitaminen. Dabei liegt der Schwerpunkt auf reichlich frischem Gemüse, Hülsenfrüchte und Obst etwas weniger verzehren.

PROTEINREICHE SATTMACHER

Fleisch, Fisch, Geflügel, Eier und Milchprodukte (z. B. Quark, Frischkäse, Buttermilch, Hüttenkäse) enthalten viel Eiweiß. Sie sorgen für ein lang anhaltendes Sättigungsgefühl und bringen den Stoffwechsel in Gang.

BALLASTSTOFFREICHE SATTMACHER

Weißmehlprodukte (wie Pasta, Brot) oder weißer Reis sollten nicht länger die wichtigste Zutat Ihres Speiseplans sein. Eine ideale Mahlzeit besteht aus einer Portion Carbs kombiniert mit der drei- bis vierfachen Menge Gemüse und satt machendem Eiweiß.

GESUNDE FETTE

Kalt gepresste Öle (nicht erhitzen!) und Nüsse (1 bis 2 EL pro Tag) stillen den Hunger und sättigen lange. Nur in Maßen genießen, da sie viele Kalorien haben.

DICKMACHER

Weißbrot, Gebäck, Süßigkeiten, Limonade oder Zucker sind in die Spitze der Pyramide verbannt. Hier heißt es am besten: Finger weg!

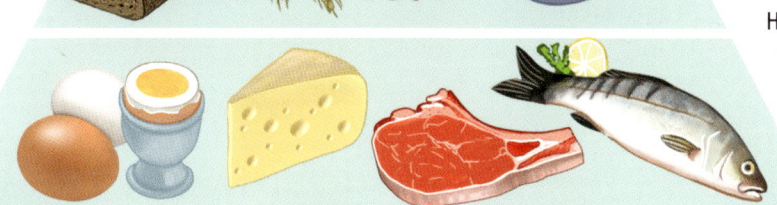

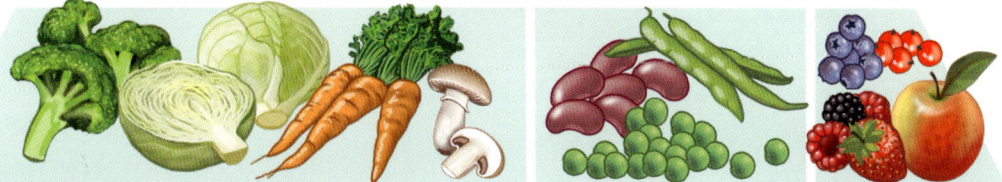

Ausreichend Flüssigkeit bildet die Grundlage für eine Slow-Carb-Ernährung. Zugreifen können Sie vor allem bei energiefreien und -armen Getränken wie Mineralwasser, ungezuckerten Kräuter- und Früchtetees sowie stark verdünnten Fruchtsäften.

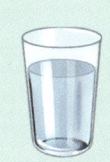
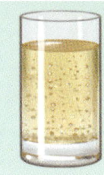
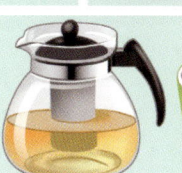

SLOW-CARB-LEBENSMITTEL
AUF EINEN BLICK

DIESE **LEBENSMITTEL** SOLLTEN SIE MÖGLICHST HÄUFIG AUF IHREN SPEISE-
PLAN SETZEN: SIE TRUMPFEN MIT EINEM BESONDERS **HOHEN BALLAST-
STOFFGEHALT** AUF UND SIND DESWEGEN EIN MUSS FÜR DIE SLOW-CARB-
ERNÄHRUNG. NÜSSE, LINSEN, FRÜCHTE & CO. SORGEN FÜR REICHLICH
ABWECHSLUNG AUF IHREM TELLER.

AVOCADO

Schon eine Frucht deckt ein Drittel des Tagesbedarfs an
Ballaststoffen. Mit 47 Gramm Fett pro Stück (200 Gramm)
zählt die Avocado zu den kalorienreichen Früchten. Weil
es sich dabei aber um gesunde, ungesättigte Fettsäuren
handelt, dürfen Sie bedenkenlos zugreifen. Sie senken
den Cholesterinspiegel und halten das Herz gesund. Hin-
zu kommt: Reichlich enthaltenes Vitamin E gilt als natür-
licher Jungbrunnen und bremst den Alterungsprozess.

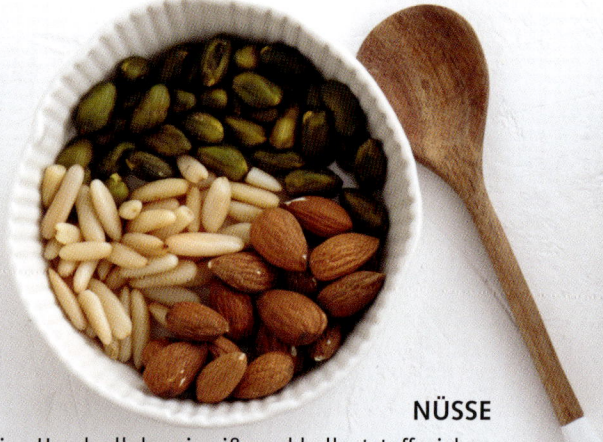

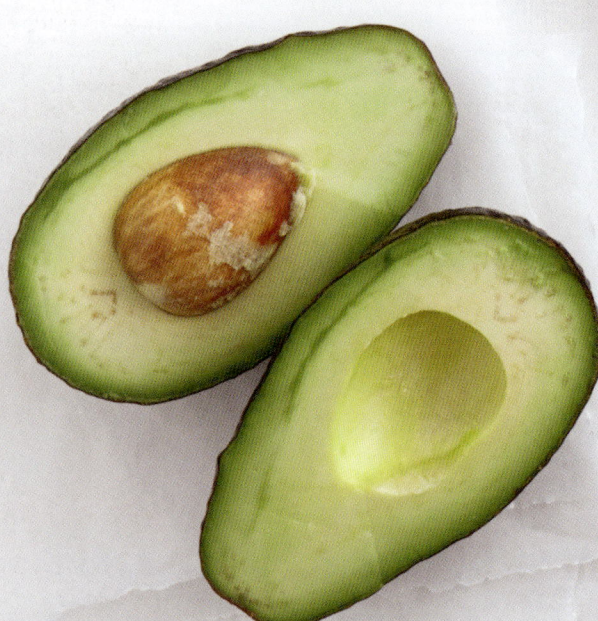

NÜSSE

Eine Handvoll der eiweiß- und ballaststoffreichen
Kerne (20 bzw. 15 Gramm pro 100 Gramm) sind
ein idealer Snack für zwischendurch – sie stillen
das Hungergefühl und sättigen zudem lang anhaltend. Finger weg von gesalzenen und gewürzten
Nuss-Snacks, sie wecken den Appetit auf mehr.

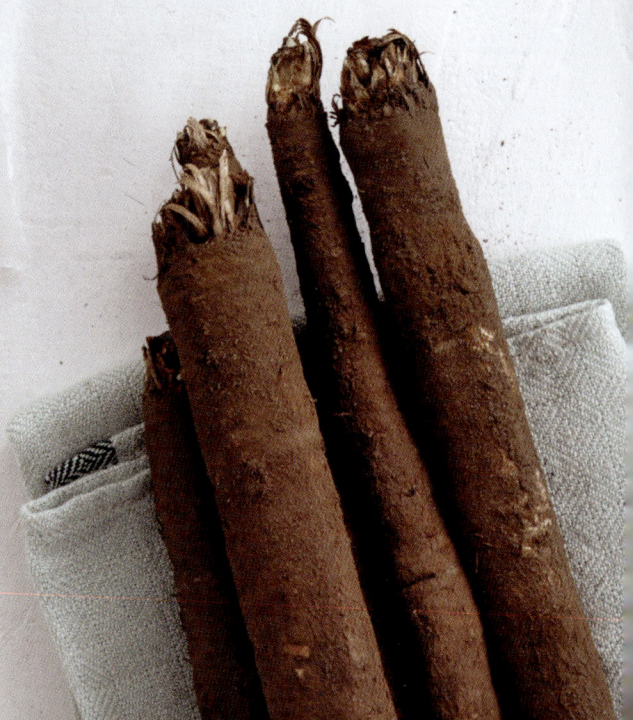

SCHWARZWURZELN

Bevor das winterliche Gemüse in unsere Münder wandert,
muss es zuerst richtig geputzt und geschält werden. Unter
der korkigen Schale zeigt der „Winterspargel" sein weißes
Gewand. Wir profitieren von seinen wertvollen Inhaltsstoffen wie Kalium (entwässernd), Eisen (abwehrstärkend)
und satten 4,5 Gramm Ballaststoffen pro 100 Gramm!

ERDMANDELN

Die eichelgroßen, essbaren Sprossknollen eines Zyperngrases besitzen einen mandelartigen Geschmack und sind vielfältig verwendbar: als Gemüse, geröstet zum Knabbern sowie als Basis für Mehl, Öl und milchartige Getränke. Das weißlich-gelbe Fleisch der Erdmandeln enthält bis zu 40 Prozent Kohlenhydrate, davon etwa 10 Prozent sättigende Ballaststoffe. Sie liefern zwar nicht ganz so viel Eiweiß wie Nüsse, punkten aber durch einen besonders hohen Gehalt an Kalzium, Magnesium, Natrium und Phosphor.

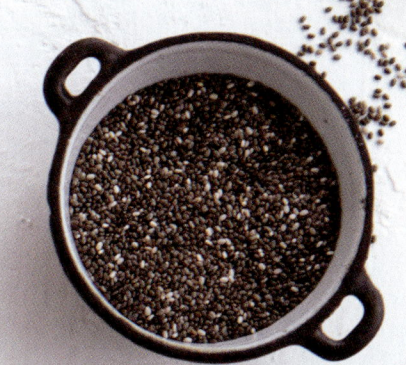

CHIASAMEN

Es gibt kein pflanzliches Lebensmittel, das mehr essenzielle mehrfach ungesättigte Fettsäuren enthält. Und auch der Proteingehalt der Samen ist mit knapp 20 Prozent sehr hoch. Es lohnt sich also, immer mal wieder einen Löffel in den Joghurt zu rühren, vor allem weil in einem Esslöffel bereits fast ein Viertel des Ballaststoffbedarfs steckt. Wichtig: Ein Glas Wasser dazu trinken!

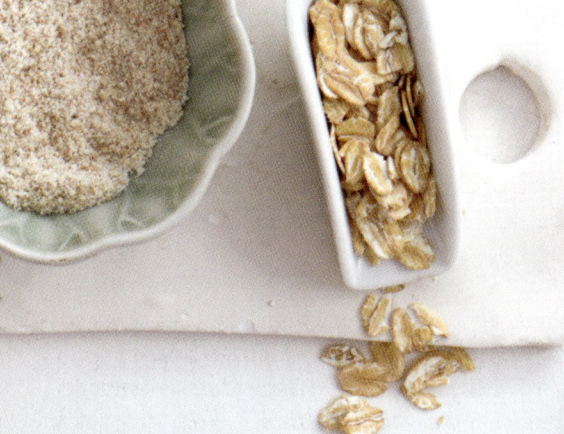

HAFERFLOCKEN

Wenn Sie sich morgens einen Haferbrei, mit frischen Früchten, Nüssen, Kernen oder Trockenfrüchten verfeinert, als Frühstück gönnen, werden Sie mit einer optimalen Kombination aus schnellen und langsamen Kohlenhydraten (in Obst bzw. Haferflocken) versorgt. Die große Menge an Eiweiß und Eisen macht Sie zudem fit für den Tag.

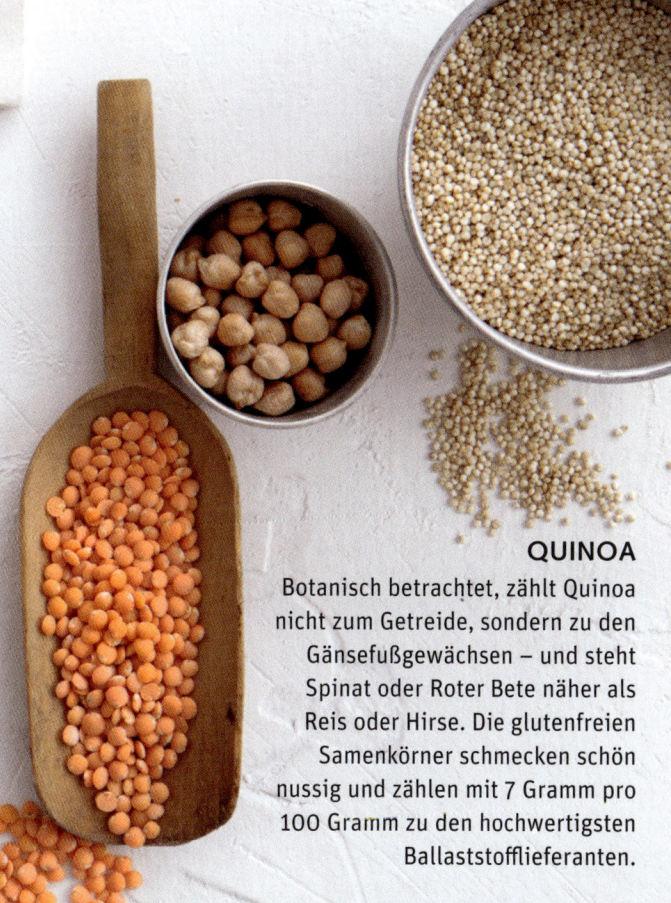

HÜLSENFRÜCHTE

Bohnen, Erbsen und Linsen besitzen den höchsten Eiweißgehalt aller pflanzlichen Lebensmittel (20 bis 34 Prozent), was sie zu einer Fleischalternative für Vegetarier macht. Dank der reichlich enthaltenen Ballaststoffe stabilisieren sie den Blutzucker langfristig und können so Übergewicht, Bluthochdruck und Diabetes reduzieren.

QUINOA

Botanisch betrachtet, zählt Quinoa nicht zum Getreide, sondern zu den Gänsefußgewächsen – und steht Spinat oder Roter Bete näher als Reis oder Hirse. Die glutenfreien Samenkörner schmecken schön nussig und zählen mit 7 Gramm pro 100 Gramm zu den hochwertigsten Ballaststofflieferanten.

DIE BESTEN SCHLANKTRICKS FÜR DEN ALLTAG

ES IST NICHT DER EINE **SONNTAGSBRATEN BEI MAMA** ODER DIE TORTEN-SCHLACHT ZUM GEBURTSTAG, DIE UNS DICK MACHT. SCHULD AN UNSE-REN EXTRAPFUNDEN SIND DIE **UNGESUNDEN GEWOHNHEITEN.** DURCH DIESE „TAUSCHTRICKS" KÖNNEN WIR DAGEGENSTEUERN.

1 GEMÜSESUPPE STATT -SAFT

Selbst gemachte Gemüsesuppen versorgen Sie mit einer Extraportion an Ballaststoffen. 400 Milliliter Möhrensuppe liefern bereits knapp 7 Gramm Ballast-stoffe. Die gleiche Menge Möhren- oder Tomatensaft hat gerade 1,6 Gramm. Durch 1 Esslöffel Kleieflocken (+ 4 Gramm Ballaststoffe) als Topping steigt der Bal-laststoffgehalt nochmals an.

2 VOLLKORN- STATT WEIZENMEHL

Zum Backen sollten Sie Vollkornmehl verwenden. Dieses enthält mit 11 Gramm pro 100 Gramm mehr als doppelt so viele Ballaststoffe wie weißes Mehl mit gerade mal 3,7 Gramm. Bei süßem Gebäck lässt sich der intensivere Geschmack übrigens durch das Untermengen von Kakao oder Zimt kaschieren. An-sonsten hilft nur eins: den Vollkornanteil nach und nach erhöhen und sich langsam daran gewöhnen.

3 VOLLKORNKNÄCKE STATT „CRISP"-KNÄCKEBROT

Knäckebrot zählt zu den besten Ballaststoffquellen. Die einzelnen Sorten unterscheiden sich aber deut-lich und enthalten 0,5 bis 3,3 Gramm Ballaststoffe pro Scheibe. Wer viel davon verzehrt, sollte den Ka-loriengehalt im Auge behalten: Um 15 Gramm Bal-laststoffe aufzunehmen, müssten Sie knapp fünf Scheiben Vollkornknäckebrot essen. Kommt noch Be-lag wie Butter oder Frischkäse dazu, summiert sich das Ganze auf 800 Kalorien. Noch mehr wird's, wenn Sie zu ballaststoffarmem Knäckebrot greifen.

4 GREEN SMOOTHIES STATT SAFT

Frisch gepresste Fruchtsäfte enthalten eine ganze Menge Fruchtzucker. Werden sie zwischendurch oder als Mahlzeitenersatz getrunken, lösen sie eine starke Insulinausschüttung aus. Die Folge: Der Blutzucker-spiegel sinkt rasch ab und es kommt leichter zu Heißhungerattacken. Probieren Sie doch mal grüne Smoothies (Rezept siehe S. 38), die sind gerade der neueste Trend. Und weil nicht nur süße Früchte, son-dern auch viel ballaststoffreiches Gemüse, Kräuter und Salat im Mixer landen, sättigt der Smoothie auch besonders lang anhaltend.

Stärkehaltiges Gemüse wie Kürbis, Kartoffel, Kohlra-bi, Petersilienwurzel, Mais oder Pastinake haben im „Greenie" übrigens nichts verloren.

5 VOLLKORN STATT INSTANT

Setzen Sie auf Vollkornnudeln und kochen diese „al dente", also mit Biss. Wenn Pasta nicht ganz weich gekocht ist, verbindet sie sich besser mit der Sauce (schmeckt auch besser) und macht länger satt, weil sie nicht so schnell verdaut wird und den Blut-zuckerspiegel weniger steil ansteigen lässt. Finger weg von asiatischen Instantnudeln oder fertigen „Suppen-Terrinen"! Sie sind quasi „vorverdaut" und pushen den Blutzuckerspiegel gewaltig. Wer in Sa-chen Ballaststoffe noch mehr punkten will, greift zu Bulgur oder Couscous. Sie enthalten knapp 9 Gramm Ballaststoffe pro 100 Gramm.

6 BITTER- STATT VOLLMILCHSCHOKI

Manchmal muss es einfach Schokolade sein! Sie vertreibt Kummer und Sorgen und verleiht uns in stressigen Situationen die nötige Gelassenheit. Weil sie viel Zucker und Fett enthält, sollte sie immer in Maßen genossen werden. Wer das schafft, kann mit dem zarten Schmelz sogar sein Ballaststoffkonto auf-füllen. Natürlich nur, wenn Sie dabei zu Sorten mit einem hohen Kakaoanteil greifen: Sie liefern immer-hin 3,6 Gramm Ballaststoffe pro 20-Gramm-Riegel.

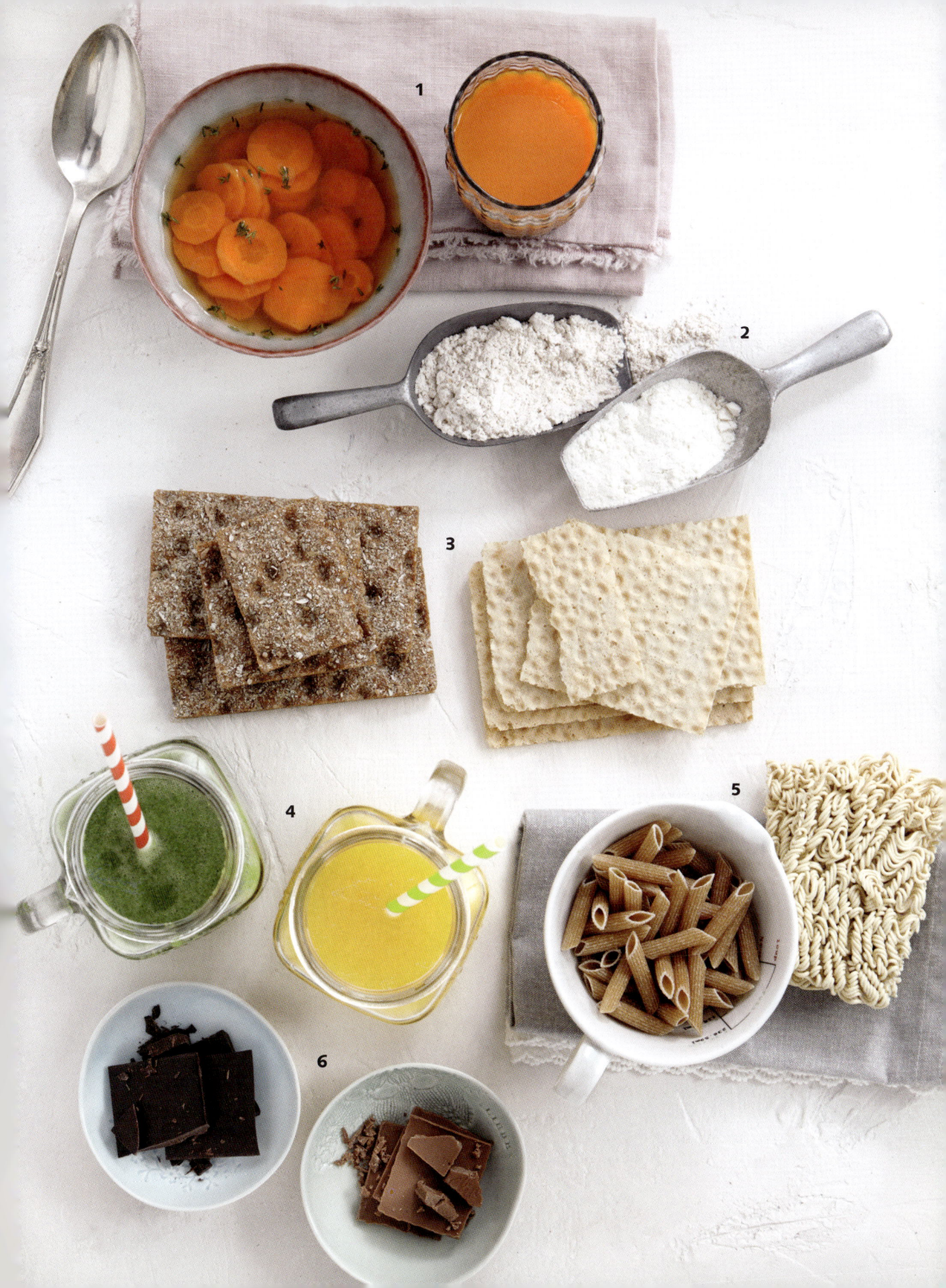

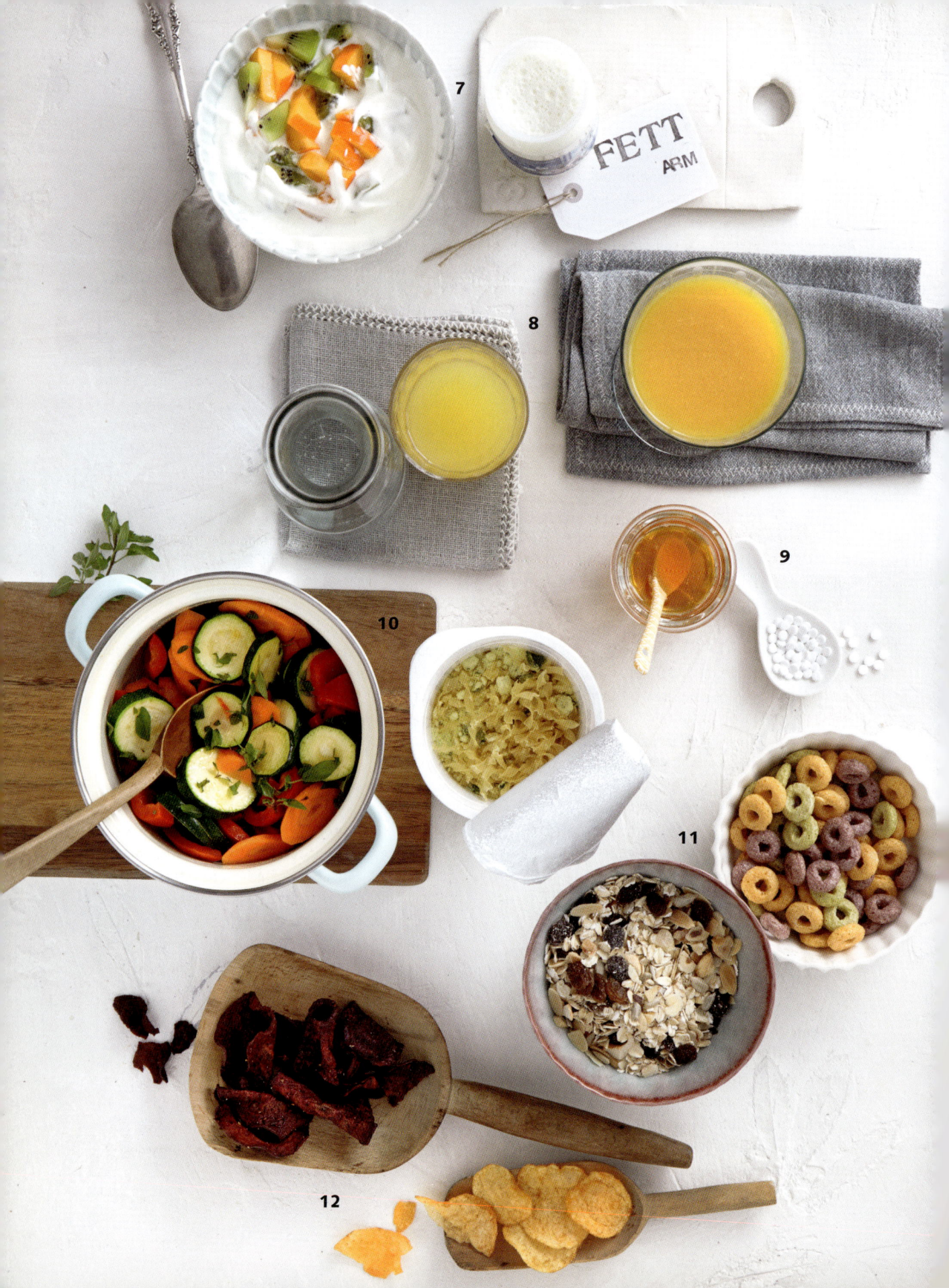

7

FETT ARM

8

9

10

11

12

7 NATUR STATT LIGHT

Das gilt zumindest für Joghurt. Der Grund: Fettarmer Light-Joghurt enthält meist mehr Kohlenhydrate bzw. Zucker als ein normaler Naturjoghurt. Denn wenn Fett fehlt, muss der Geschmack ja irgendwo anders herkommen. Wenn Sie also einen Joghurt mit wenig Zucker wollen, greifen Sie lieber zu Naturjoghurt und verfeinern diesen ganz nach Lust und Laune mit frischen Früchten oder Beeren.

8 SCHORLE STATT SAFT

Nicht nur Cola und Limonaden werden übermäßig gesüßt. Auch Fruchtsäfte sind pur echte Zuckerbomben. Deshalb gilt: Wenn Sie Saft trinken möchten, dann unbedingt immer mit Wasser verdünnen. Bei vielen Getränken genügt meistens schon ein Blick aufs Etikett: Traubensaft liegt mit 170 Gramm Zucker pro Liter an der Spitze, Apfelsaft und Orangensaft mit 120 bzw. 90 Gramm deutlich darunter. Mit 1 Liter Cola oder Limo trinken wir 110 bzw. 100 Gramm Zucker, Eistee und Fruchtsaftgetränke liegen mit 110 und 120 Gramm etwa in der gleichen Liga.

9 HONIG STATT SÜSSSTOFF

Künstlich hergestellte Süßstoffe enthalten zwar keine Kalorien, sind aber keine Alternative, auf die Sie langfristig setzen sollten. Denn beim gesunden Umgang mit Zucker geht es ums richtige Maß. Aber: Bei vielen Menschen ist der Süßgeschmack eine Gewohnheit, die veränderbar ist. Versuchen Sie, Ihren Kaffee oder Tee weniger zu süßen und nach einigen Wochen ganz ohne Süßstoff auszukommen. Sie werden überrascht sein, wie gut das funktioniert! Für den Anfang hilft es, mit Honig, Agavendicksaft oder Ahornsirup zu süßen. Sie haben mehr Eigengeschmack, sodass man sie sparsamer verwendet.

10 FRISCHKOST STATT FERTIGKOST

Ran an den Herd: Fertiggerichte enthalten in der Regel deutlich mehr Fett und Zucker als Frischkost. Außerdem sind sie oft vollgepackt mit „billigen" Zusatzstoffen wie Verdickungsmitteln und Emulgatoren. Versuchen Sie also, möglichst oft selbst zu kochen, und verwenden Sie dabei frische und ballaststoffreiche Zutaten. So wird auch Ihr Konto an hochwertigen Inhaltsstoffen wie Vitaminen, Mineralstoffen und sekundären Pflanzenstoffen gefüllt.

11 VOLLKORNMÜSLI STATT CORNFLAKES

Es lohnt sich, wenn Sie jeden Morgen ein Schälchen Müsli auf Ihren Speiseplan setzen. Denn Hafer- oder Vollkornflocken enthalten jede Menge spezielle Ballaststoffe, die sogenannten Beta-Glucane, die im Magen aufquellen. Und eine gute Magendehnung signalisiert dem Gehirn, dass man satt ist, selbst wenn man dazu nicht besonders viel Energie aufgenommen hat. Da der Stoffwechsel außerdem viel länger dazu benötigt, die komplexen Kohlenhydrate zu verdauen und die darin enthaltene Glukose ins Blut zu schleusen, steigt der Blutzuckerspiegel auch nur langsam und gemächlich und der Insulinspiegel parallel dazu auch. Deshalb unbedingt zu Produkten ohne Zucker greifen. Wie hoch der Zuckergehalt tatsächlich ist, steht auf dem Etikett. Bei Knusper- oder Früchtemüsli sollten Sie vorsichtig sein, von übersüßten Frühstückscerealien wie Cornflakes, Pops oder Loops grundsätzlich die Finger lassen.

12 GEMÜSECHIPS STATT KARTOFFELCHIPS

Chips schmecken so lecker und wie schnell hat man abends vor dem Fernseher eine Tüte weggeputzt. Leider, leider sind die gewürzten Kartoffelscheiben ganz gemeine Dickmacher. Außerdem enthalten sie tierische Fette als Aromenträger, was im Übermaß gar nicht gut für die Blutgefäße ist. Gesättigte Fettsäuren fördern die Bildung von Ablagerungen, was dann wiederum zu Bluthochdruck und anderen Herz-Kreislauf-Problemen führen kann. Eine schöne Alternative zu den Fertigchips sind selbst gemachte Gemüsechips. Sie sind gesünder und viel leckerer als gekaufte Kartoffelchips. Toll schmecken die Slow-Carb-Zutaten Pastinake, Möhren, Süßkartoffeln, Rote Bete, Rettich, Wirsing oder Grünkohl. Letztere sind der Slow-Carb-Renner: kaum Kalorien und eine Unmenge wertvoller Vitalstoffe. Dazu das Gemüse waschen oder schälen und schön dünn hobeln oder das Blattgemüse klein zupfen. Die Gemüsescheiben mit Olivenöl, Salz, Pfeffer und Gewürzen nach Wahl (Paprikapulver, Curry, Thymian) würzen und im Backofen bei 140 °C (Umluft) etwa 40 Minuten knusprig backen. Zwischendurch immer wieder die Ofentür öffnen, damit der Wasserdampf entweichen kann. Toll als TV-Knusperfood!

NOCH MEHR SLOW-CARB-ERNÄHRUNGS-KNOW-HOW

NEBEN DEN **KOHLENHYDRATEN** BRAUCHEN WIR FETTE UND EIWEISS, DAMIT UNSER STOFFWECHSEL RUNDLÄUFT UND WIR OPTIMAL VERSORGT SIND. AUSSERDEM LIEFERN BEIDE MAKRONÄHRSTOFFE **LEBENSMITTELBAUSTOFFE** FÜR UNSERE ZELLEN UND HELFEN IN DER RICHTIGEN KOMBINATION SOGAR BEIM ABNEHMEN UND GEWICHTHALTEN.

IMMER MIT DABEI – FEINE FETTE

Lange Zeit standen Fette auf dem Index. Nach dem Motto: Fett macht fett. Dummerweise nahmen die Leute dann trotzdem zu, weil sie, um ihren Hunger zu stillen, vermehrt Kohlenhydrate aßen, und die machen, wie Sie jetzt wissen, unter Umständen nur noch hungriger und dicker. Doch Fette können noch viel mehr, als gut satt machen. Wussten Sie, dass ein Essen ohne Fette gar nicht schmecken kann? Fett ist der Geschmacksträger schlechthin, weil es Aromen aus anderen Lebensmitteln bindet. Außerdem ermöglicht es die Aufnahme von bestimmten Vitaminen (z. B. D, E, A und K). Auch unser Gehirn besteht zum Großteil aus Fett. Und dann spielen Fette auch bei der Regulation des Blutzuckerspiegels eine wichtige Rolle. Sobald Sie kohlenhydrathaltige Lebensmittel mit Fetten oder Ölen (z. B. Pommes frites oder Spaghetti aglio e olio) verzehren, steigen der Blutzucker- und Insulinspiegel langsamer an. Die Kohlenhydrate werden so langsamer gespalten, da gleichzeitig auch die Fette verdaut werden müssen. Insofern passt Fett optimal in die Slow-Carb-Küche. Mit einem Energiegehalt von 37,7 Kilojoule (= 9 Kalorien/Gramm) ist Fett der energiereichste Nahrungsträger. Kohlenhydrate und Eiweiß liefern jeweils nur knapp die Hälfte. Deshalb sollte man seiner Figur zuliebe zwar einerseits keinesfalls auf Fett verzichten, die Mengen aber im Blick behalten.

Für unser Wohlbefinden spielt nicht nur eine Rolle, wie viel Fett wir zu uns nehmen, sondern auch, welches. Grundsätzlich unterscheidet man zwischen tierischen und pflanzlichen Fetten sowie je nach chemischer Zusammensetzung zwischen Folgendem:

Gesättigte Fettsäuren: vor allem in tierischen Lebensmitteln wie Butter und Käse. Auch Kokosfett ist reich an gesättigten Fettsäuren.
Einfach ungesättigte Fettsäuren: Ölsäure ist reichlich in Oliven- und Rapsöl sowie Avocados enthalten.
Mehrfach ungesättigte Fettsäuren: in pflanzlichen Ölen und tierischem Fett (z. B. Raps- oder Hanföl, Fisch). Einige von ihnen sind essenziell, wie die Omega-3- (in Walnuss-, Raps-, Soja- oder Leinöl sowie fettem Seefisch) und Omega-6-Fettsäuren (in Sonnenblumenöl). Das Verhältnis von Omega-3 zu Omega-6 sollte im Idealfall 3:1 erreichen.

Vor allem Pflanzenöle liefern essenzielle Fettsäuren. Bei den gehärteten Fetten ist Butter der Margarine vorzuziehen, weil sie ein natürliches Lebensmittel ohne Zusatzstoffe ist. Besonders günstig in ihrem Fettsäuremuster sind Lein-, Walnuss-, Raps- und Olivenöl. Leinöl und Kürbiskernöl sollten nur für die kalte Küche verwendet und nicht erhitzt werden. Achten Sie beim Braten immer auf die Qualität des Fetts. So erhalten Sie die Inhaltsstoffe der übrigen frischen Zutaten. Gesättigte Fettsäuren (in Butter, Schmalz, Kokos-, Raps- oder Olivenöl) eignen sich zum Erhitzen weit besser als ungesättigte (in Lein- oder Hanföl). Ungesättigte Fettsäuren werden beim Erhitzen zerstört, wobei gesundheitsschädliche Fettsäuren entstehen können.
Ein gesunder, normalgewichtiger Erwachsener sollte täglich 1 Gramm Fett pro Kilogramm Körpergewicht, also zwischen 60 und 90 Gramm Fett, verzehren. Bei der Zusammenstellung der Ernährung ist darauf zu achten, dass das Verhältnis zwischen ungesättigten zu gesättigten Fettsäuren etwa 2:1 beträgt.

KÖSTLICHER SCHLANKMACHER: EIWEISS

Kohlenhydrate und Fette mag unser Körper als Energiespender am liebsten, weil hier die Energie schön schnell zur Verfügung steht. Bis Eiweiß umgebaut ist, dauert es etwas länger, und der Stoffwechsel muss dafür sogar einiges an Energie aufwenden. Das ist das Tolle an diesem Nährstoff! Einerseits brauchen wir Eiweiß, da seine Bausteine (Aminosäuren) lebenswichtige Grundsubstanzen liefern. Andererseits sättigt Eiweiß von allen Nährstoffen am besten und am längsten. Mit viel Eiweiß in der Nahrung können Sie auch viel Fett verlieren.
Da wir nur geringe Mengen Eiweiß speichern können, müssen wir es regelmäßig mit der Nahrung aufnehmen.

Eiweiß aus pflanzlichen oder tierischen Quellen liefert lebenswichtige (essenzielle) Eiweißbausteine (Aminosäuren) sowie nicht essenzielle Eiweißbausteine. Essenzielle Aminosäuren sind deshalb unverzichtbar, da nur aus ihnen der Aufbau von körpereigenem Eiweiß möglich ist. Sie sind unentbehrlich als Bau- und Reparaturstoff der Körperzellen und an zahlreichen Stoffwechselvorgängen beteiligt. Zudem sind sie auch Bestandteil von Hormonen, Enzymen und Antikörpern. Die nicht essenziellen Aminosäuren kann der Körper bei Bedarf selbst herstellen. Es gibt 20 Aminosäuren. Acht davon sind für einen Erwachsenen lebensnotwendig. Sie heißen: Leucin, Isoleucin, Lysin, Methionin, Phenylalanin, Threonin, Tryptophan und Valin. Fehlt auch nur eine davon, so funktionieren auch die anderen Eiweiße nicht mehr richtig. Essenzielle Aminosäuren gibt es vor allem in tierischem Eiweiß wie Eiern und Milchprodukten, Fleisch und Fisch. Auch pflanzliche Nahrungsmittel wie Kartoffeln und Hülsenfrüchte (Erbsen, Bohnen, Linsen) enthalten die Eiweißbausteine. Allerdings sollten diese richtig kombiniert werden, denn nicht jedes pflanzliche Lebensmittel enthält alle essenziellen Aminosäuren auf einmal. Insofern ist Eiweiß aus Pflanzen dem tierischen qualitativ unterlegen.

Damit alle Bausteine aus der Nahrung optimal verwertet werden können und der Stoffwechsel reibungslos funktioniert, ist ein Verhältnis von 45 bis 55 Prozent aus Kohlenhydraten, 30 bis 35 Prozent aus Fett und 20 bis 25 Prozent aus Eiweiß täglich ideal. Wie viel Sie von einem Lebensmittel essen müssen, um 20 Gramm Eiweiß aufzunehmen, ist sehr unterschiedlich. Die absoluten Stars unter den Proteinquellen sind im Übrigen Algen. Hätten Sie's gewusst? Davon reichen bereits 30 Gramm, um das Tagessoll zu erreichen. Zum Vergleich: Von Hähnchenbrust müssten Sie jeweils 80 Gramm zu sich nehmen, von Heilbutt oder Zander je 100 Gramm.

Wichtig: Wenn Sie aktiv etwas für Ihre gute Figur tun wollen, liegen Sie mit einer Slow-Carb-Ernährungsweise absolut richtig. Versuchen Sie, zusätzlich viel Bewegung in Ihren Alltag zu packen. Dann entwickelt eiweißreiche Kost ihre Extra-Fatburner-Qualitäten. Wenn Sie beispielsweise so viele Strecken täglich wie möglich zu Fuß oder auf dem Rad zurücklegen oder sogar zwei- bis dreimal pro Woche Sport machen (ideal ist Krafttraining oder Pilates), baut Ihr Körper aus den Eiweißbausteinen aus Ihren Slow-Carb-Mischkostmahlzeiten Muskeln auf. Das sind die Fettverbrennungsmaschinen des Körpers, die sogar Speicherfett verbrennen, während wir schlafen. Allerdings nur, solange wir sie regelmäßig benutzen. Bringen Sie also Genuss und Schwung in Ihr Leben, mit Slow Carb und Bewegung.

⇞ INFO ⇞

Die biologische Wertigkeit
Sie ist ein Maß für die Eiweißqualität und gibt an, wie viel Gramm körpereigenes Eiweiß der Organismus aus 100 Gramm Lebensmitteleiweiß aufbauen kann. Da tierisches Eiweiß dem menschlichen ähnlicher ist, kann es wirkungsvoller zum Aufbau körpereigener Proteine genutzt werden – es ist also biologisch hochwertig. Die höchste biologische Wertigkeit erreicht man durch die Kombination von pflanzlichem und tierischem Eiweiß, z. B. Kartoffeln und Ei, Getreide und Milch, Reis und Fisch. Veganer können Getreide mit Hülsenfrüchten kombinieren, um 100 Prozent biologische Wertigkeit zu erreichen, z. B. Reis mit Erbsen, Mais mit Bohnen, Weizen mit Linsen.

RICHTIG ESSEN MACHT SCHLANK

Drei Mahlzeiten am Tag sind ideal, damit Sie rundum gut versorgt und den ganzen Tag leistungsfähig sind. Dazwischen halten Sie jeweils etwa fünf Stunden Essenspause (eine Nacht) ein, um den Blutzucker- und Insulinspiegel wieder abflachen zu lassen und ein natürliches Hungergefühl zu entwickeln. So nehmen Sie mit den Slow-Carb-Rezepten ab S. 26 langsam, aber sicher ab. Die Pfunde purzeln nicht so schnell wie bei einer Crash-Diät, dafür bleiben Sie dauerhaft schön schlank und gesund. Das Ganze ohne Jo-Jo-Effekt und Versagensgefühle, weil man es „wieder mal" nicht geschafft hat, mit einer Diät ab-, sondern nur zuzunehmen. Essen steht also hoch im Kurs, Hungern ist streng verboten. Denn das macht schlechte Laune, senkt Ihren Energieverbrauch in der Ruhephase und legt Ihren Stoffwechsel lahm. Wie eine Beispielwoche mit Slow Carb aussehen kann, sehen Sie auf S. 164/165.

Frühstück – essen wie ein Kaiser: Wer die erste Mahlzeit des Tages nach der Fastenphase in der Nacht auslässt, spart zwar Zeit und Kalorien, doch das dicke Ende kommt trotzdem. Sie starten mit kalten Händen und Füßen in den Tag, können sich nicht gut konzentrieren, weil Ihr zuckerhungriges Gehirn auf Entzug ist, und fangen dann spätestens am Vormittag an, die „gesparten" Kalorien zu futtern. Das Problem: So können Sie auch keine Essenspause einhalten (um Ihren Blutzucker- und Insulinspiegel absinken zu lassen) und Sie essen dann zu Mittag, wenn Sie noch gar nicht hungrig sind. Deshalb gilt auch für Nicht-Frühstücker: Jetzt ist essen wie ein Kaiser angesagt. Brot und Brötchen (siehe S. 46/47), Obst, Fruchtaufstriche (siehe S. 36/37), Honig oder Butter, magerer Aufschnitt, Käse und Eier oder leckere Breie und Müslis (ab S. 28) – alles steht beim Slow-Carb-Frühstück auf dem Programm. Die Kohlenhydrate verbrennen Sie jetzt durch geistige und körperliche Aktivität locker bis mittags.

Vormittags – kleiner Energiekick: Gerade zu Anfang fällt es oft nicht so leicht, die Essenspausen einzuhalten. In diesem Fall ist Hungern verboten. Das Gleiche gilt, wenn Sie nicht ganz so viel frühstücken können und jetzt Lust auf einen kleinen Energiekick haben. Dann greifen Sie am besten zu kalorienarmen Snacks wie Rohkoststicks, einer Handvoll TK-Beeren in etwas Joghurt oder einer kleinen Handvoll Nüsse. Aber auch ein hartes Ei, ein Schälchen heiße Gemüsebrühe, die Muffins von S. 50 oder die Kamut-Bohnen-Küchlein (siehe S. 48) schmecken jetzt und machen satt, ohne zu beschweren.

Mittagessen – essen wie ein König: Etwa fünf Stunden nach dem Frühstück haben Sie Hunger, und das ist gut so und entspricht dem naturgegebenen Biorhythmus. Jetzt sind Sie noch voll in Ihrer Tagesaktivität, deshalb können Sie zu diesem Zeitpunkt viel Gemüse und Salat und dazu Fleisch, Fisch, Eier oder Hülsenfrüchte genießen. Außerdem gibt es zusätzlich Slow Carbs in Form von Vollkornnudeln, Quinoa, Reis oder Brot.

Abendessen – essen wie ein Genießer: Nein, Sie essen nach fünf Stunden Pause nicht wie der sprichwörtliche Bettelmann, reduzieren aber die Kohlenhydrate und Stärke aus Getreide, Kartoffeln, Wurzelgemüse, Kürbis und Mais, damit Sie in der Fastenphase in der Nacht viel Fett verbrennen. Um gut satt zu werden, stehen jetzt Gemüse und Salat sowie eine große Portion Eiweiß auf dem Tisch.

DREIMAL TÄGLICH SLOW CARBS

Es gibt zahlreiche Ernährungsprogramme, die die Traumfigur versprechen. Doch egal, ob Atkins-, New-York-, South-Beach-, Metabolic-Balance- oder Dukan-Diät, sie alle sind nicht geeignet, wenn es ums sichere Abnehmen und langfristige Gewichthalten geht. Entweder wird extrem auf Fett verzichtet (Low Fat), oder man isst zu viel davon; es werden Kohlenhydrate gestrichen (Low Carb) oder auf schlank machende Eiweißpulver gesetzt. Heraus kommt eine Ernährungsweise, mit der sich langfristig Nährstoffmängel einstellen werden, die ungesund ist, keinen Spaß macht und mit der man nach kurzer Zeit wieder in seinen alten Ernährungstrott verfällt. Den Jo-Jo-Effekt mit ein paar Kilos mehr bekommt man gratis dazu. Ein umfassender Vergleich der Zeitschrift „Brigitte" vom Februar 2014 zeigte, dass sich zum Abnehmen vor allem Mischkost-Diäten eigneten, sprich Ernährungsweisen, in denen regelmäßig (die besseren) Kohlenhydrate, gesunde Fette und hochwertiges pflanzliches Eiweiß auf den Tisch kommen.

DIE SLOW-CARB-ERNÄHRUNG IM DETAIL

LEBENSMITTELGRUPPE	BITTE ZUGREIFEN	EHER ZURÜCKHALTEND
Brot und Backwaren	Vollkornbrot, Vollkornbrötchen (in Maßen!), Vollkornknäckebrot	Croissant, Kuchen, Milch- und Weizenbrötchen, Toastbrot, Torte, Waffeln, Weißbrot, Zwieback
Cerealien, Müsli	Haferflocken, Müsli ohne Zuckerzusatz	Cornflakes, Knuspermüsli
Nudeln, Reis	Vollkornnudeln, Vollkornreis	Hartweizennudeln, geschälter Reis
Obst	Apfel, Aprikose, Beeren, Grapefruit, Kiwi, Nektarine, Orange, Papaya, Pfirsich, Pflaumen, Sauerkirsche, Wassermelone, Zwetschge	Ananas, Banane, Birne, Honigmelone, Mango, Trockenobst, Weintrauben; ungeeignet: gezuckerte Obstkonserven, Obstmus
Gemüse, Kartoffeln, Hülsenfrüchte	Artischocke, Aubergine, Bohnen, Brokkoli, Erbsen, Erdnüsse, Fenchel, Gurke, Kohl, Linsen, Möhre, Paprika, Pellkartoffeln, Pilze, Radieschen, Salat, Sauerkraut, Spargel, Spinat, Tomate, Zucchini	Kartoffelbrei, Kartoffelpuffer, Kroketten, Mais, Pommes frites, Süßkartoffel
Nüsse und Samen	Cashewkerne, Haselnusskerne, Kürbiskerne, Macadamianüsse, Mandeln, Pinienkerne, Sonnenblumenkerne, Walnusskerne	Gesalzene (oder gezuckerte) Nüsse
Fette und Öle	Butter, Kürbiskernöl, Leinöl, Olivenöl, Rapsöl, Walnussöl	Butterschmalz, Distelöl, Gänse- und Schweineschmalz, Mayonnaise, Palmfett, Sonnenblumenöl
Fisch und Meeresfrüchte	Flusskrebs, Forelle, Garnele, Heilbutt, Hering, Hummer, Kabeljau, Karpfen, Krabben, Lachs, Makrele, Sardelle, Sardine, Scholle, Seezunge, Shrimp, Steinbutt, Thunfisch	Eingelegter Fisch in Mayonnaise oder Sahne, Fischkonserven
Fleisch und Wurst	Hühnerfleisch, Kasseler, Koch- und Lachsschinken, Putenbrustaufschnitt, Putenfleisch, Schweinefilet, Schweinerücken, Rinderfilet, Rinderschmor- und -kochfleisch	In Maßen: Bauchspeck, Blutwurst, Bockwurst, Bratwurst, Fleischwurst, Leberwurst, Mettwurst, Mortadella, Salami, Schinkenspeck, Schweinenacken oder -bauch, Weißwurst
Eier	Eier	—
Milch und Milchprodukte Milchersatzprodukte	Buttermilch, Milch, Naturjoghurt, Speisequark, Hafer-, Mandel-, Reis- oder Sojadrink	Crème fraîche, Fruchtbuttermilch, Fruchtjoghurt, Fruchtquark, Grießbrei, Milchreis, Pudding, Sahne, Schmand
Käse	Frischkäse, Harzer Käse, Hüttenkäse, Mozzarella, Schnittkäse, Weichkäse, Schafskäse (Feta)	—
Süßigkeiten	—	Bonbons, Chips, Eis, Kekse, Schokolade
Getränke	ungezuckerter Kaffee und Tee, Wasser	Bier, Cocktails, Cola, Fruchtsäfte, Kakao, Softdrinks, Wein

DIE BESTEN TRICKS
GEGEN HEISSHUNGER

SCHOKOLADE, EIS ODER ROSINENSCHNECKE: ES GIBT LEBENSMITTEL, DIE ES UNS **RICHTIG SCHWER MACHEN,** AUF SIE ZU VERZICHTEN. SIE VERTREIBEN STRESS, KUMMER UND SORGEN, UND GERADE IN SOLCHEN SITUATIONEN VERSPÜRT DER KÖRPER EIN BESONDERS INTENSIVES VERLANGEN DANACH. WOHER KOMMEN DIESE **HEISSHUNGERATTACKEN** UND WAS KANN MAN DAGEGEN TUN? DIE BESTEN STRATEGIEN:

NICHT NEBENBEI ESSEN

Schnell ein Croissant auf dem Weg zur U-Bahn, eine Pizza vor dem Fernseher oder der Teller Pasta, während Sie mit der besten Freundin telefonieren. Solche Mahlzeiten können Sie gleich doppelt verbuchen. Denn alles, was wir nebenbei in uns hineinstopfen, wird vom Gehirn gar nicht als Mahlzeit registriert und wir haben viel früher wieder Hunger. Eindeutige Indizien, dass Sie Ihrem Essen endlich mehr Bedeutung beimessen sollten: Brotbrösel in der Tastatur oder Marmeladeflecken auf den Seiten Ihres Lieblingsromans oder Terminkalenders.

GEMEINSAM ESSEN

Verabreden Sie sich regelmäßig mit Freunden zum Essen. Das tut der Seele gut, hebt die Laune und verhindert vor allem unkontrolliertes Frustessen. Untersuchungen belegen außerdem, dass wir in Gesellschaft langsamer und rund ein Viertel weniger essen. Einen ähnlichen Effekt hat übrigens das Anzünden von Kerzen statt Neonbeleuchtung oder Mozarts Klänge statt lautem Rock als Hintergrundmusik.

ÖFTER AUSSCHLAFEN

Eine Studie der Universität von Warwick hat herausgefunden, dass Schlafentzug das Risiko, dick zu werden, fast verdoppelt. Der Grund: Der Körper produziert bei Schlafmangel zu wenig Leptin (ein Sättigungshormon) und schüttet tagsüber reichlich Ghrelin aus, ein Stoffwechselhormon, das den Appetit anheizt und dafür sorgt, dass wir am darauffolgenden Tag rund 550 Kalorien mehr zu uns nehmen. Das entspricht in etwa zwei Stück Kuchen.

KAUGUMMI KAUEN

US-Wissenschaftler haben's ausgerechnet: Kaugummikauen verbrennt Kalorien. Und zwar 11 pro Stunde. 5 Kilo Körpergewicht könne man damit verlieren – man müsste dazu jedoch jeden Tag etwa 8 Stunden pro Tag kauen. Aber mit 4 Stunden am Tag wären das auch schon 2,5 Kilo. Weiteres Plus: Wer zweimal am Tag Kaugummi kaut, statt dem Heißhunger nachzugeben, spart so rund 500 Kalorien. Auch beim Einkaufen hilft Kaugummi beim Schlankwerden, denn sein Minzaroma neutralisiert verführerische Gerüche und Gelüste.

VORSICHT, FALLE

Light-Produkte sind nicht immer die bessere Wahl. Zum einen wird der geringere Fettanteil oftmals durch eine Extraportion ausgeglichen, um den gleichbleibenden Geschmack zu garantieren. Die Kalorienzahl bleibt dadurch fast identisch. Zum anderen essen wir von der Leichtversion unbewusst im Schnitt 20 bis 50 Prozent mehr. Und der ganze Spareffekt ist damit dahin. Besser weniger, dafür vom Original genießen.

ABWECHSLUNG AUF DEN TELLER

Klar, es gibt ein paar Lieblingsgerichte, die jeden von uns durch die Woche begleiten. Das Thai-Curry, weil es nach einem langen Tag im Büro schnell gemacht ist, die Penne mit Fertig-Pesto, die dem Liebsten so gut schmecken, oder die Pfannkuchen für die Kinder. Alles kein Problem, solange Sie an den übrigen Tagen auch mal etwas anderes auftischen. Wer sich dauerhaft zu einseitig ernährt, riskiert einen Nährstoffmangel.

ESSEN SIE DAS LECKERSTE IMMER ZUERST

Wer abnehmen will, muss lernen, egoistisch zu sein und auf den eigenen Körper zu hören. Essen Sie das Beste zuerst: das Fleisch, den Fisch oder das, worauf Sie am meisten Lust haben. Sonst sind Sie vielleicht satt, ehe Sie davon probiert haben. Dann zu widerstehen, erfordert viel Disziplin. Picken Sie also die Rosinen heraus, dann können Sie jederzeit mit dem Essen aufhören, ohne es zu bereuen.

WENIGER FERNSEHEN

Abend für Abend vor der Glotze? Lassen Sie das! Wissenschaftler der Universität Erfurt fanden heraus: In rund zwei Dritteln aller Sendungen kocht, isst oder trinkt jemand – ganz abgesehen von der Werbung. Ein Viertel der gezeigten Lebensmittel sind süße oder fette Snacks. Zuschauer-Interviews bestätigen: Das animiert zum Nachahmen. Mehr als 2 Stunden pro Tag und nicht mehr als 14 Stunden fernsehen pro Woche sollten es nicht sein, so das Ergebnis einer Studie der Harvard Medical School of Public Health in Boston. Das Risiko, dicker zu werden, steigt mit jeder zusätzlichen TV-Stunde um 23 Prozent.

KEINE MAHLZEIT AUSFALLEN LASSEN

Egal, welche Mahlzeit wir streichen, für die Figur ist es nicht gut. Gab's nichts zu essen, sinkt der Blutzuckerspiegel ab, der Körper verlangt nach neuer Energie. Die Folge: Heißhungerattacken, die damit enden, dass man mehr verschlingt als nötig.

WENIGER IST MEHR

Süß, klein und immer in Ihrer Nähe – Süßigkeiten im Miniformat verführen umso öfter zum Futtern, je mehr Sorten zur Wahl stehen. Denn Vielfalt regt den Appetit an! Heben Sie sich also besser die Vielfalt für die Obstschale auf und halten den Naschvorrat übersichtlich. Es sollte immer nur eine Sorte greifbar sein: entweder Gummibärchen oder Schokolade oder Kekse. Was auch hilft: Lassen Sie das Bonbonpapier öfter mal rumliegen. Wer sehen kann, wie viel er gefuttert hat, hört früher auf.

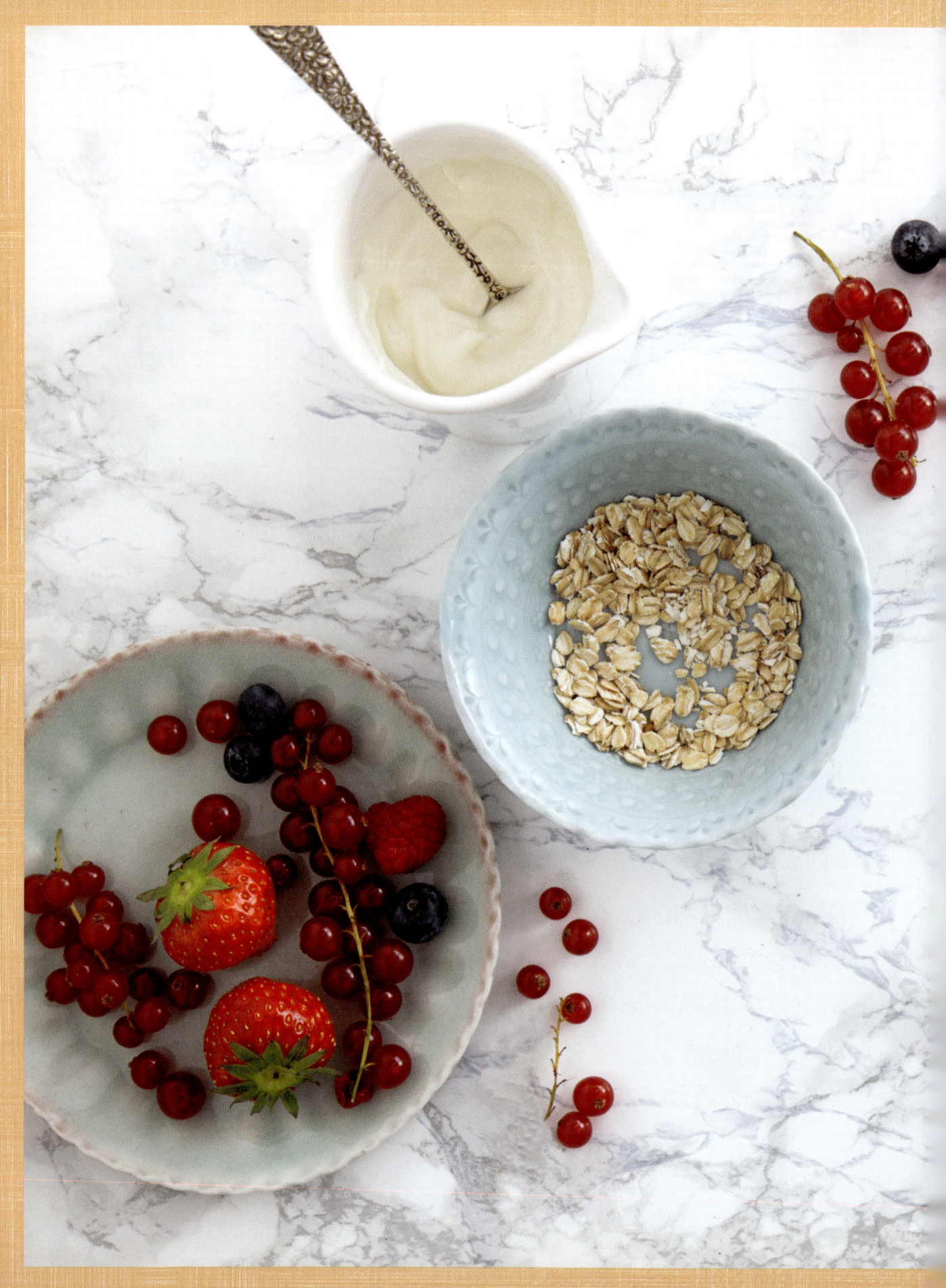

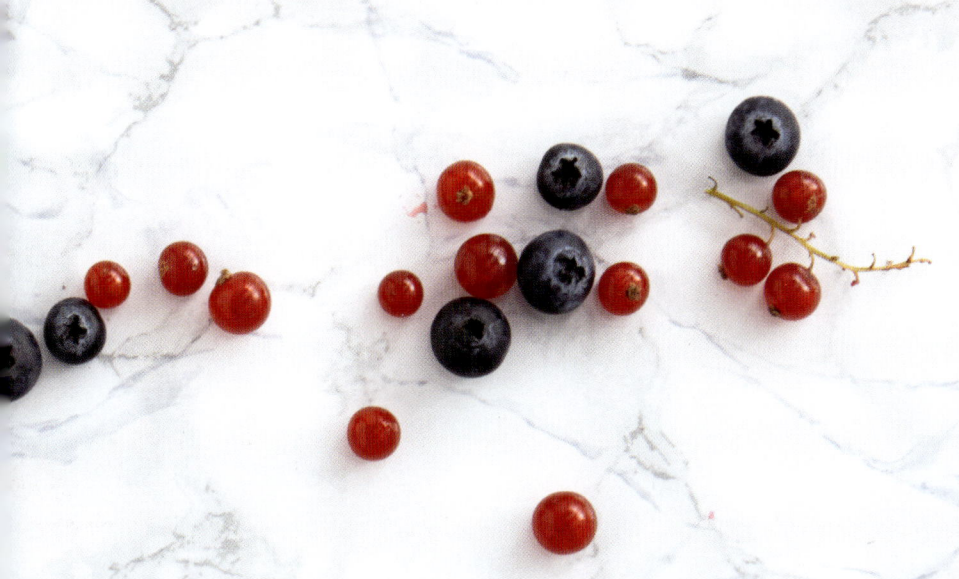

FRÜHSTÜCK & SMOOTHIES

Gut geschlafen? Und jetzt in aller Ruhe in den **TAG STARTEN?** Das geht auch, wenn's morgens mal hektisch wird. Slow-Carb-**MUNTERMACHER** wie crunchy Müsli, Muffins, Pfannkuchen und fruchtige Smoothies bringen unseren Stoffwechsel schön langsam auf Trab. Und machen trotzdem **SCHNELL FIT!**

BUCHWEIZENMÜSLI Ⓥ
UND MANDELMÜSLI Ⓥ

Für den besten Start in den Tag: Diese beiden Slow-Carb-Müslis sind morgens fix gemacht, denn das Getreide wird bereits am Abend zuvor zum Quellen eingeweicht – und sorgt dafür, dass bis zum Lunch der Magen garantiert nicht knurrt.

ZUTATEN FÜR JE 4 PERSONEN
FÜR DAS BUCHWEIZENMÜSLI
200 g geschroteter Kamut
(ersatzweise geschroteter Weizen
oder Dinkel)
1 rotschaliger Apfel
3 EL Zitronensaft
4 EL Buchweizen
300 g gemischte Beeren
(z.B. Heidel-, Johannis-, Himbeeren)
400 g Natur- oder Sojajoghurt
1–2 EL Ahornsirup

ZUBEREITUNG: 10–15 Min.
EINWEICHEN: über Nacht
PRO PORTION ca. 366 kcal,
15 g EW, 5 g F, 57 g KH, 10 g BST

FÜR DAS MANDELMÜSLI
200 g geschroteter Kamut
(ersatzweise geschroteter Weizen
oder Dinkel)
1 Grapefruit
1 rotschaliger Apfel
50 g gehackte Mandeln
300 g gemischte Trauben
400 g Natur- oder Sojajoghurt
1–2 EL Ahornsirup

ZUBEREITUNG: 10–15 Min.
EINWEICHEN: über Nacht
PRO PORTION ca. 430 kcal,
16 g EW, 11 g F, 58 g KH, 9 g BST

1 Für das Buchweizenmüsli den Kamutschrot am Vorabend in einer Schüssel mit 320 ml Wasser mischen und über Nacht quellen lassen.

2 Am nächsten Tag den Apfel waschen, vierteln, entkernen und grob reiben. Die Apfelraspel mit Zitronensaft beträufeln. Den Buchweizen in einer Pfanne ohne Fett rösten, bis er zu duften beginnt.

3 Die Beeren verlesen, waschen und trocken tupfen. Den Joghurt mit dem geriebenen Apfel verrühren und auf Schälchen verteilen. Kamutschrot und Beeren darauf verteilen und mit dem Ahornsirup beträufeln. Den gerösteten Buchweizen darüberstreuen.

4 Für das Mandelmüsli den Kamutschrot am Vorabend in einer Schüssel mit 320 ml Wasser mischen und über Nacht quellen lassen.

5 Die Grapefruit halbieren und eine Hälfte auspressen. Die andere Hälfte so großzügig schälen, dass auch die weiße Haut mitentfernt wird, die Fruchtfilets aus den Trennhäuten lösen und in Stücke schneiden. Den Apfel waschen, vierteln, entkernen und grob reiben. Die Apfelraspel mit dem Grapefruitsaft mischen. Die Mandeln in einer Pfanne ohne Fett hell rösten. Die Trauben waschen, halbieren und nach Belieben entkernen.

6 Den Joghurt mit dem geriebenen Apfel mischen und auf Schälchen verteilen. Kamutschrot, Trauben, Grapefruit und Mandeln darübergeben. Mit Ahornsirup beträufeln und servieren.

TIPP

Wer keine eigene Getreidemühle zum Herstellen des Kamutschrots besitzt, lässt sich sein Schrot am besten im Supermarkt mahlen. Viele Biosupermärkte bieten diesen Service an.
Wenn Sie für die Müslis statt Naturjoghurt Sojajoghurt verwenden, werden sie laktosefrei und vegan.

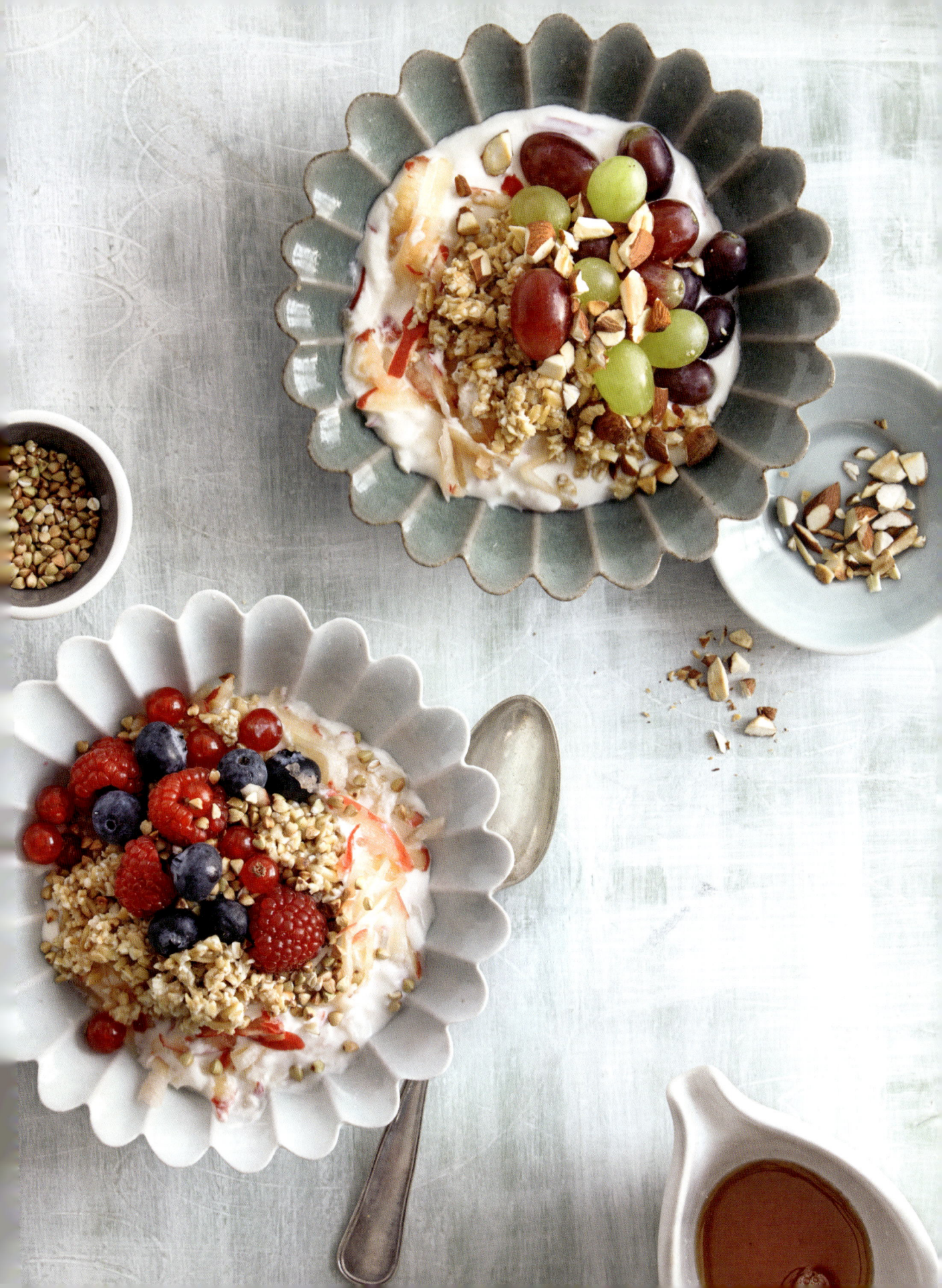

EXOTISCHER OBSTSALAT
MIT JOGHURTSAUCE 🌾 Ⓥ

ZUTATEN FÜR 4 PERSONEN
200 g reife Ananas
200 g reife Mango
1 Banane
1 Orange
Saft von 1 Orange
4 EL Granatapfelkerne
1 EL getrocknete Cranberrys
(oder Rosinen)
300 g Naturjoghurt
(oder Sojajoghurt)
2–3 EL ungesalzenes Erdnussmus
2 EL Honig

ZUBEREITUNG: 15–20 Min.
PRO PORTION ca. 258 kcal,
7 g EW, 9 g F, 32 g KH, 4 g BST

1 Von der Ananas die Schale abschneiden, sodass die dunklen Augen mitentfernt werden. Die Mango schälen und das Fruchtfleisch in breiten Spalten vom Stein schneiden. Die Banane schälen. Die Orange so großzügig schälen, dass auch die weiße Haut mitentfernt wird, und die Filets aus den Trennhäuten lösen. Alles in mundgerechte Stücke schneiden.

2 Das Obst in eine Schüssel geben, den Orangensaft, die Granatapfelkerne und die Cranberrys hinzufügen und alles gut mischen.

3 Den Joghurt mit dem Erdnussmus und dem Honig verrühren und mit dem Obstsalat servieren.

TIPP

Für diesen Obstsalat kann man jede beliebige Frucht verwenden. Wenn man ihn allerdings mit Beeren zubereiten möchte, sollte man statt des Erdnussmuses eine andere Nussmussorte wählen, beispielsweise Cashew- oder Mandelmus. Die beiden Geschmacksrichtungen harmonieren nicht so gut miteinander.
Nach Belieben kann man den Obstsalat noch mit Haferflocken, Quinoa- oder Amarant-Pops bestreuen.

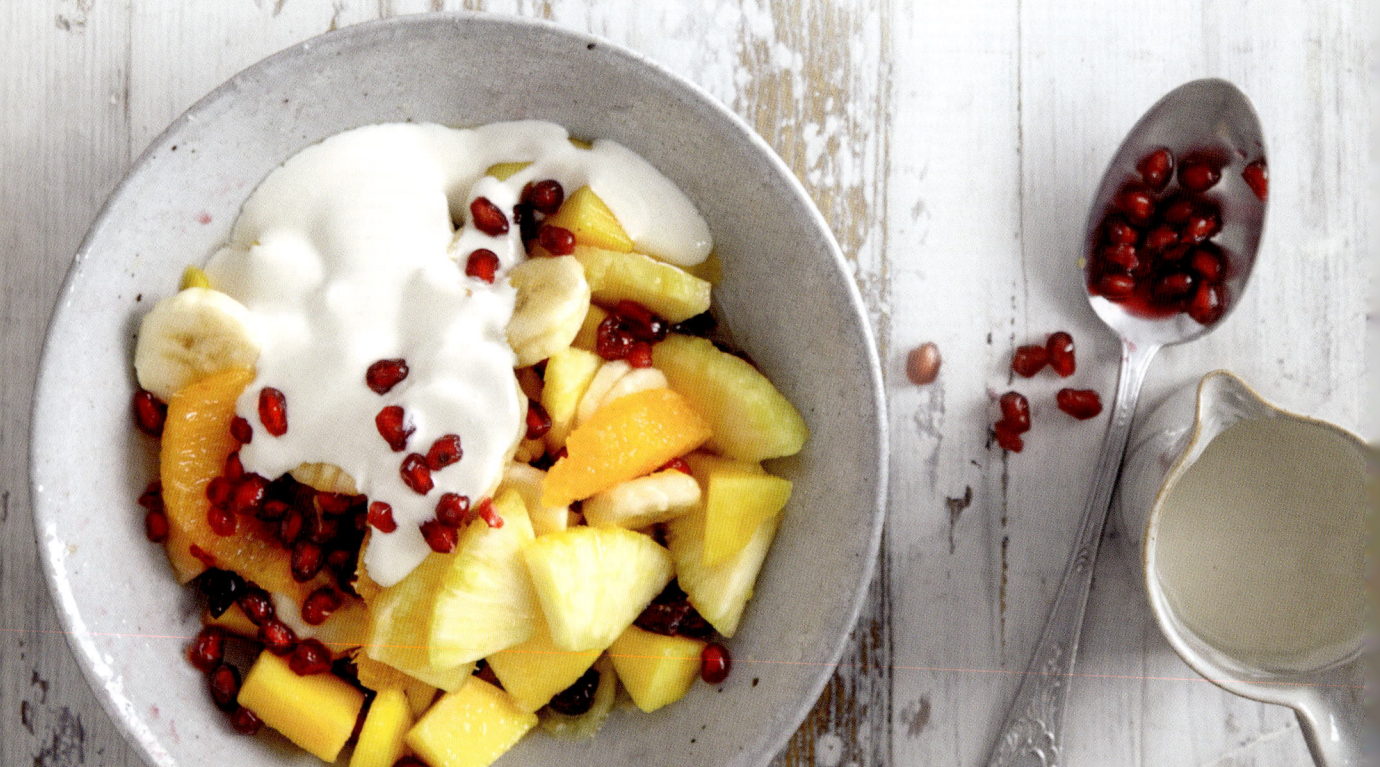

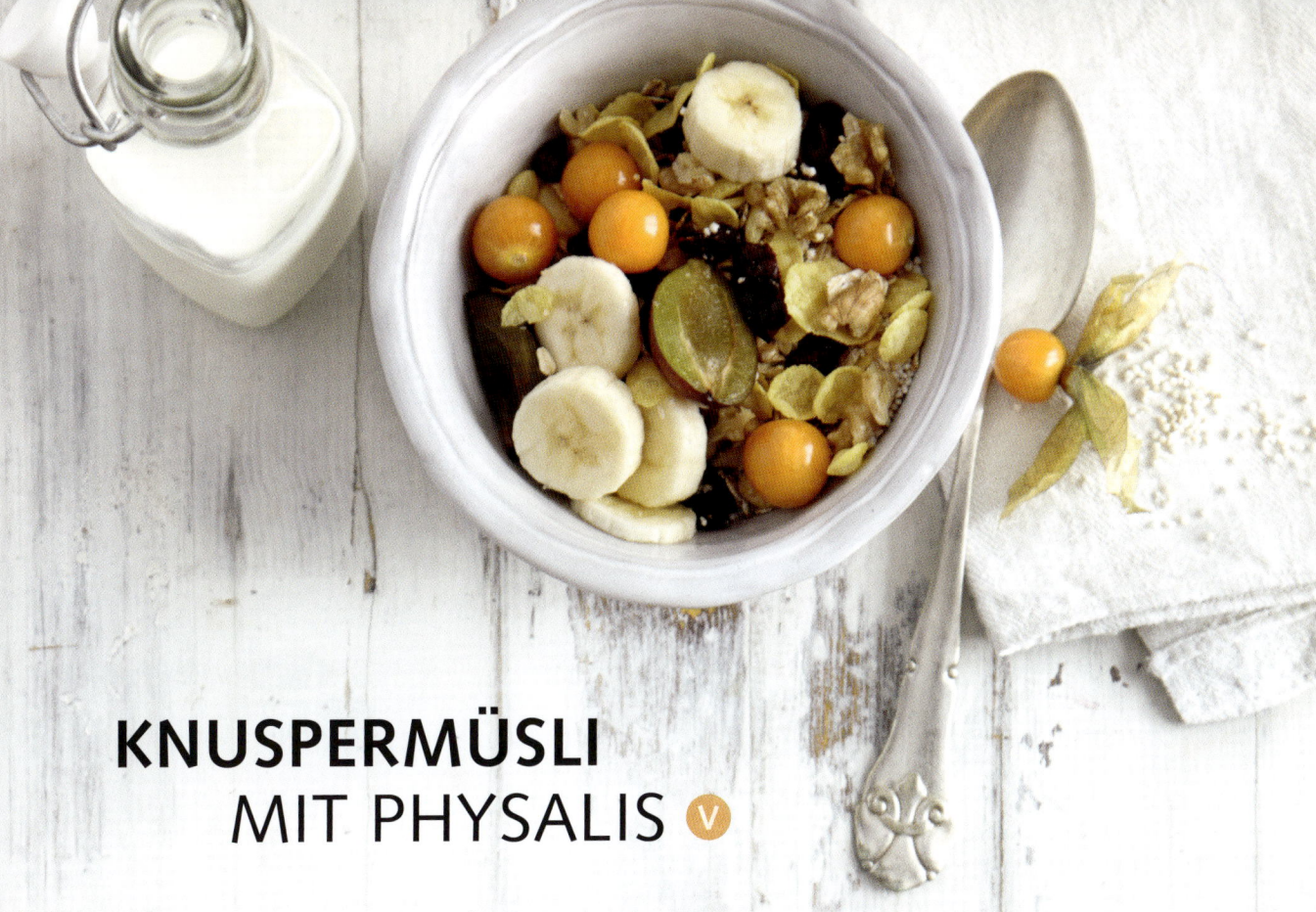

KNUSPERMÜSLI
MIT PHYSALIS ⓥ

ZUTATEN FÜR 1 PERSON
40 g Haferflocken
3 EL Quinoa-Pops
3 EL ungesüßte Cornflakes
20 g getrocknete Cranberrys
20 g gehackte Walnusskerne
1 TL Leinsamen
1 kleine Banane
je 1 Handvoll Physalis und
Pflaumen (oder anderes Obst
der Saison)
200 ml Milch (oder Soja-, Mandel-,
Hafer- oder Reisdrink)

ZUBEREITUNG: 5 Min.
PRO PORTION ca. 715 kcal,
20 g EW, 26 g F, 93 g KH, 9 g BST

1 Die Haferflocken mit Quinoa-Pops, Cornflakes, Cranberrys, Walnüssen und Leinsamen in einer Schüssel mischen.

2 Die Banane schälen und in dünne Scheiben schneiden. Die Physalis aus den Hüllblättern lösen, waschen und trocken tupfen. Die Pflaumen waschen, halbieren, entsteinen und klein schneiden.

3 Das Obst auf das Müsli geben und die Milch darübergießen. Nach Belieben mit etwas Honig süßen.

TIPP
Von der trockenen Müslimischung am besten gleich die zehnfache Menge zubereiten und in einem gut verschließbaren Gefäß aufbewahren. So muss man morgens nur noch zugreifen. Auch am Arbeitsplatz ist dieses Frühstück ganz fix zubereitet. Das Obst dafür immer frisch von zu Hause mitbringen.

ERDMANDELCREME
MIT FEIGEN UND ORANGE

Was macht einen guten Morgen aus? Ein Frühstück, das sich fast wie von alleine macht! Einfach das Getreide am Vorabend quellen lassen und morgens die restlichen Zutaten dazugeben. Jetzt noch frische Früchte darauf – top!

ZUTATEN FÜR 4 PERSONEN
2 EL Chiasamen
4 getrocknete Feigen
8 Walnusskernhälften
120 g Erdmandeln
(geröstet und gemahlen; aus dem Reformhaus oder Bioladen)
4 EL Teff-Flocken (aus dem Reformhaus oder Bioladen; ersatzweise feine Haferflocken)
½ TL Zimtpulver
2 Äpfel
2 Orangen
800 ml Milch (oder Mandeldrink)

ZUBEREITUNG: 20 Min.
PRO PORTION ca. 482 kcal,
12 g EW, 17 g F, 59 g KH, 15 g BST

1 Die Chiasamen in einer Schüssel in 6 EL Wasser etwa 15 Minuten quellen lassen, dabei öfter durchrühren. Die Feigen in kleine Würfel schneiden. Die Walnüsse grob hacken.

2 Erdmandeln, Teff-Flocken, Feigen, Walnüsse und Zimt in einer Schüssel mischen. Die Äpfel waschen, vierteln, entkernen und grob reiben. Die Orangen so großzügig schälen, das auch die weiße Haut mitentfernt wird, die Filets aus den Trennhäuten lösen und in Stücke schneiden. Inzwischen die Milch in einem Topf zum Kochen bringen.

3 Sobald die Milch zu köcheln beginnt, die Erdmandelmischung unterrühren und den Topf vom Herd nehmen. Die Chiasamen, Äpfel und Orangen hinzufügen und den Brei nach Belieben mit 2 EL Dattelsüße (siehe Tipp) abschmecken.

TIPP

Dieser leckere und sättigende Frühstücksbrei schmeckt am besten warm und kann, je nach Jahreszeit, mit anderen Obstsorten abgewandelt werden. Erdmandeln – auch Tigernüsse genannt – sind lediglich dem Namen nach mit Mandeln oder Nüssen verwandt. Es handelt sich bei der Pflanze um ein Gras mit unterirdischen Ausläufern, an dessen Wurzeln sich die erbsengroßen braunen Knollen bilden. Im Reformhaus oder Bioladen sind sie in gemahlener Form mittlerweile fast überall zu bekommen.
Dattelsüße sind gemahlene Datteln – auch dieses alternative Süßungsmittel bekommen Sie im Reformhaus oder Bioladen.

CHIA-HAFER-PORRIDGE
MIT MANGO UND KIWI ◗ ◗

Von der Insel aufs Festland: Ohne Porridge beginnen die Engländer selten ihren Tag. Jetzt hält der warme Haferbrei auch bei uns Einzug und wird mit frischen Früchten sicher bald zum In-Frühstück. Dank der Haferflocken ideal für Slow-Carb-Fans!

ZUTATEN FÜR 4 PERSONEN
2 EL Chiasamen
100 g kernige Haferflocken
4 reife Kiwis
240 g reife Mango
160 ml Mandeldrink
¼ TL Zimtpulver
8 Physalis
2 EL Ahornsirup

ZUBEREITUNG: 25 Min.
PRO PORTION ca. 226 kcal,
6 g EW, 5 g F, 34 g KH, 8 g BST

1 Die Chiasamen in einer Schüssel in 6 EL Wasser 15 Minuten quellen lassen, dabei öfter durchrühren. Inzwischen die Haferflocken in einer Pfanne ohne Fett unter ständigem Rühren einige Minuten anrösten. Mit ½ l warmem Wasser aufgießen und bei schwacher Hitze 10 bis 15 Minuten köcheln lassen, bis die Flüssigkeit aufgesogen ist.

2 In der Zwischenzeit die Kiwis schälen und in kleine Würfel schneiden. Die Mango ebenfalls schälen, das Fruchtfleisch zunächst in breiten Streifen vom Stein und anschließend in kleine Würfel schneiden.

3 Die Pfanne vom Herd nehmen, den Mandeldrink dazugießen und unterrühren. Die Chiasamen und den Zimt untermischen und den Porridge mit Kiwi und Mango anrichten.

4 Die Physalis aus den Hüllblättern lösen, die Früchte waschen, trocken tupfen und halbieren. Den Porridge mit etwas Ahornsirup beträufeln und mit den Physalis servieren.

TIPP

Den Porridge kann man natürlich auch mit anderen Milchersatzprodukten wie z. B. Reis-, Soja- oder Haferdrink zubereiten.
Achtung bei Kuhmilch: Da die Enzyme der Kiwi sich schlecht mit denen der Milch vertragen, sollte man den Porridge möglichst bald nach dem Anrichten essen – er wird schnell bitter.

HIRSEBREI MIT MANGO
ODER KOKOS

Wie wär's mit ein bisschen länger schlafen? Der Brei schmeckt noch besser, wenn er Nachtruhe bekommt und im Kühlschrank etwas durchziehen darf. Am besten alles schon am Abend vorher fertig machen und dann ab ins Glas!

ZUTATEN FÜR JE 4 PERSONEN
FÜR DEN BREI MIT MANGO
150 g Hirse
1 l Mandeldrink (oder Sojadrink)
1 kleine Zimtstange
2 Kardamomkapseln
Salz
2 EL Rosinen
(oder getrocknete Aprikosen)
50 g Pistazien
3 EL Chiasamen
½ reife Mango
2 EL flüssiger Honig

ZUBEREITUNG: 50 Min.
PRO PORTION ca. 374 kcal,
9 g EW, 13 g F, 50 g KH, 7 g BST

FÜR DEN BREI MIT KOKOS
150 g Hirse
½ l Kokosdrink
1 kleine Zimtstange
2 Kardamomkapseln
Salz
2 EL flüssiger Honig
1 kleiner Apfel
3 EL Chiasamen
150 ml Mandeldrink
200 g Heidelbeeren

ZUBEREITUNG: 50 Min.
PRO PORTION ca. 465 kcal,
8 g EW, 26 g F, 43 g KH, 7 g BST

1 Für den Brei mit Mango die Hirse in einem Sieb kalt abbrausen und abtropfen lassen. 850 ml Mandeldrink in einem Topf mit der Zimtstange, den Kardamomkapseln und 1 Prise Salz erhitzen und die Hirse hinzufügen. Bei schwacher Hitze mit leicht geöffnetem Deckel unter häufigem Rühren 35 bis 40 Minuten zu einem weichen Brei kochen.

2 In der Zwischenzeit die Rosinen fein schneiden und die Pistazien hacken. Einige Pistazien für die Deko beiseitestellen. Die Chiasamen mit den restlichen 150 ml Mandeldrink, den Rosinen und den Pistazien in eine Schüssel geben und einige Minuten quellen lassen, dabei öfter durchrühren.

3 Die Mango schälen und das Fruchtfleisch in kleine Würfel schneiden. Den Hirsebrei mit Honig süßen und die Hälfte davon in ein verschließbares Glas geben. Die Chiamischung und die Mangowürfel daraufgeben (einige Würfel für die Deko beiseitestellen). Den restlichen mit Hirsebrei daraufgeben und mit Mango und Pistazien anrichten.

4 Für den Brei mit Kokos die Hirse in einem Sieb kalt abbrausen. Kokosdrink in einem Topf mit 300 ml Wasser, der Zimtstange, den Kardamomkapseln und 1 Prise Salz erhitzen und die Hirse hinzufügen. Bei schwacher Hitze mit leicht geöffnetem Deckel unter häufigem Rühren 35 bis 40 Minuten zu einem weichen Brei kochen. Mit Honig süßen. Kurz vor Ende der Garzeit den Apfel waschen, vierteln, entkernen und in kleine Würfel schneiden. Unter den Brei rühren und darin erwärmen.

5 Die Chiasamen in einer Schüssel mit dem Mandeldrink mischen und einige Minuten quellen lassen, zwischendurch öfter umrühren. Die Heidelbeeren verlesen, waschen und trocken tupfen. Hirsebrei abwechselnd mit der Chiamischung und den Heidelbeeren in ein Glas schichten. Mit Hirsebrei abschließen und mit Heidelbeeren und nach Belieben 1 EL Kokoschips dekorieren.

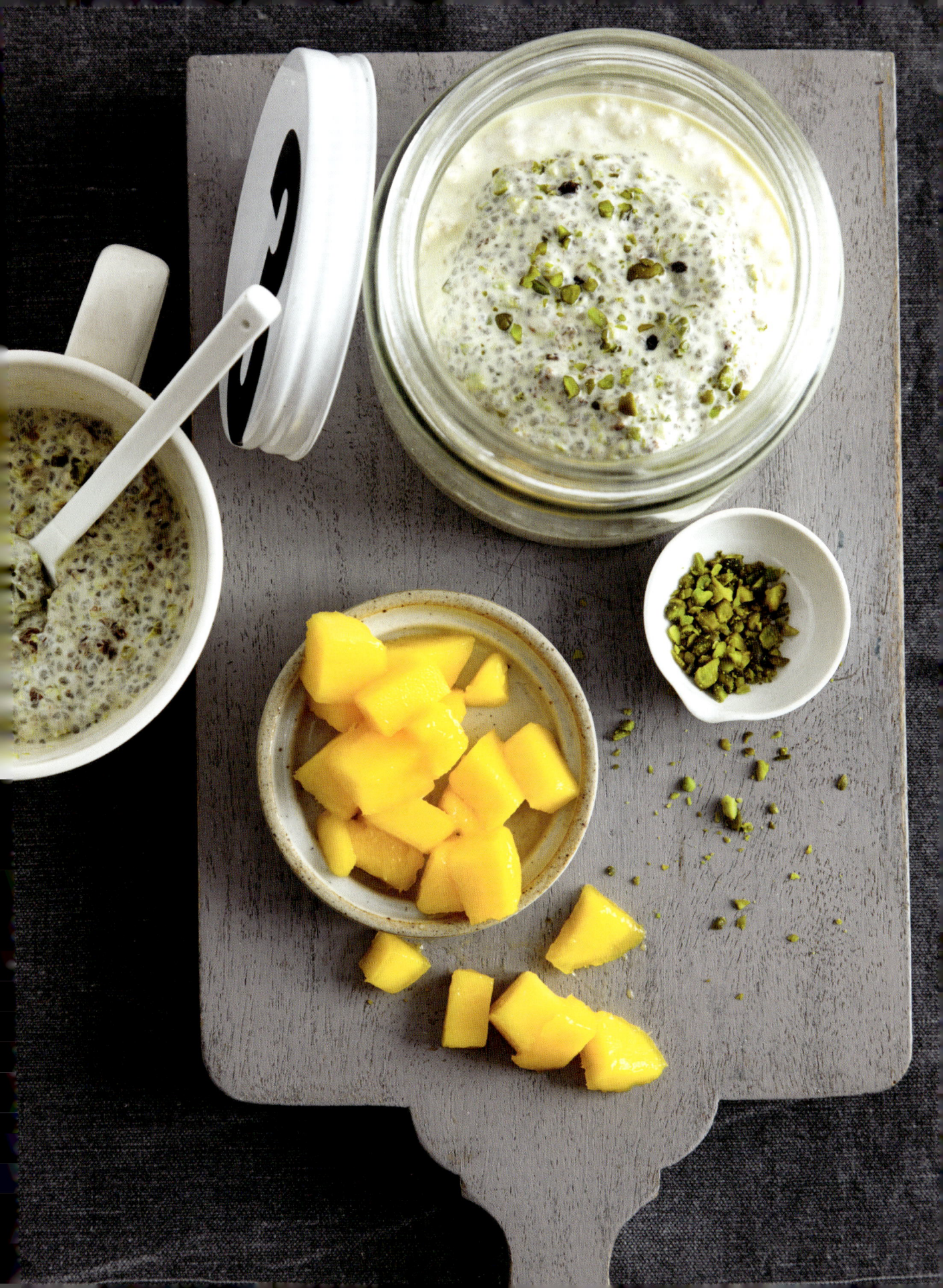

PFLAUMENAUFSTRICH
MIT CHIASAMEN

ZUTATEN FÜR 1 GLAS (300 ML)
400 g Pflaumen
1–2 EL flüssiger Honig
1–2 TL Zitronensaft
3–4 EL Chiasamen

ZUBEREITUNG: 15 Min. plus
ABKÜHLEN
PRO TEELÖFFEL (10 g) ca. 15 kcal,
0 g EW, 0 g F, 2 g KH, 1 g BST

1 Die Pflaumen waschen, trocken tupfen, halbieren, entsteinen und klein schneiden. Mit dem Honig und dem Zitronensaft in einen Topf geben und bei schwacher Hitze 5 bis 10 Minuten köcheln lassen, bis das Fruchtfleisch weich ist, sich aber noch nicht vollständig von der Haut gelöst hat.

2 Die Chiasamen unterrühren und alles nach Belieben mit etwas Zimtpulver würzen. In ein sauberes Glas (oder eine Schüssel) füllen und abkühlen lassen. Den Aufstrich auf Vollkornbrötchen streichen, unter Joghurt oder Müsli rühren oder zu den Dinkelwaffeln (siehe S. 156) genießen. In einem sauberen, gut verschließbaren Glas ist er im Kühlschrank 3 bis 4 Tage haltbar.

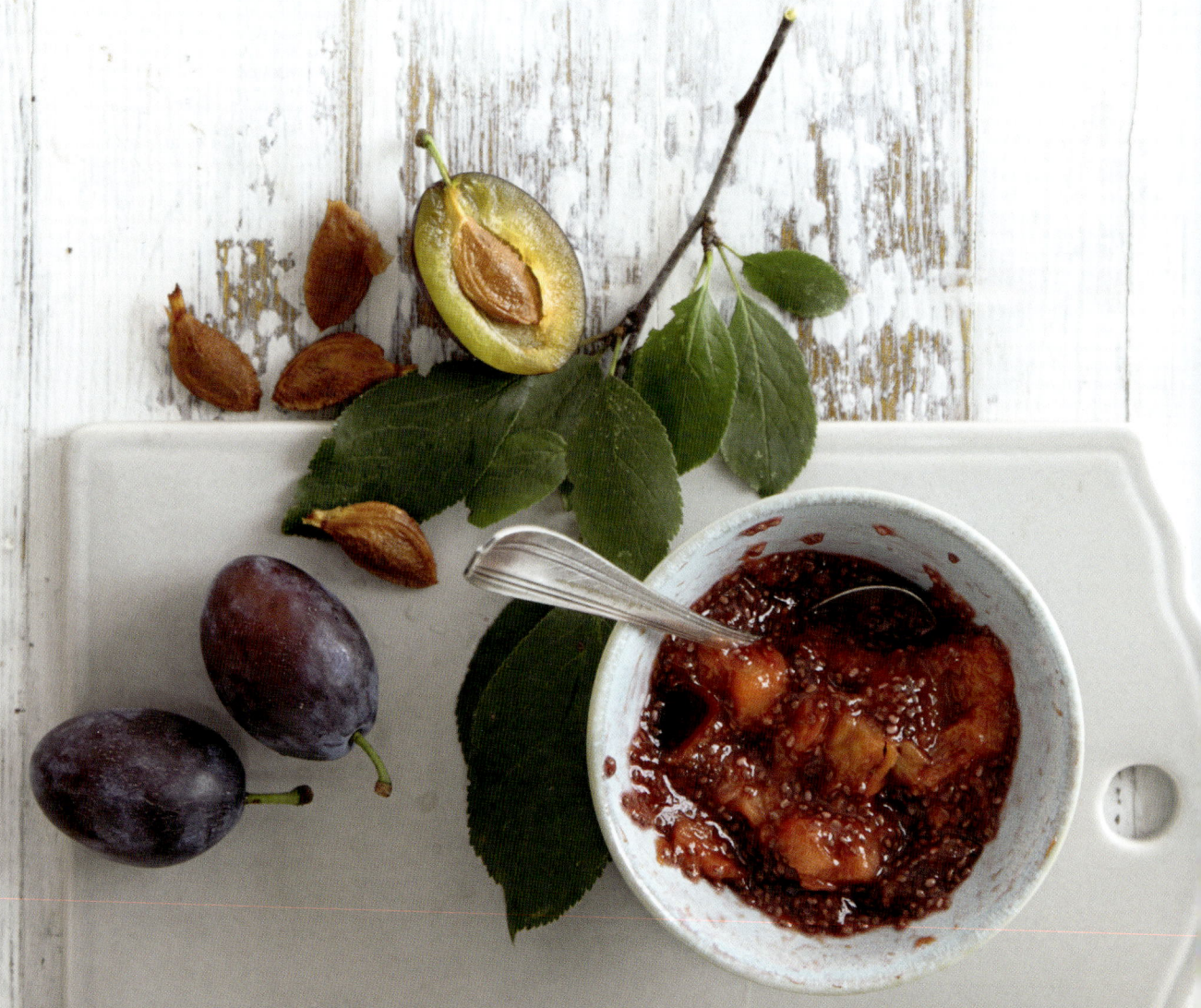

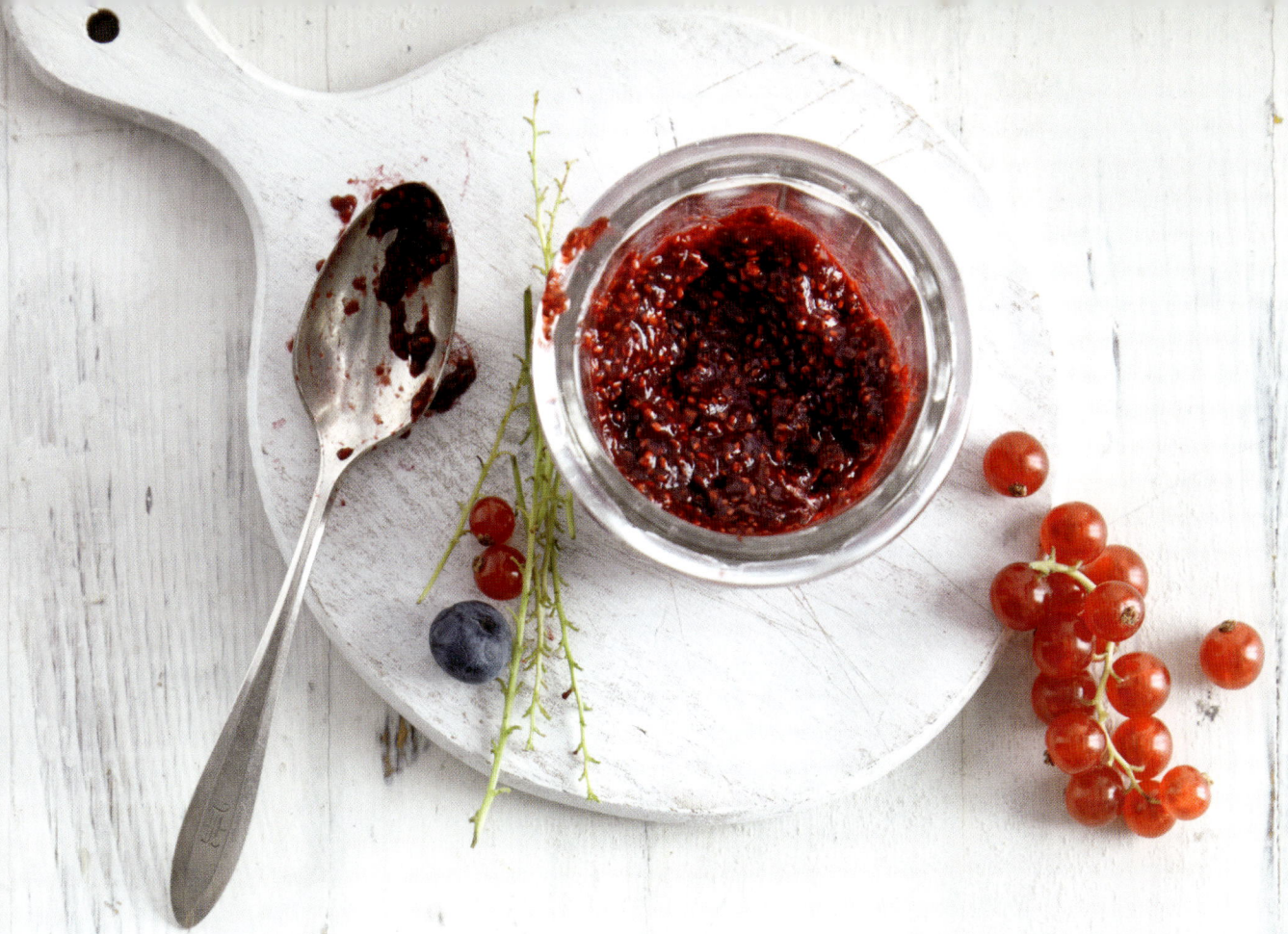

BEERENAUFSTRICH
MIT CHIASAMEN

ZUTATEN FÜR 1 GLAS (250 ML):
250 g gemischte reife Beeren
(z. B. Erd-, Heidel-, Brom-,
Him- und Johannisbeeren)
1–2 EL Agavendicksaft
½–1 TL Zitronensaft
1 EL Chiasamen

ZUBEREITUNG: 10 Min.
PRO TEELÖFFEL (10 g) ca. 8 kcal,
0 g EW, 0 g F, 1 g KH, 1 g BST

1 Die Beeren verlesen, waschen, falls nötig putzen, und mit den restlichen Zutaten in einen hohen Rührbecher geben.

2 Die Beeren mit dem Stabmixer pürieren und den Aufstrich mindestens 20 Minuten kühl stellen. In einem sauberen, gut verschließbaren Glas hält er sich im Kühlschrank 2 bis 3 Tage frisch, im Tiefkühlfach ist er etwa 1 Monat haltbar. Er schmeckt besonders gut zu den Dinkelpfannkuchen (siehe S. 42), auf einer Scheibe Vollkornbrot, im Joghurt oder Brei.

TIPP
Diesen Aufstrich kann man aus den unterschiedlichsten Früchten zubereiten. Wichtig ist nur, dass die Früchte richtig reif sind, da der Aufstrich sonst wässrig schmeckt. Die Chiasamen sorgen dabei für die Ballaststoffe.

SMOOTHIE-TIME!

Egal, ob Sie neu im „Smoothie-Geschäft" sind oder bereits ein alter Hase: Diese vier Rezepte werden Sie begeistern. Sie schmecken toll und geben viel Power für den Tag. Selbstredend sind sie ganz im Sinne von Slow Carb!

GRÜNER SMOOTHIE
MIT ANANAS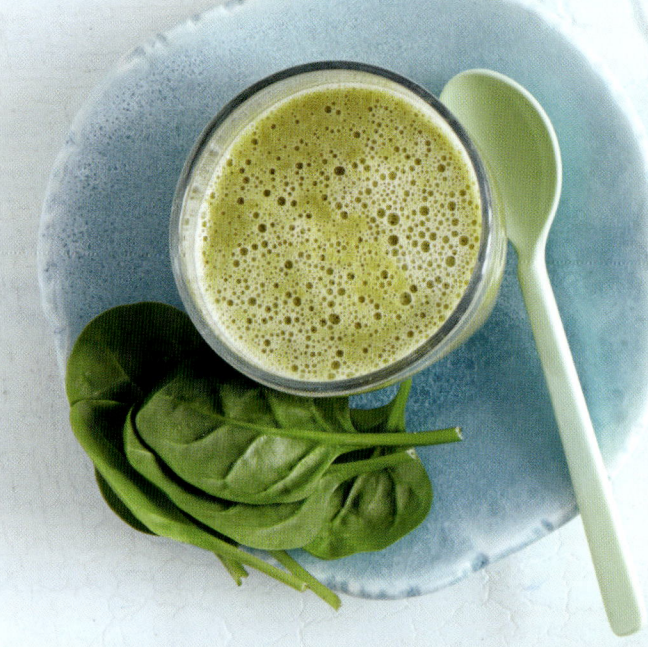

Für 1 Glas **50 g geputztes und gewaschenes grünes Blattgemüse** (z. B. Spinat, junge Kohlblätter, Kopfsalat, Mangoldblätter), **70 g reife Ananasstücke, 1 kleine reife Banane, 2 EL feine Haferflocken, 100 ml Wasser, 2 EL Naturjoghurt, 1 TL Zitronensaft** und **1 EL Leinöl** in den (Hochleistungs-)Mixer geben und fein pürieren.

ZUBEREITUNG: 10 Min.
PRO GLAS ca. 310 kcal, 6 g EW, 13 g F, 37 g KH, 5 g BST

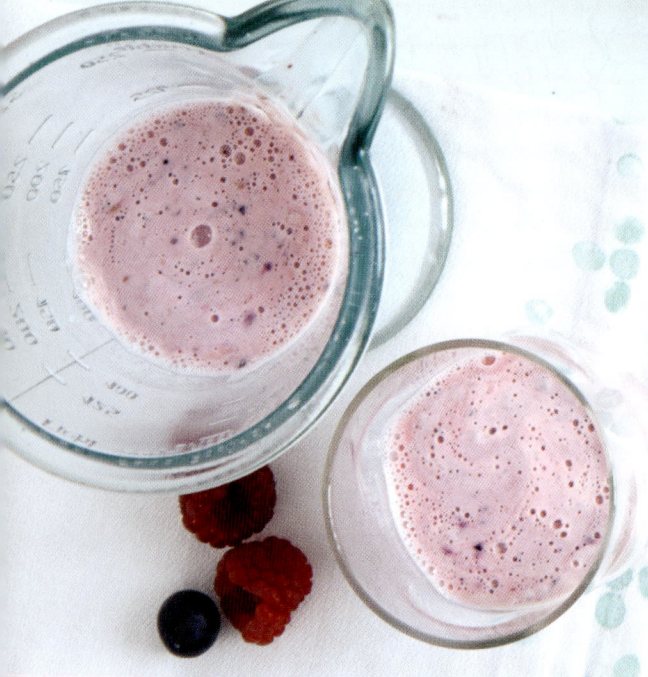

ROTER SMOOTHIE
MIT CHIASAMEN

Für 1 Glas **je 50 g Him- und Heidelbeeren** verlesen und waschen und mit **50 g Banane, 100 ml Milch** (Kuhmilch, Soja-, Reis- oder Haferdrink), **1 TL Chiasamen, 1 bis 2 TL Agavendicksaft,** nach Bedarf **1 TL Zitronensaft** und **1 TL Leinöl** in den (Hochleistungs-)Mixer geben und fein pürieren.

ZUBEREITUNG: 5 Min.
PRO GLAS ca. 192 kcal, 5 g EW, 7 g F, 22 g KH, 6 g BST

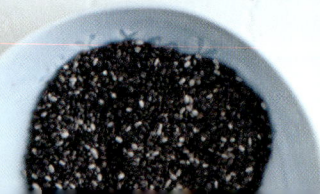

LILA SMOOTHIE
MIT MANDELMUS

Für 1 Glas **je 100 g Brombeeren** und **Birnenwürfel,
100 ml Mandeldrink, 1 EL Mandelmus, 1 TL Zitronensaft, 1 TL Leinöl** und **1 bis 2 TL Agavendicksaft** in
den (Hochleistungs-)Mixer geben und fein
pürieren.

ZUBEREITUNG: 5 Min.
PRO GLAS ca. 319 kcal,
5 g EW, 20 g F, 26 g KH, 7 g BST

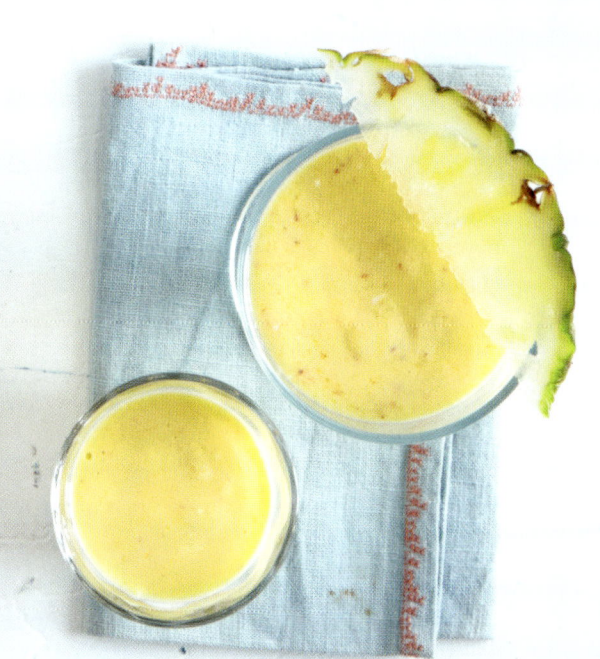

GELBER SMOOTHIE
MIT ERDMANDELN

Für 1 Glas **je 50 g reife Ananas-** und **Mangowürfel,
125 ml Orangensaft** (oder den Saft von 1 Orange),
2 EL geröstete und **gemahlene Erdmandeln,
1 TL Leinöl, 1 TL Naturjoghurt** und **1 bis 2 TL Agavendicksaft** in den (Hochleistungs-)Mixer geben und
fein pürieren.

ZUBEREITUNG: 5 Min.
PRO GLAS ca. 279 kcal,
3 g EW, 9 g F, 37 g KH, 9 g BST

QUINOA-OMELETT
MIT BOHNENSALAT

ZUTATEN FÜR 4 PERSONEN

4 Tomaten
1 rote Zwiebel
200 g schwarze Bohnen
(aus der Dose)
6 EL gehackte Petersilie
2–3 EL Zitronensaft
Salz, Pfeffer aus der Mühle
1–2 EL Olivenöl
10 Eier
frisch geriebene Muskatnuss
2 EL Öl
8 EL Quinoa-Pops
4 EL Leinsamen

ZUBEREITUNG: 30–40 Min.
PRO PORTION ca. 465 kcal,
28 g EW, 28 g F, 21 g KH, 7 g BST

1 Die Tomaten waschen und in kleine Würfel schneiden, dabei die Stielansätze entfernen. Die Zwiebel schälen und in feine Würfel schneide. Die Bohnen in einem Sieb abbrausen und abtropfen lassen. Tomaten, Zwiebel, Bohnen und 2 EL Petersilie in einer Schüssel mischen und mit Zitronensaft, Salz, Pfeffer und Olivenöl würzen.

2 Die Eier in einen hohen Rührbecher aufschlagen. Die restliche Petersilie dazugeben und die Eier mit Muskatnuss, Salz und Pfeffer würzen. Alles mit dem Stabmixer aufschlagen.

3 Eine beschichtete Pfanne erhitzen und etwas Olivenöl hineingeben. Nacheinander je ein Viertel der Eimasse hineingeben, jeweils 2 EL Quinoa-Pops und 1 EL Leinsamen darüberstreuen und das Omelett bei schwacher Hitze stocken lassen.

4 Die Omeletts auf Teller geben, den Tomaten-Bohnen-Salat jeweils auf eine Omeletthälfte verteilen und die andere Hälfte des Omeletts darüberklappen. Nach Belieben mit Petersilie bestreuen.

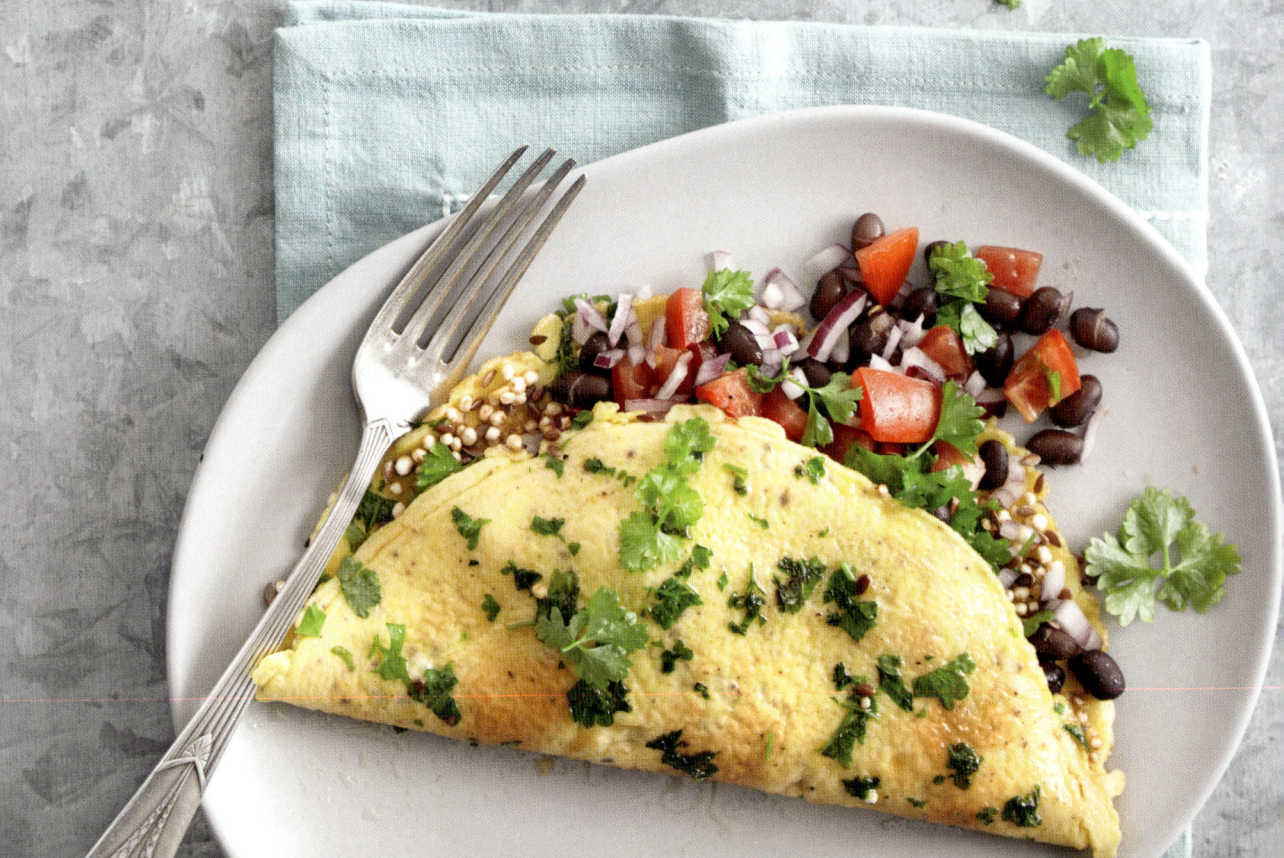

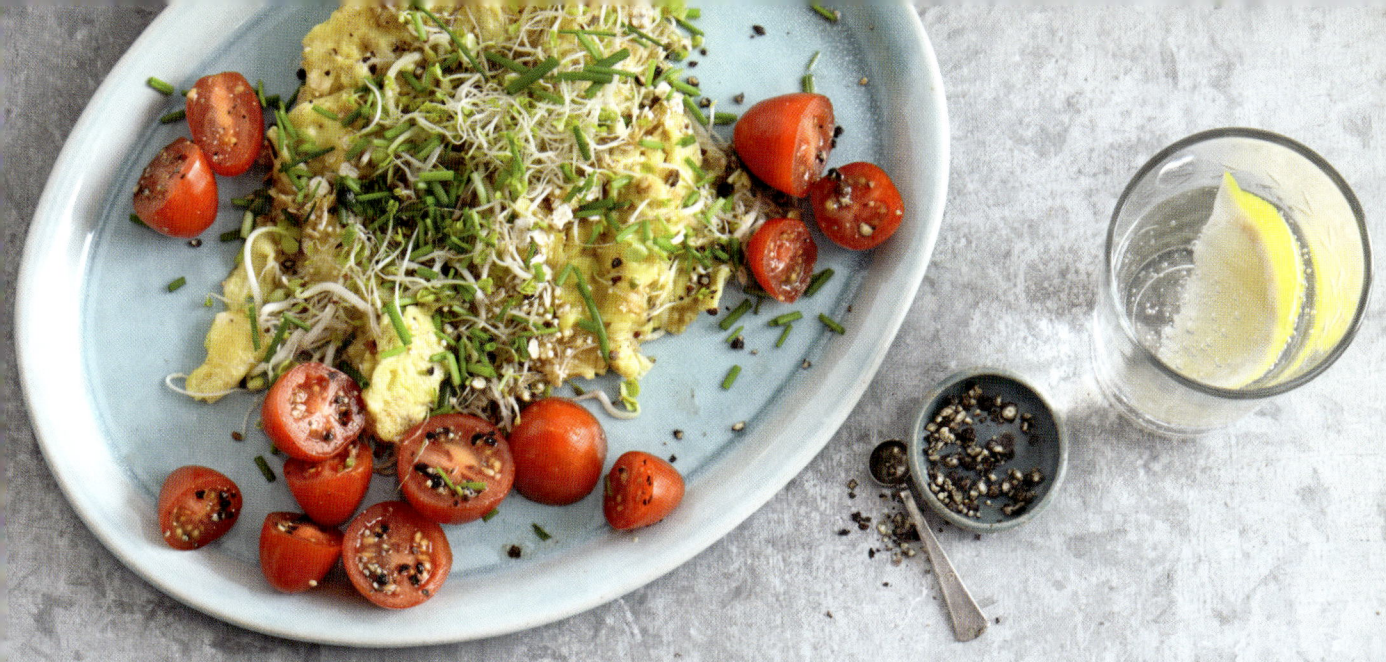

RÜHREI MIT SPROSSEN
UND COCKTAILTOMATEN

ZUTATEN FÜR 4 PERSONEN
8 Eier
Salz, Pfeffer aus der Mühle
1–2 EL Öl
je 4 EL kernige Haferflocken und
Amarant-Pops
80 g Sprossenmix
(z. B. Brokkoli, Linsen, Senf)
250 g Cocktailtomaten
einige Schnittlauchröllchen

ZUBEREITUNG: 10–15 Min.
PRO PORTION ca. 254 kcal,
17 g EW, 15 g F, 11 g KH, 2 g BST

1 Die Eier in eine Schüssel aufschlagen und mit einer Gabel leicht verquirlen. Mit Salz und Pfeffer würzen. In einer Pfanne etwas Öl erhitzen und die Eier hinzufügen. Haferflocken und Amarant-Pops auf die Eimasse streuen. Sobald das Ei zu stocken beginnt, alles mit einem Holzkochlöffel verrühren.

2 Die Sprossen in einem Sieb heiß abbrausen und gut abtropfen lassen. Kurz bevor die Eier gestockt sind, die Sprossen hinzufügen und vorsichtig einarbeiten.

3 Die Cocktailtomaten waschen und halbieren. Das Rührei auf Teller verteilen, die Tomaten dazu anrichten und mit Schnittlauch bestreuen.

TIPP
Sprossen enthalten viele wichtige Inhaltsstoffe, und der Gehalt an Ballaststoffen und Vitaminen der Samen steigt während des Keimens an. Durch den Keimvorgang verbessert sich auch die Qualität der Eiweiße und Fette, und die Samen verlieren zudem ihre blähende Wirkung.
Man kann Sprossen prima selber ziehen, dafür eignen sich z. B. Weizen, Roggen, Mungobohnen, Linsen und Senf- oder Brokkolisamen. Finger weg von gekeimten Gartenbohnen, sie enthalten für uns giftige Substanzen!

DINKELPFANNKUCHEN
MIT ORANGEN UND NÜSSEN Ⓥ

Pfannkuchen schmecken der ganzen Familie, und das rund um die Welt: Die Amerikaner genießen ihre Version, die Pancakes, mit Ahornsirup. Diese Slow-Carb-Variante aus Vollkornmehl wird durch die Orangenfüllung mindestens doppelt so lecker.

ZUTATEN FÜR CA. 6 STÜCK
250 g Dinkelvollkornmehl
(oder Weizenvollkornmehl)
2 Eier
400–450 ml Kokosdrink
1 EL flüssiger Honig
2 EL Kokosraspel
Salz
1–2 EL Butter
3–4 Orangen
100 g getrocknete Datteln
(ohne Stein)
60 g gehackte Walnusskerne
250 g körniger Frischkäse

ZUBEREITUNG: 30 Min.
PRO PORTION ca. 452 kcal,
18 g EW, 17 g F, 50 g KH, 7 g BST

1 Aus Mehl, Eiern, Kokosdrink, Honig, Kokosraspeln und 1 Prise Salz in einer Schüssel mit den Quirlen des Handrührgeräts einen dickflüssigen Teig zubereiten.

2 Etwas Butter in einer Pfanne bei mittlerer Temperatur erhitzen, Einen Schöpflöffel Teig darin verteilen und zu einem hellen Pfannkuchen backen, dabei einmal wenden. So fortfahren, bis der Teig verbraucht ist.

3 Die Orangen so großzügig schälen, dass auch die weiße Haut mitentfernt wird, die Filets zunächst aus den Trennhäuten und dann in mundgerechte Stücke schneiden (siehe Tipp). Die Datteln klein schneiden und mit den Walnüssen mit den Orangen mischen. Die Pfannkuchen mit dem Frischkäse und der Orangen-Nuss-Mischung anrichten und nach Belieben mit 4 EL Ahornsirup beträufeln.

TIPP

Das Filetieren von Orangen braucht etwas Übung: Zuerst schneidet man oben und unten einen Deckel ab, sodass das Fruchtfleisch zu sehen ist. Die Orange mit der Unterseite auf die Arbeitsfläche stellen und die Schale mit einem scharfen Messer so großzügig schälen, dass die weiße Haut mitentfernt wird. Die Orange in die Hand nehmen und die Fruchtfilets mit dem Messer so zwischen den Häuten einschneiden, dass sie sich leicht herauslösen lassen. Am besten über einer Schüssel arbeiten, sodass der dabei austretende Orangensaft aufgefangen wird. Zum Schluss den Saft aus den Orangenresten drücken.

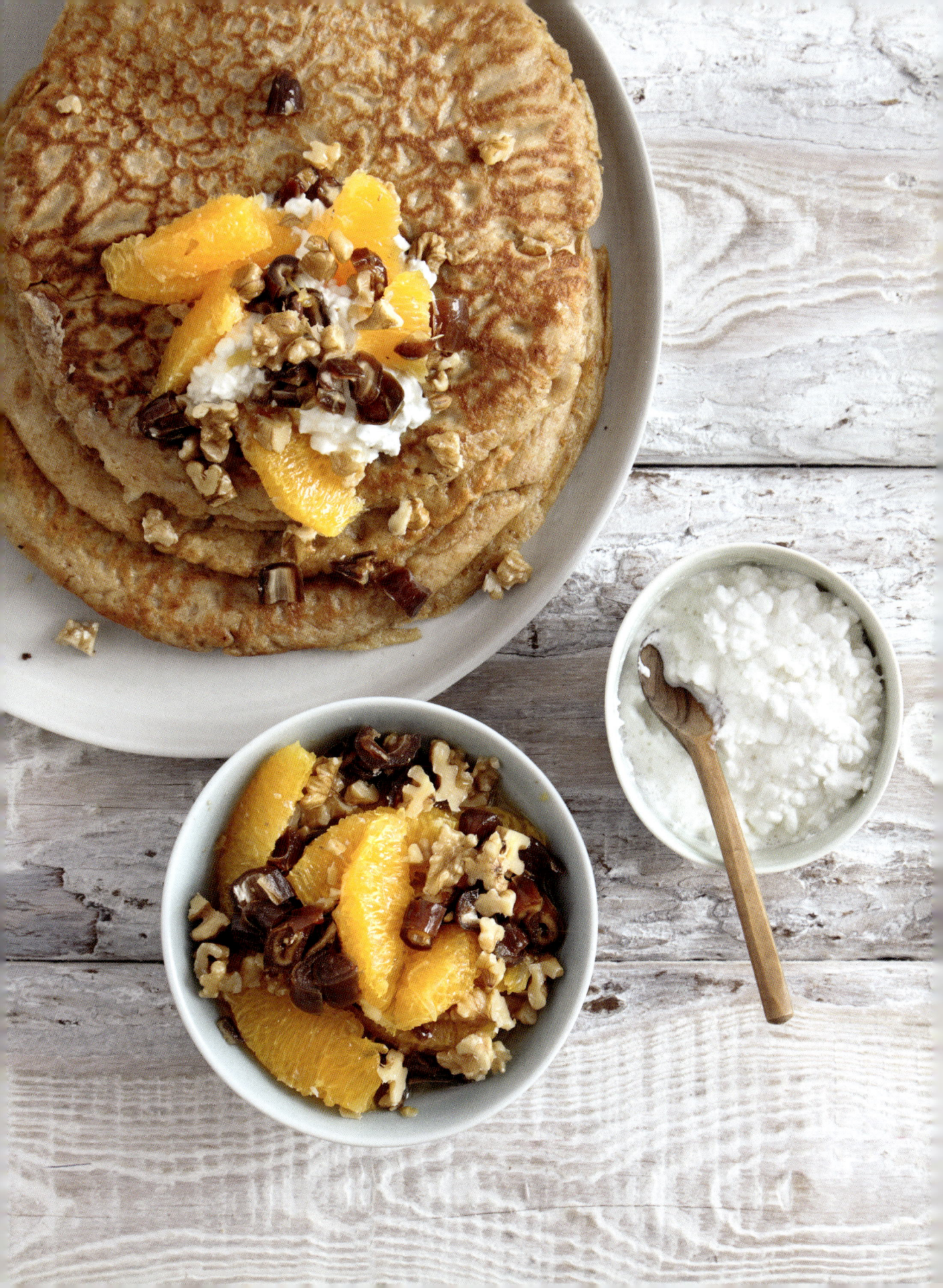

SCHOKOLADENAUFSTRICH

UND APRIKOSENAUFSTRICH

ZUTATEN FÜR JE 6 PERSONEN
FÜR DEN SCHOKOLADEN-
AUFSTRICH

100 g Mandel- oder Haselnussmus
70 g flüssiger Honig
70–80 ml Mandeldrink
30 g Kakaopulver

ZUBEREITUNG: 5 Min.
PRO PORTION ca. 169 kcal,
3 g EW, 11 g F, 13 g KH, 2 g BST

FÜR DEN APRIKOSENAUFSTRICH
100 g getrocknete Aprikosen
100 ml Apfelsaft
50 g Cashewmus
100 g Frischkäse
(oder Sojafrischkäse)

ZUBEREITUNG: 5 Min.
EINWEICHEN: 2 Std.
PRO PORTION ca. 162 kcal,
4 g EW, 9 g F, 13 g KH, 3 g BST

1 Für den Schokoladenaufstrich das Mandel- oder Haselnussmus, den Honig, den Mandeldrink und den Kakao in einen hohen Rührbecher (oder den Küchenmixer) geben und mit dem Stabmixer pürieren.

2 Für den Aprikosenaufstrich die Aprikosen klein schneiden und in einem hohen Rührbecher (oder im Küchenmixer) im Apfelsaft etwa 2 Stunden einweichen.

3 Anschließend das Cashewmus und den Frischkäse dazugeben und alles mit dem Stabmixer pürieren.

TIPP

Beide Aufstriche schmecken prima auf einer Scheibe Vollkornbrot – egal, ob morgens zum Frühstück oder auch zum Abendbrot.

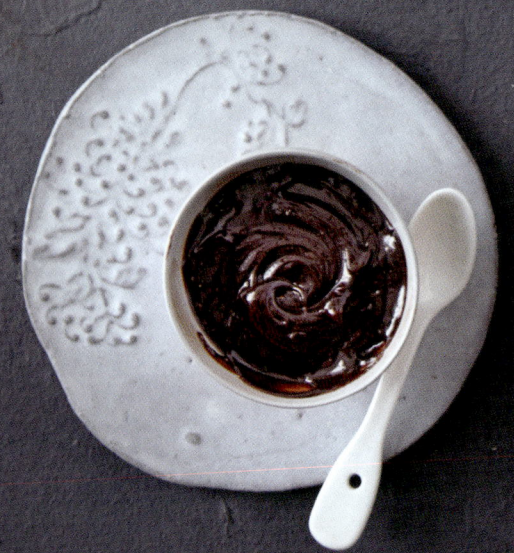

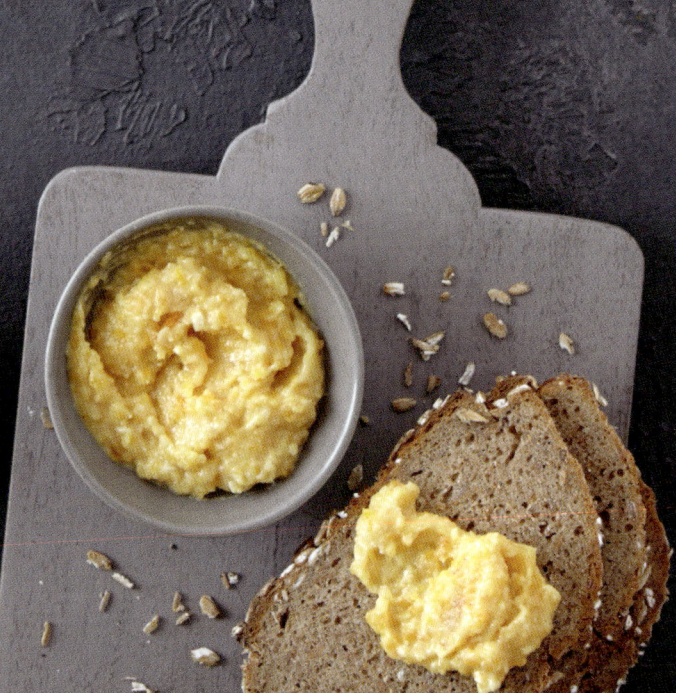

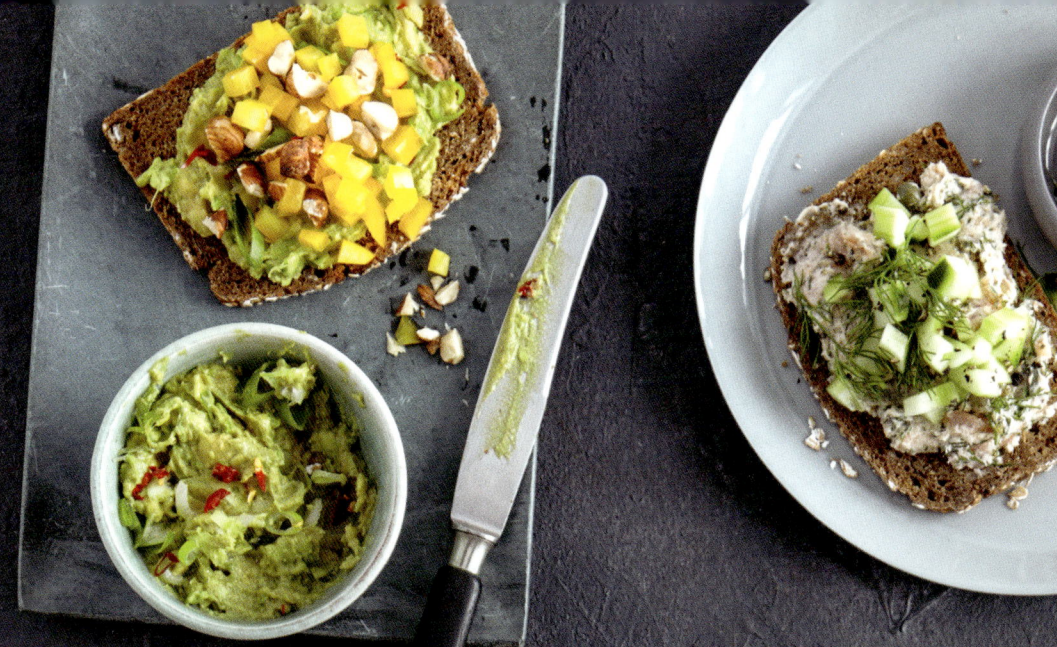

AVOCADO-NUSS-CREME
UND GURKEN-LACHS-CREME

ZUTATEN FÜR JE 4 PERSONEN
FÜR DIE AVOCADO-NUSS-CREME
1 reife Avocado | 1 TL Mandelmus
2–3 TL Zitronensaft | 1 Frühlings-
zwiebel | 20 g gehackte Hasel-
nusskerne | Salz | Pfeffer | Chili-
flocken | ½ gelbe Paprikaschote

ZUBEREITUNG: 5–10 Min.
PRO PORTION ca. 116 kcal,
2 g EW, 10 g F, 3 g KH, 3 g BST

FÜR DIE GURKEN-LACHS-CREME
200 g geräucherter Lachs
4 Sardellenfilets | 2 EL Frischkäse
1 TL Zitronensaft | 1 EL eingelegte
Kapern | 4 EL Olivenöl
Pfeffer | Salz | 50 g Gurke | 1 EL
gehackter Dill | 40 g Sonnen-
blumenkerne | 20 g Gartenkresse

ZUBEREITUNG: 5–10 Min.
PRO PORTION ca. 246 kcal,
12 g EW, 21 g F, 1 g KH, 1 g BST

1 Für die Avocado-Nuss-Creme die Avocado halbieren, den Stein ent-
fernen, das Fruchtfleisch schälen und mit einer Gabel in einer Schüssel
zerdrücken. Mandelmus und Zitronensaft dazugeben und gut verrühren.
Die Frühlingszwiebel putzen, waschen und in feine Ringe schneiden.
Mit den Nüssen unter die Avocadocreme rühren. Mit Salz, Pfeffer und
Chiliflocken abschmecken.

2 Die Paprika putzen, waschen, entkernen und in kleine Würfel
schneiden. Die Creme nach Belieben auf Vollkornbrot streichen und
mit Paprikawürfeln und nach Belieben mit Nüssen bestreuen.

3 Für die Gurken-Lachs-Creme Lachs, Sardellenfilets, Frischkäse, Zitronensaft, Kapern und Olivenöl in einen hohen Rührbecher geben und mit
dem Stabmixer (oder im Küchenmixer) pürieren. Mit Pfeffer und, nur nach
Bedarf, mit Salz würzen.

4 Die Gurke waschen, längs halbieren, die Kerne entfernen und die Gurke
in Würfel schneiden. Die Sonnenblumenkerne in einer Pfanne ohne Fett
anrösten. Die Kresse vom Beet schneiden, waschen und trocken tupfen.
Den Lachsaufstrich nach Belieben auf Vollkornbrot streichen, mit Gur-
kenwürfeln, Dill, Sonnenblumenkernen und Kresse bestreuen.

EINKORNBRÖTCHEN
MIT QUARK UND KERNEN Ⓥ

Wenn morgens aus dem Ofen frischer Backduft strömt, verlassen alle freiwillig die gemütlichen Federn. Und selber Brötchen zu backen ist gar nicht so schwer, wie dieses Rezept beweist! Für die Slow Carbs sorgen dabei die beiden Vollkornmehle.

ZUTATEN FÜR 6 STÜCK
200 g Dinkelvollkornmehl
(oder Weizenvollkornmehl)
200 g Einkornvollkornmehl
2 Päckchen Trockenhefe
1 TL Salz
120 g Magerquark
1 TL Agavendicksaft
2–3 EL gemischte Kerne oder
Samen (z. B. Sonnenblumen- oder
Kürbiskerne, Sesamsamen, Mohn)

ZUBEREITUNG: 5 Min.
GEHEN: ca. 30 Min.
BACKEN: ca. 15 Min.
PRO STÜCK ca. 280 kcal,
13 g EW, 3 g F, 45 g KH, 7 g BST

1 Beide Mehlsorten mit der Trockenhefe und dem Salz in einer Schüssel mischen. Den Quark, den Agavendicksaft und ¼ l lauwarmes Wasser hinzufügen und alles mit den Knethaken des Handrührgeräts zu einem glatten Teig verarbeiten. Den Teig zugedeckt an einem warmen Ort etwa 30 Minuten gehen lassen, bis sich sein Volumen verdoppelt hat.

2 Den Backofen auf 200 °C vorheizen. Den Teig nochmals gut durchkneten und in 6 gleich große Stücke teilen. Die Teigstücke mit angefeuchteten Händen zu Kugeln formen und auf ein mit Backpapier ausgelegtes Backblech setzen. Die Oberfläche mit etwas Wasser bestreichen und mit den Kernen und Samen bestreuen. Die Brötchen im Ofen auf der mittleren Schiene etwa 15 Minuten goldbraun backen.

3 Die Brötchen aus dem Ofen nehmen und auskühlen lassen. Sie schmecken besonders gut frisch gebacken und nach Lust und Laune mit dem Beerenaufstrich (siehe S. 37), Pflaumenaufstrich (siehe S. 36), oder Lachsaufstrich (siehe S. 45) genießen.

TIPP
Das Spelzgetreide Einkorn enthält überdurchschnittlich viel Protein, Mineralstoffe und Carotinoide. Letztere sind für die leicht gelbe Farbe der Körner verantwortlich, welche auch Backwerk aus Einkorn eine schöne Farbe verleiht. Einkorn lässt sich leicht verarbeiten und schmeckt besonders gut, wenn es im Verhältnis 1:1 mit Dinkel- oder Weizenmehl gemischt wird.

VOLLKORNBROT
MIT APFEL UND ROSINEN

Knusprig, saftig, locker – so muss ein gutes Vollkornbrot sein!
Das Geheimnis dabei? Dem Teig ein bisschen Ruhe gönnen.
Er braucht etwas Zeit, dann läuft er zur Hochform auf. Und wie
heißt es so schön? Gut Ding will Weile haben!

ZUTATEN FÜR 1 BROT
je 2 EL Leinsamen, Sonnenblumen-
und Kürbiskerne
½ Würfel Hefe (21 g)
1 TL Agavendicksaft
(oder Honig, Zucker)
50 ml flüssiger Natursauerteig
(aus der Packung; z. B. aus
dem Bioladen)
180 g Dinkelvollkornmehl
70 g Roggenvollkornmehl
1 TL Salz
1 säuerlicher Apfel (z. B. Boskop)
100 g Rosinen
Mehl für die Arbeitsfläche
2–3 EL kernige Haferflocken

ZUBEREITUNG: 20 Min.
GEHEN: 45 Min.
BACKEN: 45 Min.
PRO SCHEIBE ca. 166 kcal,
6 g EW, 3 g F, 25 g KH, 4 g BST

1 Die Leinsamen, Sonnenblumen- und Kürbiskerne in einer Schüssel in 50 ml heißem Wasser 15 bis 20 Minuten quellen lassen.

2 Die Hefe zerbröckeln und in einer Schüssel in 150 ml lauwarmem Wasser auflösen. Zunächst den Agavendicksaft, dann den Sauerteig unterrühren. Beide Mehlsorten in eine Schüssel geben, die Hefemilch und das Salz hinzufügen und alles mit den Knethaken des Handrührgeräts oder mit den Händen 6 bis 8 Minuten zu einem geschmeidigen Teig verkneten. Sollte der Teig zu klebrig sein, etwas mehr Dinkelmehl unterkneten.

3 Den Apfel waschen, vierteln, entkernen und mit der Schale in kleine Würfel schneiden. Mit den Rosinen vorsichtig unter den Teig kneten. Den Teig auf der bemehlten Arbeitsfläche mit den Händen nochmals durchkneten und zugedeckt an einem warmen Ort etwa 30 Minuten gehen lassen. Den Teig nach 15 sowie nach 30 Minuten erneut mit den Händen durchkneten. Anschließend den Teig zu einem länglichen Laib formen, auf ein mit Backpapier ausgelegtes Backblech legen, mit Wasser bestreichen und mit Haferflocken bestreuen, diese etwas festdrücken. Zugedeckt nochmals 15 Minuten gehen lassen.

4 Den Backofen auf 200 °C vorheizen, eine kleine ofenfeste Schüssel mit heißem Wasser hineinstellen. Das Vollkornbrot im Ofen auf der mittleren Schiene etwa 45 Minuten backen. Herausnehmen und lauwarm abkühlen lassen.

TIPP

Dieses Brot ist sehr saftig und bleibt zugedeckt mehrere Tage frisch. Man kann es aber auch in Scheiben schneiden und einfrieren – zum Auftauen die Scheiben einfach im Toaster erhitzen. Lauwarm schmeckt das Brot am besten, und wegen der Rosinen und der Apfelwürfel machen sich besonders süße Aufstriche wie Quark, Marmelade oder Honig darauf sehr gut.

KAMUT-BOHNEN-KÜCHLEIN
MIT APRIKOSEN 🥛 ☕

Süße Küchlein mit weißen Bohnen? Diese Verbindung klingt erst einmal ungewohnt. Aber lassen Sie sich nicht abschrecken, denn diese Mini-Kuchen schmecken sensationell und sind bis zum Rand voll gepackt mit guten Ballaststoffen.

ZUTATEN FÜR 10 STÜCK
1 TL Chiasamen
100 g Kamutflocken
50 g kernige Haferflocken
4 getrocknete Aprikosen
(ungeschwefelt)
4 Paranüsse
1 EL Rosinen
20 g ungezuckerte Cornflakes
1 TL Zimtpulver
1 TL Salz
1½ TL Backpulver
150 g weiße Bohnen (aus der Dose)
15 g Dattelsüße (aus dem
Reformhaus oder Bioladen)
30 g Ahornsirup
60 g ungesüßtes Apfelmus

ZUBEREITUNG: 20 Min.
BACKEN: 25 Min.
PRO STÜCK ca. 112 kcal,
4 g EW, 1 g F, 20 g KH, 3 g BST

1 Die Chiasamen in einer Schüssel in 2 EL Wasser etwa 15 Minuten quellen lassen, dabei öfter durchrühren. Inzwischen 50 g Kamutflocken im Küchenmixer oder mit dem Stabmixer fein mahlen. Mit den restlichen Kamutflocken und den Haferflocken in eine Schüssel geben.

2 Die Aprikosen in kleine Würfel schneiden, die Paranüsse hacken. Aprikosen, Nüsse, Rosinen, Cornflakes, Zimt, Salz und Backpulver unter die Flockenmischung rühren. Den Backofen auf 180 °C vorheizen.

3 Die Bohnen in ein Sieb abgießen, kalt abbrausen und abtropfen lassen. In einen hohen Rührbecher geben, Dattelsüße, Ahornsirup und Apfelmus hinzufügen und alles mit dem Stabmixer cremig pürieren. Die Bohnencreme mit den Chiasamen zur Flockenmischung geben und mit einem Löffel so lange rühren, bis eine klebrige Masse entstanden ist.

4 Aus der Masse mit angefeuchteten Händen 10 kleine Küchlein formen. Auf ein mit Backpapier ausgelegtes Backblech legen und im Ofen auf der mittleren Schiene 20 bis 25 Minuten hell backen. Herausnehmen und auskühlen lassen.

TIPP

Bevor diese leckeren Energieküchlein in den Mund wandern, sollte man sie gut auskühlen lassen – sie speichern die Wärme recht lange.
Wer eine glutenfreie Variante möchte, verwendet 150 g glutenfreie Haferflocken statt der gewöhnlichen Hafer- und Kamutflocken. Dabei darauf achten, dass auch die Cornflakes glutenfrei sind.
Die Küchlein sind ideal für unterwegs und beispielsweise beim Wandern tolle Kraftspender.

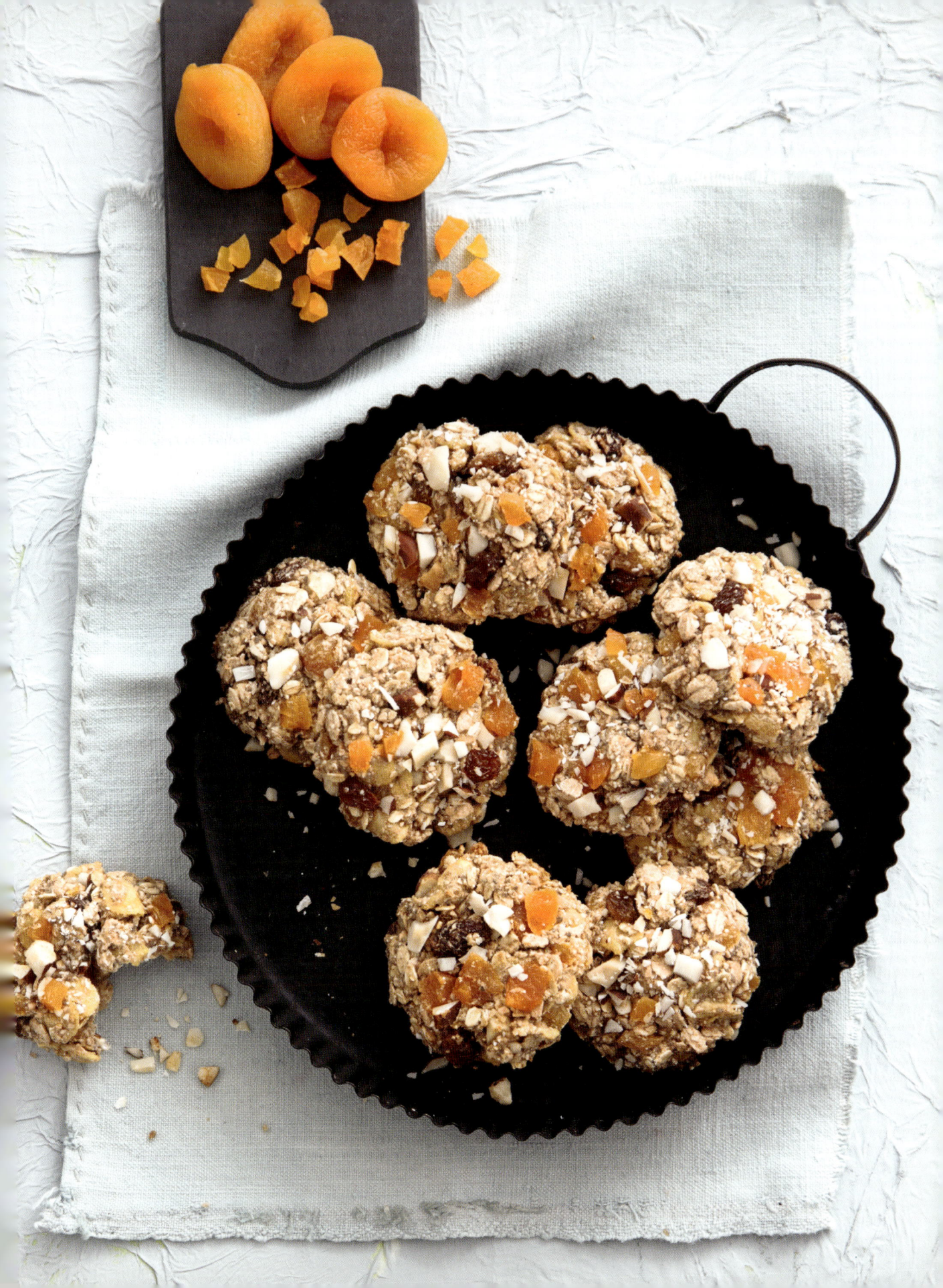

VOLLKORNMUFFINS
MIT JOHANNISBEEREN

Ein bisschen knusper, ein bisschen süß: Muffins machen immer gute Laune, nicht nur zum Frühstück. Wenn also mal wieder ein Durchhänger droht, einfach in die kleinen Glücklichmacher beißen und genießen – das hilft garantiert!

ZUTATEN FÜR CA. 15 STÜCK
120 g Einkornmehl
130 g feine Haferflocken
(etwas mehr für die Deko)
60 g Dattelsüße (aus dem Reformhaus oder Bioladen)
1 TL Zimtpulver
Salz
1½ TL Backpulver
250 g Möhren
40 g Walnusskerne
40 g Paranusskerne
120 g Rote Johannisbeeren
(frisch oder TK)
60 g Ahornsirup
250 g ungesüßtes Apfelmus

ZUBEREITUNG: 20 Min.
BACKEN: 35 Min.
PRO STÜCK ca. 145 kcal,
3 g EW, 4 g F, 19 g KH, 3 g BST

1 Den Backofen auf 180 °C Ober- und Unterhitze vorheizen. Das Mehl mit den Haferflocken in eine Schüssel geben. Dattelsüße, Zimt, 1 Prise Salz und Backpulver dazugeben und alles gut mischen.

2 Die Möhren putzen, schälen und möglichst fein reiben. Die Nüsse hacken. Die Johannisbeeren verlesen, waschen und von den Rispen zupfen. Möhrenraspel, Nüsse, Ahornsirup und Apfelmus zur Mehl-Haferflocken-Mischung geben und alles gut verrühren. Zuletzt die Johannisbeeren vorsichtig unterheben.

3 Den Teig auf 15 Papiermuffinförmchen verteilen (sollten Johannisbeeren direkt an der Oberfläche sein, diese vorsichtig in den Teig drücken, damit sie beim Backen nicht schwarz werden) und mit Haferflocken bestreuen. Die Muffins auf ein Backblech geben und im Ofen auf der mittleren Schiene 25 bis 35 Minuten goldbraun backen. Herausnehmen und lauwarm abkühlen lassen.

TIPP
Während der Saison im Frühsommer schmecken die Muffins auch traumhaft mit Rhabarber statt mit Johannisbeeren: Dafür 2 dünne Stangen Rhabarber putzen, schälen, in dünne Scheiben schneiden (ca. 150 g) und zum Schluss unter den Teig heben.
Für eine glutenfreie Variante dieser Kuchen im Mini-Format kann man statt des Einkornmehls glutenfreie Haferflocken verwenden. Einfach 120 g Haferflocken im Küchenmixer fein mahlen.

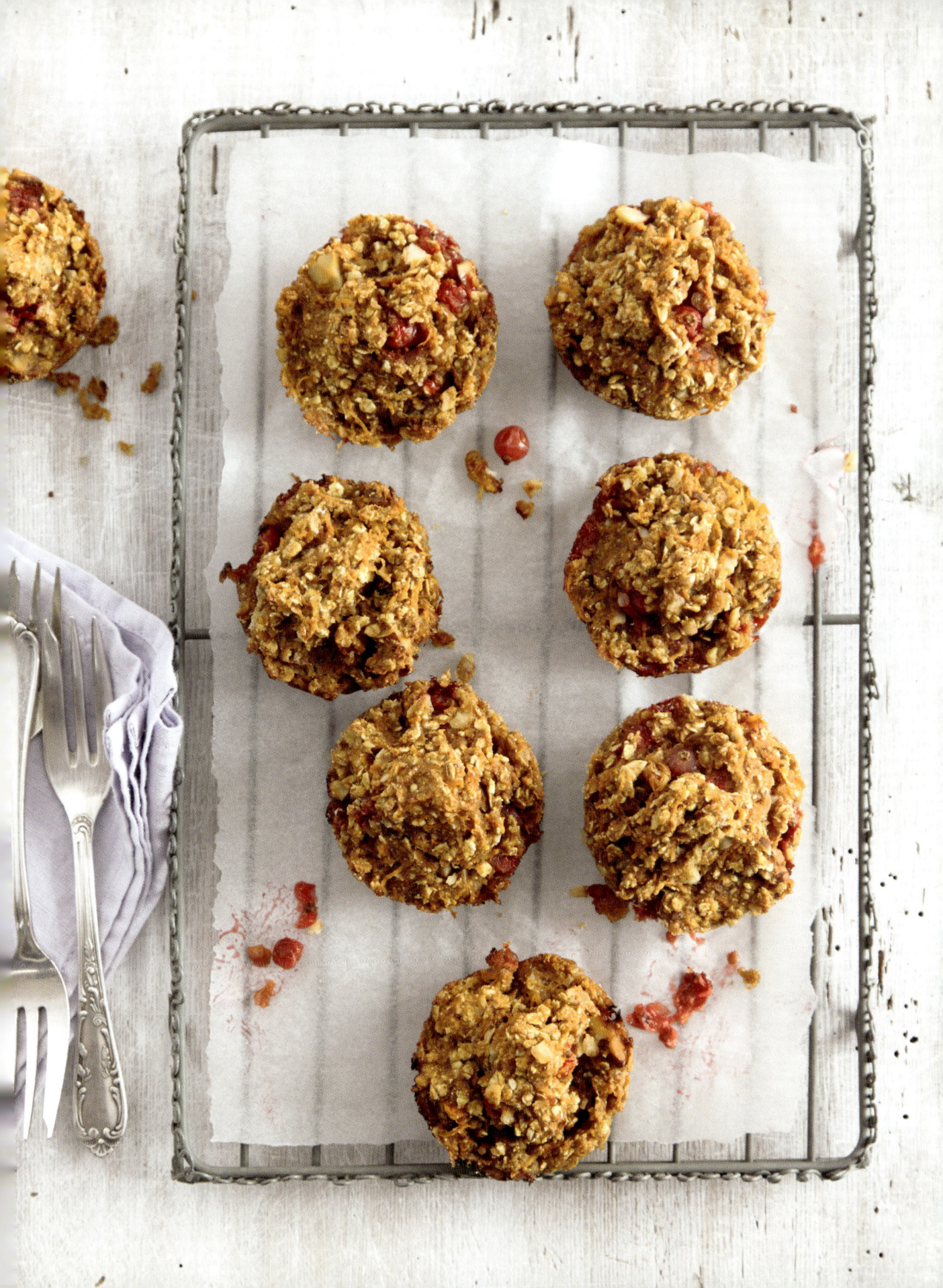

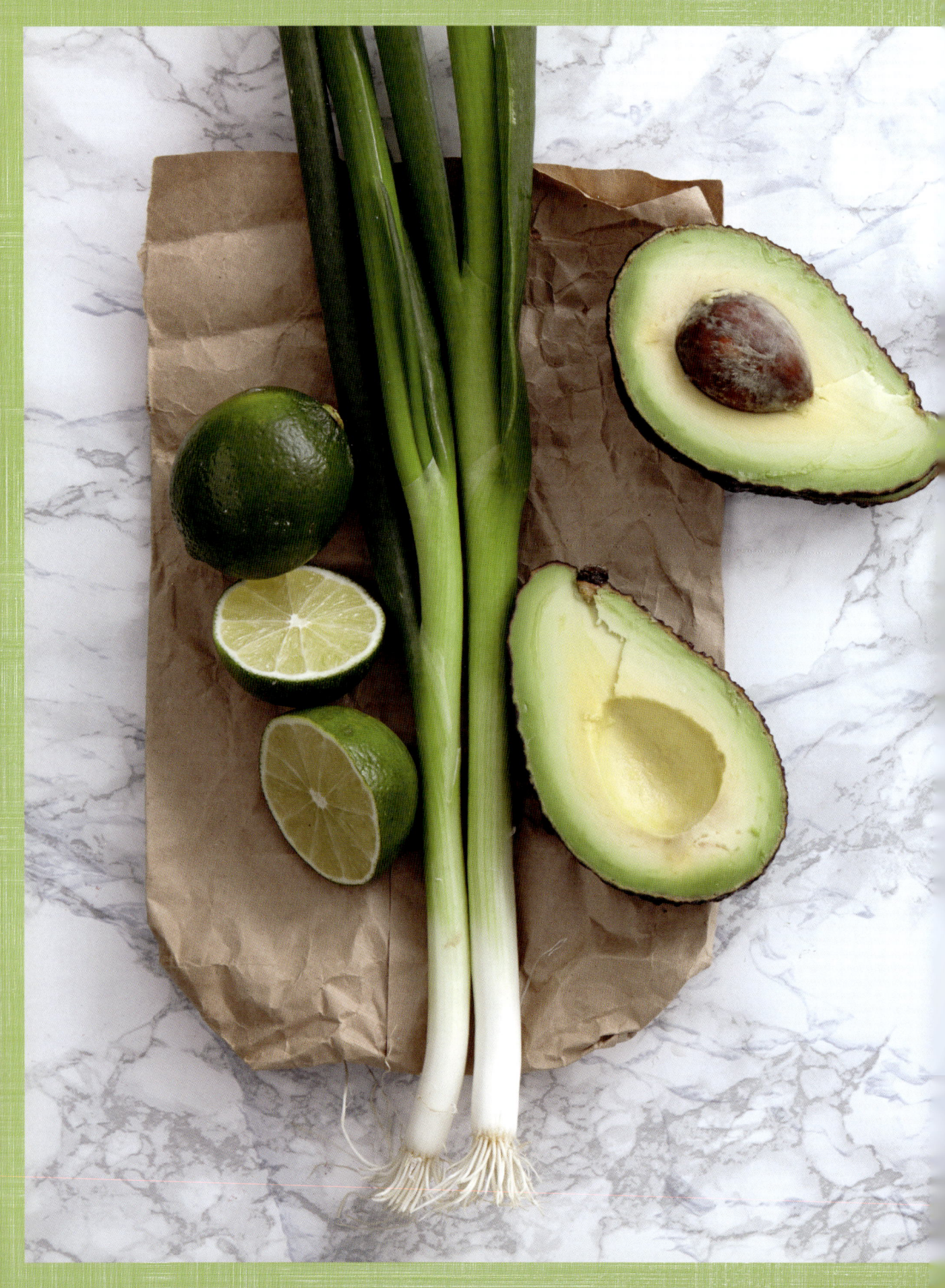

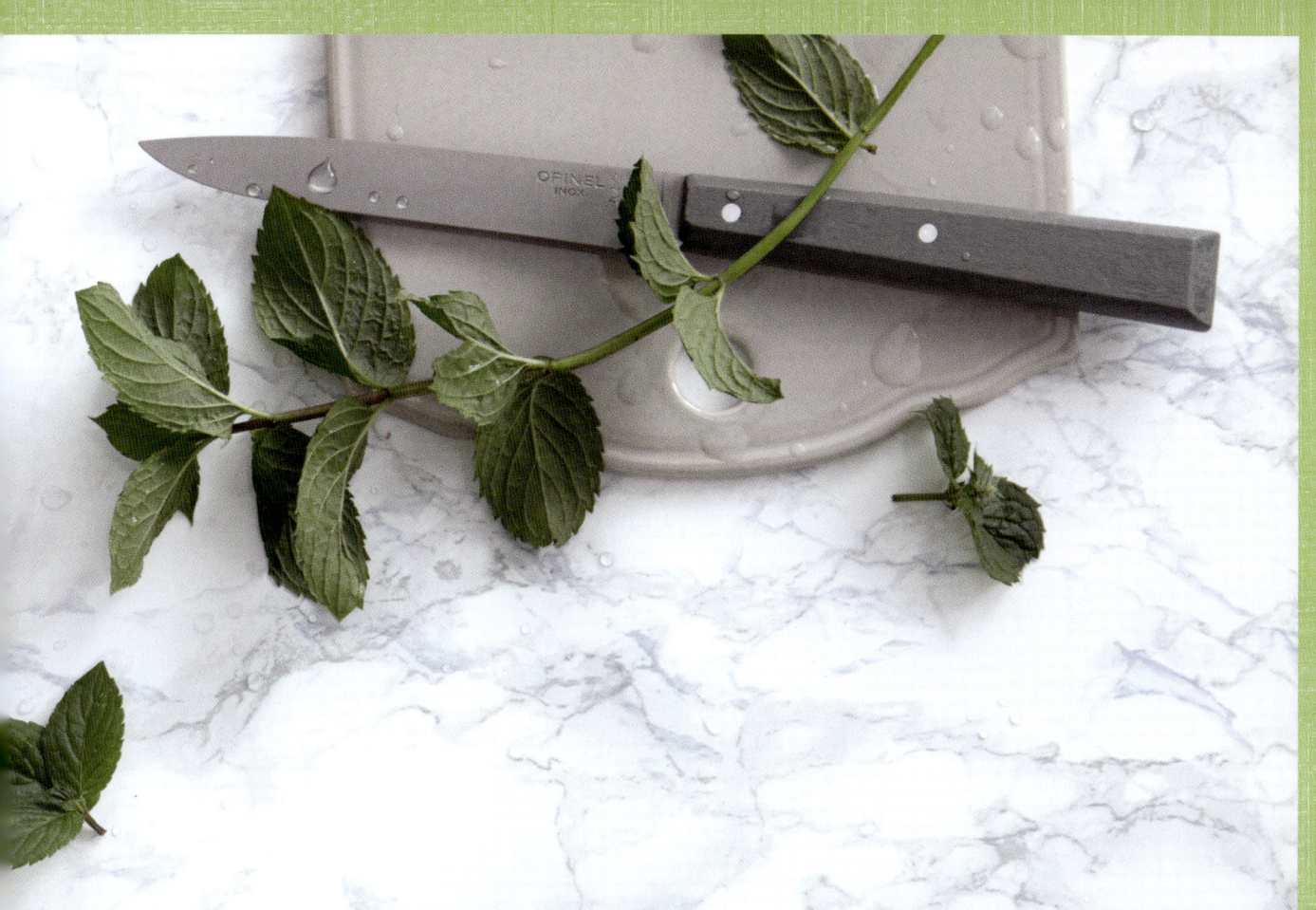

SALATE, SNACKS & FÜRS BÜRO

Schnell was für zwischendurch? Oder was **LEICHTES** für abends? Buntes Gemüse, knackige Salate, Hülsenfrüchte und knusprige Sprossen sehen nicht nur **TOLL** aus, sie machen auch **SPASS** beim Essen. Danach sind wir satt und fühlen uns wunderbar leicht!

EI IM NUSSMANTEL
AUF SALAT MIT SPECK 🌿 🥚

Sesam, öffne dich! Die Kombi aus Mandeln, Haselnüssen, Koriander und Kreuzkümmel wird zur Zaubermischung für die hart gekochten Eier. So umhüllt, bekommen sie einen ganz neuen Slow-Carb-Auftritt auf dem knackigen Salat.

ZUTATEN FÜR 4 PERSONEN
40 g Mandeln
40 g Haselnusskerne
20 g helle Sesamsamen
je 1 TL Kreuzkümmel- und Koriandersamen
Salz
200 g roter Eichblattsalat (oder anderer Blattsalat)
150 g Löwenzahnsalat
100 g Rucola
100 g grüne Bohnen
5 EL Aceto balsamico
5 EL lauwarme Gemüsebrühe
1–2 TL scharfer Senf
1–2 TL Agavendicksaft
2 EL Kürbiskernöl
5 EL Olivenöl
Pfeffer aus der Mühle
4 Eier
8 Scheiben Frühstücksspeck

ZUBEREITUNG: 40 Min.
PRO PORTION ca. 542 kcal,
19 g EW, 46 g F, 9 g KH, 5 g BST

1 Den Backofen auf 180 °C vorheizen. Mandeln, Haselnüsse, Sesam, Koriander und Kreuzkümmel auf ein Backblech geben und im Ofen auf der mittleren Schiene etwa 10 Minuten rösten. Die Mischung abkühlen lassen, in den Küchenmixer geben und grob mahlen.

2 Den Eichblattsalat putzen, waschen, trocken schleudern und klein schneiden. Den Löwenzahnsalat und den Rucola verlesen, waschen und trocken schleudern.

3 Die Bohnen putzen, waschen und schräg in 1 cm lange Stücke schneiden. In einem Topf in Salzwasser fast weich blanchieren, in ein Sieb abgießen, kalt abschrecken und abtropfen lassen.

4 Für das Dressing Essig, Gemüsebrühe, Senf, Agavendicksaft, Kürbiskernöl und 2 EL Olivenöl verrühren und mit Salz und Pfeffer würzen.

5 Die Eier in einem Topf in kochendem Wasser 5 Minuten weich garen. Herausnehmen und kalt abschrecken. Den Speck in einer Pfanne im restlichen Olivenöl knusprig braten. Herausnehmen, auf Küchenpapier abtropfen lassen und in Stücke schneiden.

6 Salatblätter und Bohnen in einer Schüssel mischen und auf Tellern anrichten. Den Frühstücksspeck daraufgeben. Die weich gekochten Eier vorsichtig pellen, mit etwas Olivenöl einreiben und in der Nussmischung wälzen. Halbieren und auf dem Salat anrichten, das Dressing über den Salat geben und die restliche Nussmischung darüberstreuen.

TIPP
Die Nussmischung nur kurz im Küchenmixer mahlen – Nüsse haben einen relativ hohen Fettgehalt und die Mischung würde sonst verklumpen.

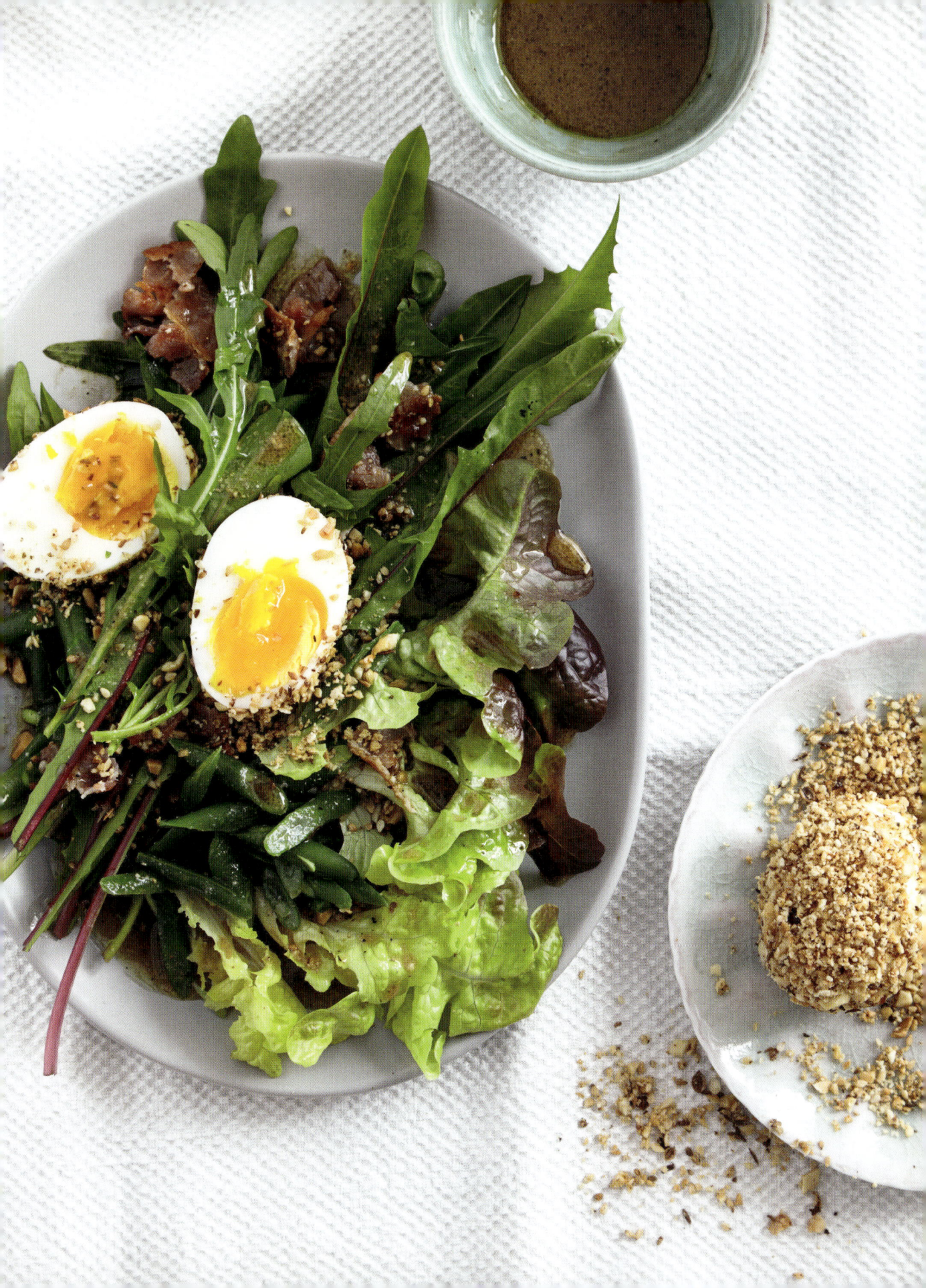

BUNTER HERBSTSALAT
MIT BUCHWEIZEN

ZUTATEN FÜR 4 PERSONEN
600 ml Gemüsebrühe
300 g Buchweizen
6 Blätter Radicchio
150 g Feldsalat
5 Orangen
4–6 EL Balsamico bianco
Salz, Pfeffer aus der Mühle
2 TL Agavendicksaft

ZUBEREITUNG: 30 Min.
PRO PORTION ca. 365 kcal,
10 g EW, 2 g F, 71 g KH, 6 g BST

1 Die Gemüsebrühe in einem Topf zum Kochen bringen. Den Buchweizen waschen und in der Brühe etwa 5 Minuten köcheln lassen. Anschließend vom Herd nehmen und weitere 10 Minuten gar ziehen lassen. Den Buchweizen in ein Sieb abgießen und abkühlen lassen.

2 Den Radicchio putzen, waschen, trocken schleudern und in Streifen schneiden. Den Feldsalat verlesen, waschen und trocken schleudern.

3 Zwei Orangen auspressen. Die restlichen Orangen mit einem Messer so großzügig schälen, dass auch das weiße Haut mitentfernt wird. Die Filets aus den Trennhäuten lösen und den Saft dabei auffangen, mit dem bereits ausgepressten Orangensaft mischen. Die Orangenfilets beiseitelegen.

4 Den Orangensaft mit Balsamico, Salz, Pfeffer und Agavendicksaft gut verrühren.

5 Den Feldsalat mit dem Radicchio in eine Schüssel geben und mit dem Buchweizen mischen. Die Orangenfilets darauf verteilen und alles mit dem Dressing beträufeln.

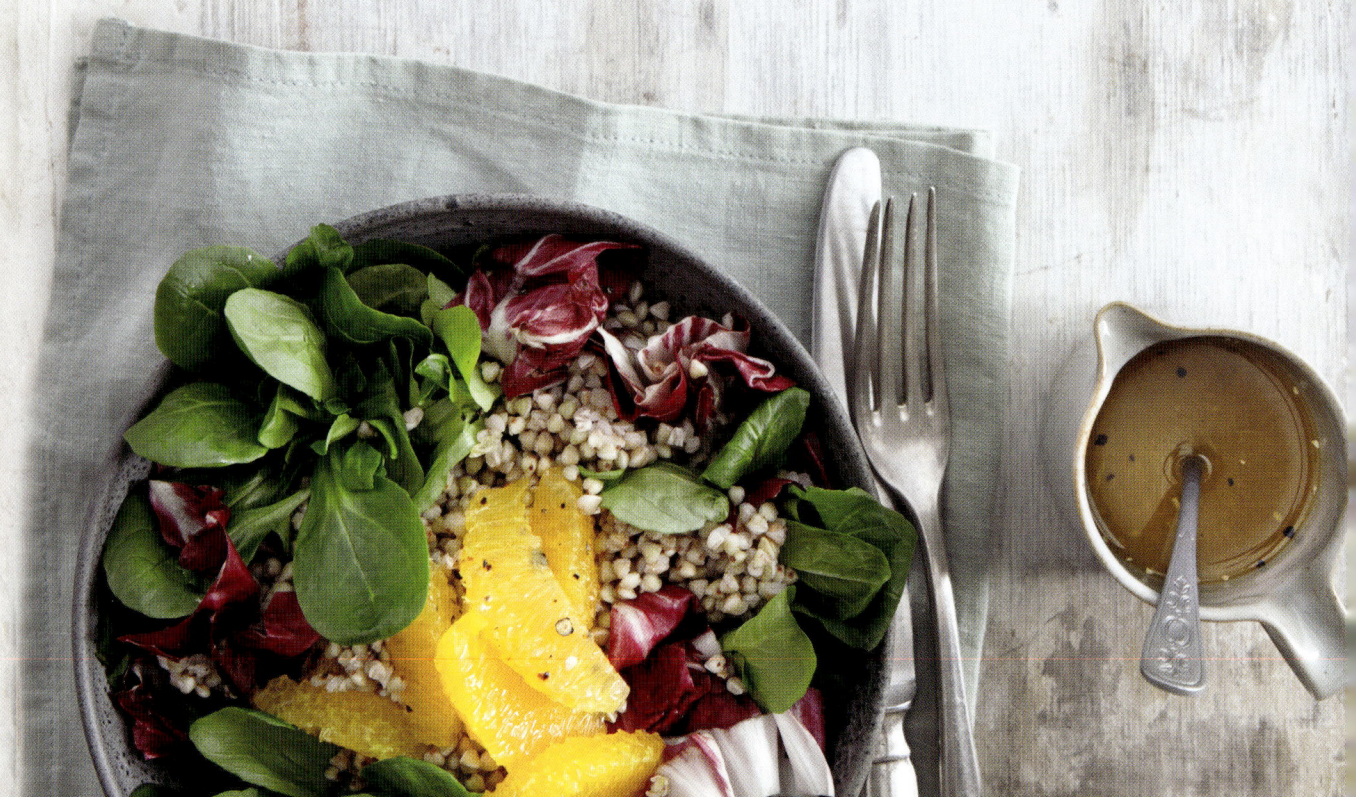

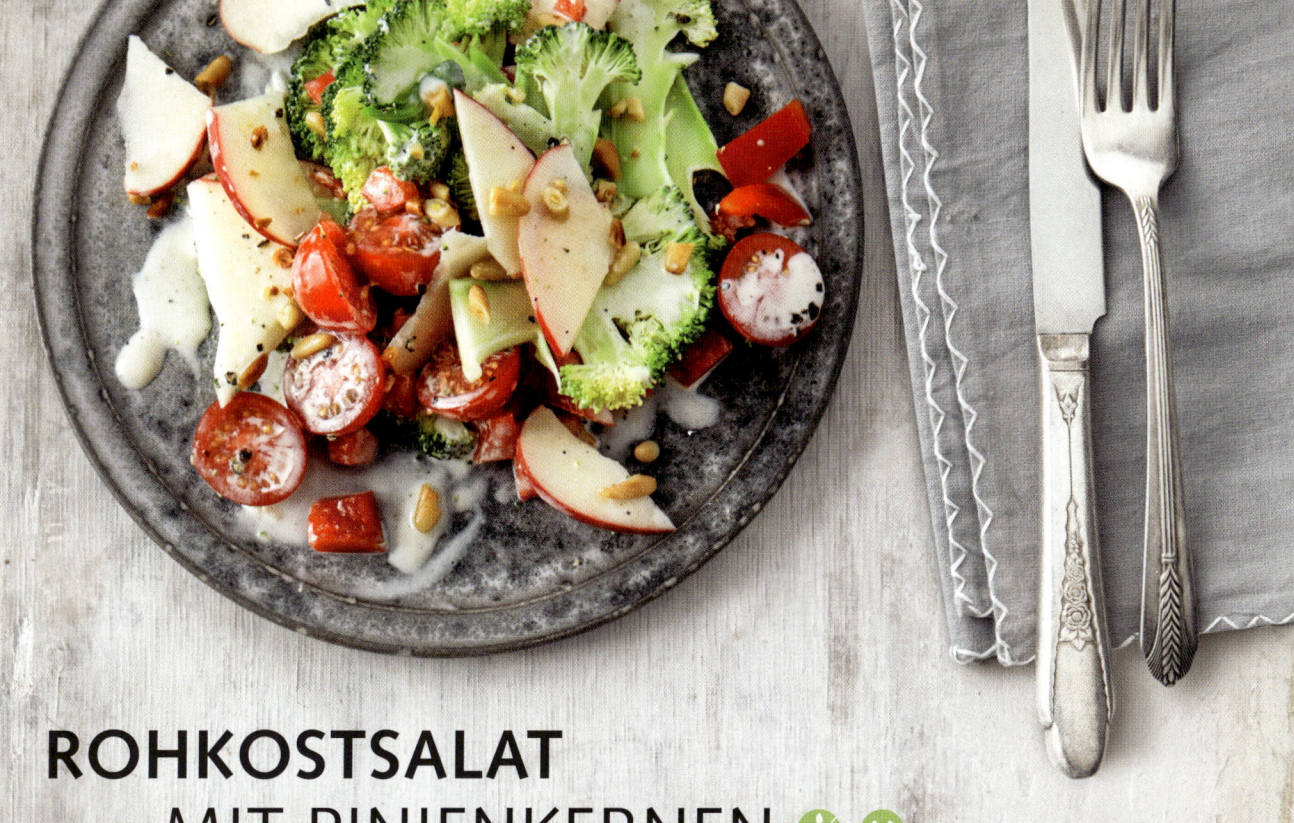

ROHKOSTSALAT
MIT PINIENKERNEN 🌾 Ⓥ

ZUTATEN FÜR 4 PERSONEN
2 EL Schmand
1 EL Olivenöl
2 EL Weißweinessig
1 TL flüssiger Honig
2 TL scharfer Senf
Salz, Pfeffer aus der Mühle
1 rote Paprikaschote
100 g Cocktailtomaten
40 g Pinienkerne
300 g Brokkoliröschen
1 großer Apfel

ZUBEREITUNG: 20–25 Min.
PRO PORTION ca. 195 kcal,
6 g EW, 11 g F, 14 g KH, 5 g BST

1 Den Schmand mit Olivenöl, Essig, Honig und Senf verrühren und mit Salz und Pfeffer kräftig würzen.

2 Die Paprikaschote längs halbieren, entkernen, waschen und in kleine Würfel schneiden. Die Cocktailtomaten waschen und halbieren. Die Pinienkerne in einer Pfanne ohne Fett anrösten. Den Brokkoli waschen, abtropfen lassen und in Stücke schneiden. Den Apfel waschen, vierteln, entkernen und in Spalten schneiden.

3 Paprika, Cocktailtomaten, Brokkoli und Apfel in eine Schüssel geben. Das Dressing darübergeben, alles mischen, auf Teller verteilen und mit Pinienkernen bestreut servieren.

ZUCKERSCHOTENSALAT
MIT LINSENSPROSSEN ⬤ ⬤ ⬤

Wenn Zuckerschoten Saison haben, sollten Sie zugreifen. Denn die zarten grünen, süßen Erbsen galten schon zu Zeiten Ludwigs XIV. als Delikatesse und sind nicht allzu lange in den Läden erhältlich.

ZUTATEN FÜR 4 PERSONEN
700 g Zuckerschoten
Salz
1 Kopf Eichblattsalat
(oder anderer Blattsalat)
1 Knoblauchzehe
120 g Tahin (Sesampaste)
3 EL Sojasauce
3 EL Zitronensaft
1 EL Agavendicksaft
2 EL Sesamöl
(oder Olivenöl)
Pfeffer aus der Mühle
120 g Linsensprossen

ZUBEREITUNG: 35–40 Min.
PRO PORTION ca. 314 kcal,
11 g EW, 21 g F, 14 g KH, 8 g BST

1 Die Zuckerschoten putzen, waschen und halbieren. In einem großen Topf Salzwasser zum Kochen bringen und die Zuckerschoten darin einige Minuten bissfest garen. In ein Sieb abgießen und kalt abschrecken.

2 Den Eichblattsalat putzen, waschen, trocken schleudern, die Blätter in mundgerechte Stücke schneiden und in eine Schüssel geben. Den Knoblauch schälen und in feine Würfel schneiden.

3 Für das Dressing Tahin, Sojasauce, Zitronensaft, Knoblauch, Agavendicksaft und 6 bis 8 EL Wasser in einen hohen Rührbecher geben und mit dem Stabmixer aufschlagen. Die Konsistenz sollte flüssig, aber leicht cremig sein. Ist sie zu dickflüssig, noch etwas Wasser hinzufügen.

4 Das Sesamöl in einer Pfanne erhitzen und die Zuckerschoten darin leicht erhitzen. Mit Salz und Pfeffer würzen. Die Linsensprossen heiß abbrausen und gut abtropfen lassen.

5 Den Salat mit den lauwarmen Zuckerschoten anrichten, die Linsensprossen darauf verteilen und mit dem Dressing beträufeln.

TIPP
Zuckerschoten kommen sowohl roh als auch blanchiert auf den Teller und egal wie, sie stecken voller langsamer Kohlenhydrate. Ihren ganzen Geschmack entfalten sie jedoch nur, wenn sie kurz gegart werden. Manche Sorten haben recht widerspenstige Fäden an den Schoten – diese beim Putzen unbedingt mitentfernen.

BELUGA-LINSENSALAT
MIT KAPERN UND CHILI 🌿🌿🌿

Beluga-Linsen heißen so, weil sie optisch an Kaviar erinnern. Sie sind klein, schwarz, glänzend und schmecken sehr edel. Beim Garen entfalten sie ein nussiges Aroma und dank ihrem Ballaststoffgehalt sind sie tolle Slow-Carb-Lieferanten.

ZUTATEN FÜR 4 PERSONEN
300 g Beluga-Linsen
(oder grüne Puy-Linsen)
1 kleine rote Chilischote
1 EL Kapern
½ Bund Petersilie
100 ml Weißweinessig
1 EL scharfer Senf
1 EL Agavendicksaft
½–1 EL gemahlener Kreuzkümmel
Salz, Pfeffer aus der Mühle

ZUBEREITUNG: 35 Min.
PRO PORTION ca. 248 kcal,
18 g EW, 1 g F, 33 g KH, 13 g BST

1 In einem Topf Wasser zum Kochen bringen und die Linsen darin und bei mittlerer Hitze 25 bis 30 Minuten bissfest garen.

2 In der Zwischenzeit die Chilischote längs halbieren, entkernen, waschen und in feine Würfel schneiden. Die Kapern fein hacken. Die Petersilie waschen, die Blätter abzupfen und ebenfalls fein hacken.

3 Den Essig mit Senf, Agavendicksaft und Kreuzkümmel in einer kleinen Schüssel mit dem Schneebesen verrühren, mit Salz und Pfeffer kräftig würzen.

4 Die gegarten Linsen in ein Sieb abgießen und kalt abschrecken. In eine Schüssel geben und die Chiliwürfel sowie Kapern und Petersilie hinzufügen. Das Dressing dazugeben und alles gut mischen. Den Salat einige Minuten ziehen lassen, falls nötig, leicht nachwürzen.

TIPP
Beluga- und Puy-Linsen braucht man – im Gegensatz zu anderen Linsensorten – nicht unbedingt über Nacht einweichen. Wer dennoch nicht darauf verzichten will, verkürzt die Garzeit auf etwa 10 Minuten.

QUINOA-SALAT
MIT KÜRBISKERNEN 🌱 🥛 🌿

Dieser Salat ist nicht nur bunt und gesund, sondern macht auch prima satt – mit Kürbiskernen on top für den knackigen Biss. Das Beste daran: Man kann ihn perfekt vorbereiten und eine Portion als Lunch to go ins Büro mitnehmen.

ZUTATEN FÜR 4 PERSONEN
550 ml Gemüsebrühe
100 g weiße Quinoa
100 g rote Quinoa
3 Möhren
Salz
150 g TK-Erbsen
1 rote Paprikaschote
2 Frühlingszwiebeln
½ TL abgeriebene unbehandelte
Limettenschale
3–4 EL Limettensaft
1–2 EL gehackte Minze
3 EL Olivenöl
Pfeffer aus der Mühle
3 EL Kürbiskerne

ZUBEREITUNG: 30 Min.
PRO PORTION ca. 402 kcal,
14 g EW, 16 g F, 44 g KH, 10 g BST

1 Die Brühe in einem Topf zum Kochen bringen. Beide Quinoasorten hinzufügen und 15 bis 20 Minuten ohne Deckel köcheln lassen. Anschließend vom Herd nehmen und noch etwa 5 Minuten quellen lassen, bis das Wasser vollständig aufgenommen ist.

2 Die Möhren putzen, schälen und schräg in dünne Scheiben schneiden. Einen Topf mit etwas Salzwasser zum Kochen bringen und die Möhrenscheiben darin etwa 5 Minuten bissfest garen. Die Erbsen hinzufügen und kurz erhitzen. Das Gemüse in ein Sieb abgießen, gut abtropfen und auskühlen lassen.

3 Die Paprikaschote längs halbieren, entkernen, waschen und in Streifen schneiden. Die Frühlingszwiebeln putzen, waschen und in feine Ringe schneiden.

4 Quinoa, Möhren, Erbsen, Paprika und Frühlingszwiebeln in einer Schüssel mischen. Den Salat mit Limettenschale und -saft, Minze, Olivenöl, Salz und Pfeffer würzig abschmecken.

5 Die Kürbiskerne in einer Pfanne ohne Fett anrösten, bis sie zu duften beginnen. Kurz vor dem Servieren über den Salat streuen.

TIPP
Wenn Sie den Salat ins Büro mitnehmen möchten, sollten Sie das Topping separat aufbewahren – es wird sonst weich. Und weil die Quinoa viel Dressing aufsaugt, muss der Salat unbedingt noch mal abgeschmeckt werden. Zum Mitnehmen können Sie ihn ruhig etwas „überwürzen", vor allem mit Limettensaft. Bis zur Mittagspause ist ein Großteil des Safts von den Körnern aufgesaugt worden.

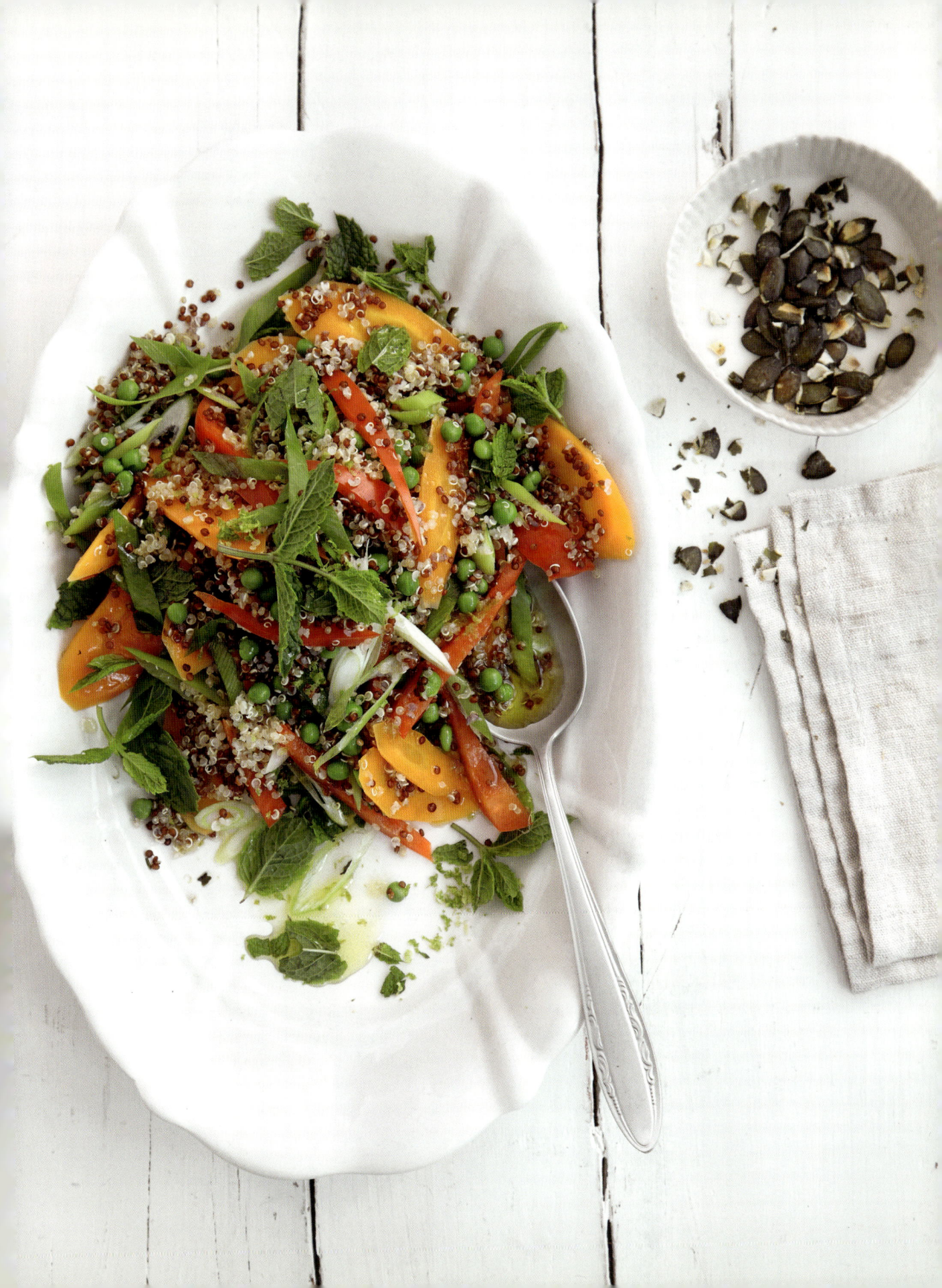

WILDREISSALAT
MIT LACHS UND AVOCADO

Superfood Avocado: Bei ihrem hohen Fettgehalt handelt es sich um gesunde mehrfach ungesättigte Fettsäuren, die den Cholesterinwert senken. Außerdem enthalten Avocados reichlich lebenswichtige Vitamine wie Vitamin A und E und B-Vitamine.

ZUTATEN FÜR 4 PERSONEN
150 g Wildreis
Salz
100 g Basmatireis
300 g grüne Bohnen
1 Avocado
200 g geräucherter Lachs
6–8 EL Zitronensaft
2–3 EL mittelscharfer Senf
1–2 EL flüssiger Honig
Pfeffer aus der Mühle
1 kleines Bund Dill

ZUBEREITUNG: 50 Min.
PRO PORTION ca. 443 kcal,
21 g EW, 12 g F, 56 g KH, 6 g BST

1 Den Wildreis in einem Topf in reichlich kochendem Salzwasser etwa 40 Minuten weich garen. 10 bis 12 Minuten vor Ende der Garzeit den Basmatireis hinzufügen (für die Garzeit die Packungsangabe beachten). Anschließend beide Reissorten in ein Sieb abgießen, abkühlen lassen.

2 In der Zwischenzeit die Bohnen putzen, waschen und in kochendem Salzwasser 10 bis 15 Minuten bissfest garen. In ein Sieb abgießen, kalt abschrecken und zum Reis geben.

3 Die Avocado halbieren, den Stein entfernen, das Fruchtfleisch schälen und in dünne Spalten schneiden. Den Lachs in Streifen schneiden.

4 Für das Dressing Zitronensaft, Senf, Honig, Salz und Pfeffer in einen hohen Rührbecher geben und mit dem Stabmixer zu einem leicht cremigen Dressing aufschlagen. Den Dill waschen, trocken schütteln, die Spitzen abzupfen und fein schneiden.

5 Den Reis in eine Schüssel geben und gut mit dem Dressing mischen. Die Avocadospalten und Lachsstreifen darauf verteilen und mit dem Dill bestreut servieren.

TIPP
Avocados kommen unreif, also noch hart in den Handel, reifen dann aber mit der Zeit nach. Wenn ihre Schale durch leichten Druck nachgibt, sind sie reif. Ihr Fruchtfleisch ist grün- bis goldgelb, verfärbt sich aber an der Luft schnell dunkel. Dagegen helfen einige Spritzer Zitronensaft.

BOHNENSALAT
MIT FETA UND ZWIEBELN

Dicke Bohnen sind nicht nur eiweiß- und ballaststoffreich, sondern tragen auch wertvolle Mineralstoffe wie Kalium, Kalzium und Magnesium in sich. Deshalb gehören sie unbedingt auf die Slow-Carb-Genussliste.

ZUTATEN FÜR 4 PERSONEN
800 g dicke grüne Bohnen
(TK oder frisch gepult)
Salz
2 rote Zwiebeln
2 Knoblauchzehen
6 EL Olivenöl
Saft von 3 Zitronen
4 EL gehackte Petersilie
200 g Schafskäse (Feta)
Pfeffer aus der Mühle

ZUBEREITUNG: 20 Min.
PRO PORTION ca. 554 kcal,
32 g EW, 28 g F, 27 g KH, 26 g BST

1 Die TK-Bohnen in einem Topf in kochendem Salzwasser 5 Minuten, frische Bohnen etwa 10 Minuten garen. Anschließend in ein Sieb abgießen, kalt abschrecken, abtropfen lassen und in eine Schüssel geben.

2 Die Zwiebeln und den Knoblauch schälen und in feine Würfel schneiden. In einer Pfanne 1 EL Olivenöl erhitzen und Zwiebel- und Knoblauchwürfel darin einige Minuten andünsten. Zu den Bohnen geben.

3 Die Bohnen mit Zitronensaft, Petersilie und restlichem Olivenöl mischen und mit Salz und Pfeffer würzen.

4 Kurz vor dem Servieren den Schafskäse in kleine Stücke brechen und auf dem Salat verteilen. Nach Belieben mit Petersilie garnieren.

TIPP
Dicke Bohnen haben eine helle Haut, die man aber nach dem Garen nicht unbedingt entfernen muss. Sie trübt den Genuss in keiner Weise, und in der Schale steckt eine gute Portion Slow Carbs, die sonst fehlen würden.

BOHNEN-EMMER-SALAT
MIT ROTE-BETE-DRESSING Ⓥ

Rote Bete gehört zu den gesündesten Gemüsesorten. Die Rübe ist reich an Vitamin B, Kalium, Eisen und Folsäure. Ihre leuchtend rote Farbe hat sie durch den Farbstoff Betanin, einem sekundären Pflanzenstoff, der Zellen und Gefäße schützt.

ZUTATEN FÜR 4 PERSONEN
150 g Perl-Emmer
Salz
1 rote Zwiebel
1 Dose Wachtelbohnen oder weiße
Bohnen (240 g Abtropfgewicht)
2 EL Rosinen
½ TL gemahlener Fenchel
1 TL gemahlener Koriander
4–5 EL Zitronensaft
Pfeffer aus der Mühle
2 EL Olivenöl
1 kleine gegarte Rote Bete
100 g Naturjoghurt
30 g Walnusskerne
1–2 EL Zitronensaft
Chilipulver
1 kleines Bund Koriander

ZUBEREITUNG: 30 Min.
PRO PORTION ca. 358 kcal,
13 g EW, 12 g F, 43 g KH, 7 g BST

1 Für den Salat den Emmer in einen Topf in 300 ml kochendes Salzwasser geben und aufkochen lassen. Vom Herd nehmen und zugedeckt etwa 20 Minuten gar ziehen lassen. In ein Sieb abgießen, abtropfen lassen und in eine Schüssel geben.

2 In der Zwischenzeit die Zwiebel schälen, halbieren und in feine Ringe schneiden. Die Bohnen in ein Sieb abgießen und abbrausen. Bohnen, Zwiebelringe und Rosinen in die Schüssel zum Emmer geben, alles gut mischen und mit Fenchel, Koriander, Zitronensaft, Salz, Pfeffer und Olivenöl würzen. Nach einigen Minuten bzw. vor dem Servieren erneut abschmecken und, falls nötig, nachwürzen.

3 Für die Sauce die Rote Bete in Würfel schneiden und in einen hohen Rührbecher geben. Joghurt, Walnüsse, Zitronensaft, Salz und 1 Prise Chilipulver hinzufügen und alles mit dem Stabmixer pürieren.

4 Den Koriander waschen, trocken schütteln, die Blätter abzupfen und grob schneiden. Den Salat auf Schälchen verteilen, die Rote-Bete-Sauce daraufgeben und mit Koriander bestreuen.

TIPP
Rote Bete kann man bereits vorgegart und vakuumverpackt im Supermarkt kaufen. Wer sie selbst garen möchte, sollte die Knolle vor dem Kochen nur waschen, nicht putzen, da sie sonst beim Garen ausbluten kann und die gesunden Inhaltsstoffe verloren gehen. Dann in einem Topf in kochendem Wasser 50 bis 60 Minuten garen. Herausnehmen, kalt abschrecken, Wurzeln und Blattansätze abschneiden und die Rote Bete schälen. Dazu am besten Einmalhandschuhe tragen, damit die Hände nicht verfärben.

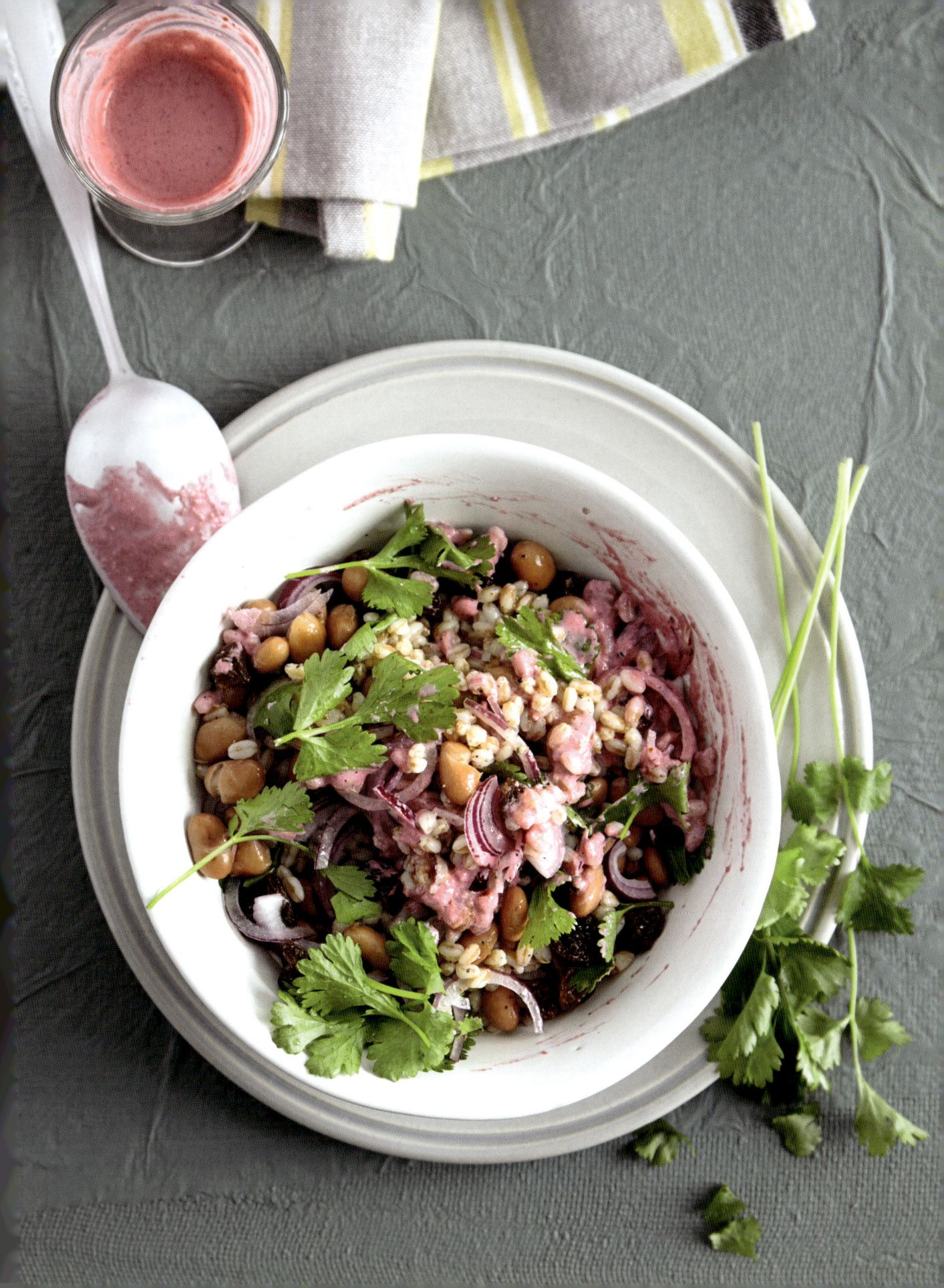

SALATE TO GO

Schluss mit fadem Take-away oder langweiliger Stulle, hier finden Sie drei tolle Inspirationen für den Mittagstisch. Gesund, lecker und ganz im Sinne von Slow Carb sind alle drei Salate – lassen Sie sich's schmecken!

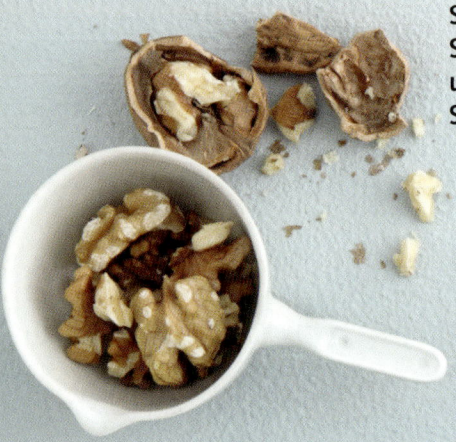

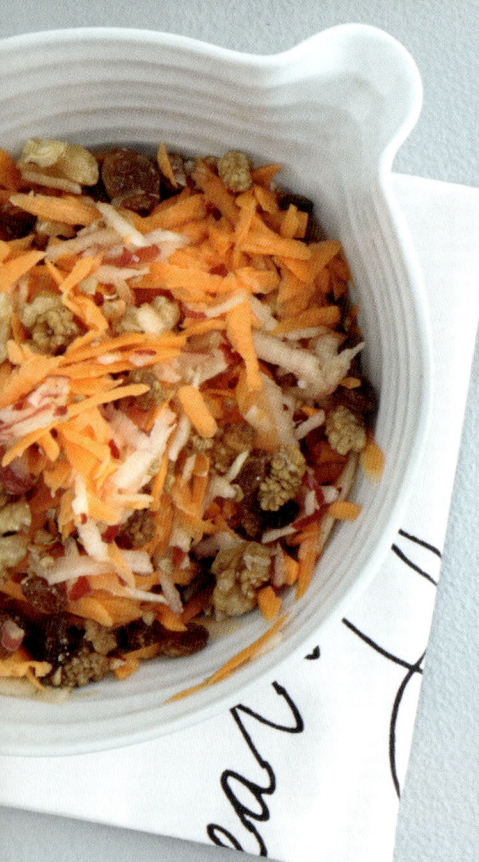

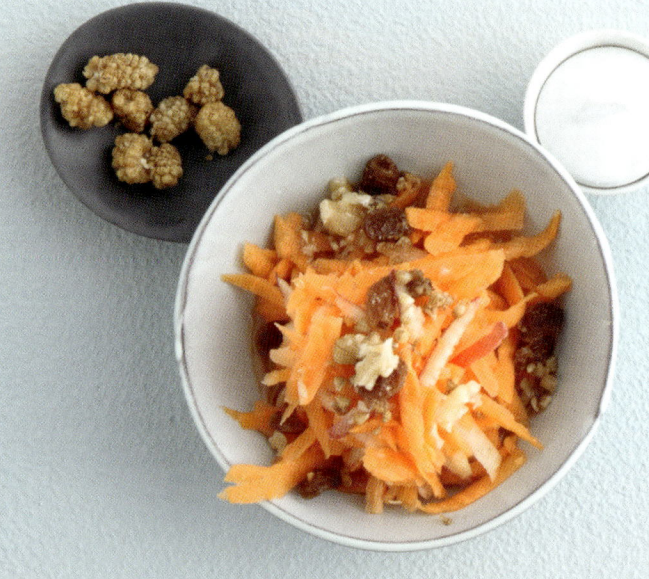

MÖHREN-APFEL-SALAT
MIT MAULBEEREN

Für 2 Personen **4 Möhren** putzen und schälen, **1 Apfel** waschen, vierteln, entkernen und beides grob in eine Schüssel reiben. Den Saft von **je ½ Orange** und **Zitrone** mischen und unterrühren. Je 20 g **Maulbeeren**, **Rosinen** und **gehackte Walnusskerne** untermischen. Den Salat mit **Salz** und **1 EL Honig** oder **Agavendicksaft** abschmecken und den Salat, falls nötig, vor dem Essen nachwürzen.

ZUBEREITUNG: 20 Min.
PRO PORTION ca. 260 kcal,
3 g EW, 7 g F, 39 g KH, 7 g BST

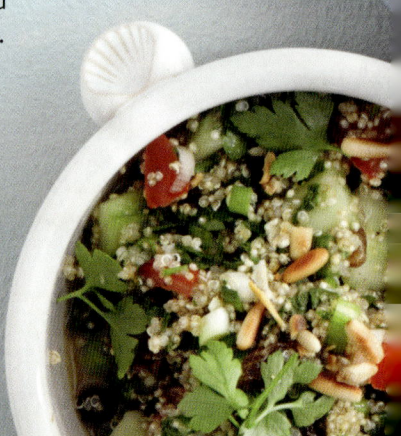

BOHNENSALAT
MIT KORIANDER

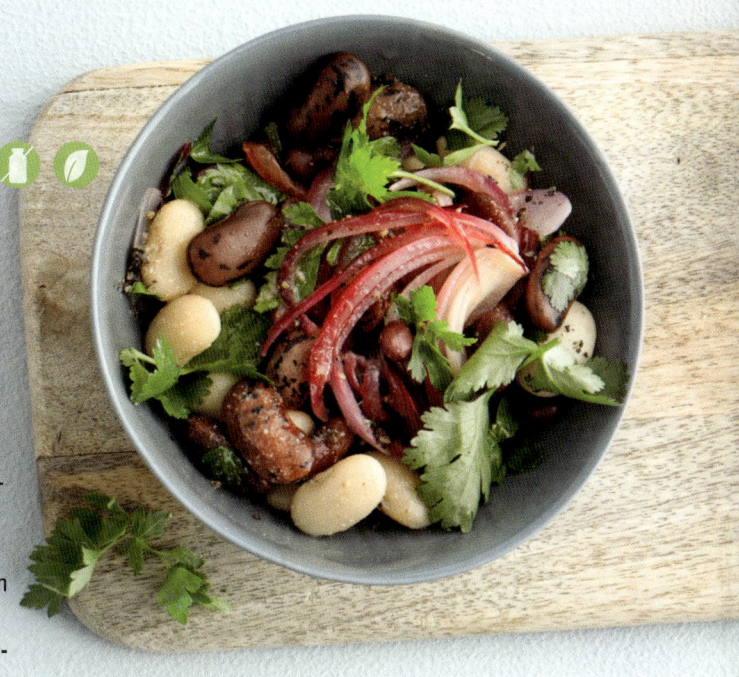

Für 2 Personen **je 120 g weiße** und **rote Kidneyboh-nen** sowie **Feuerbohnen** (alle aus der Dose) in ein Sieb abgießen, abbrausen, abtropfen lassen und in eine Schüssel geben. **3 Tomaten** waschen, vierteln, entkernen und in grobe Würfel schneiden, dabei die Stielansätze entfernen. **1 grüne Chilischote** längs halbieren, entkernen, waschen und in feine Streifen schneiden. **1 rote Zwiebel** schälen und in feine Strei-fen schneiden. **2 Knoblauchzehen** schälen und fein hacken. Zwiebel und Knoblauch in einer Pfanne in **1 EL Olivenöl** etwas andünsten. Tomaten und Bohnen hinzufügen, leicht erhitzen und Pfanne vom Herd nehmen. **3 bis 4 EL Olivenöl** mit **5 bis 6 EL Aceto bal-samico, 1 bis 2 TL scharfen Senf, Salz** und **Pfeffer aus der Mühle** mit dem Stabmixer aufschlagen und über die Bohnen geben. ½ **Bund Koriander** und **Petersilie** waschen, trocken schütteln, die Blätter abzupfen, fein hacken und unter den Salat mischen.

ZUBEREITUNG: 20 Min.
PRO PORTION ca. 464 kcal,
18 g EW, 21 g F, 40 g KH, 14 g BST

QUINOA-TABOULEH
MIT MINZE

Für 2 Personen **80 g weiße Quinoa** in einem Topf in **200 ml kochender Gemüsebrühe** offen 15 bis 20 Minuten köcheln lassen. Anschließend noch etwa 5 Minuten quellen lassen, bis das Wasser vollstän-dig aufgenommen ist. **2 Tomaten** waschen, vierteln, entkernen und in kleine Würfel schneiden, dabei die Stielansätze entfernen. ½ **kleine Salatgurke** schä-len, längs halbieren, entkernen und in kleine Würfel schneiden. **2 Frühlingszwiebeln** putzen, waschen und in feine Ringe schneiden. ½ **Bund Petersilie** und **2 Stiele Minze** waschen, trocken schütteln, die Blätter abzupfen und fein hacken. Alle vorbereiteten Zutaten und **2 EL Rosinen** mischen. **Saft von 1 bis 2 Zitronen** mit **Salz, Pfeffer aus der Mühle** und **3 EL Olivenöl** verrühren und zunächst nur gut die Hälfte des Dressings unter das Tabouleh rühren. Etwas ziehen lassen, abschmecken und, falls nötig, das restliche Dressing unterrühren. Kurz vor dem Essen **2 EL geröstete Pinienkerne** darübergeben.

ZUBEREITUNG: 30 Min.
PRO PORTION ca. 474 kcal,
11 g EW, 25 g F, 43 g KH, 8 g BST

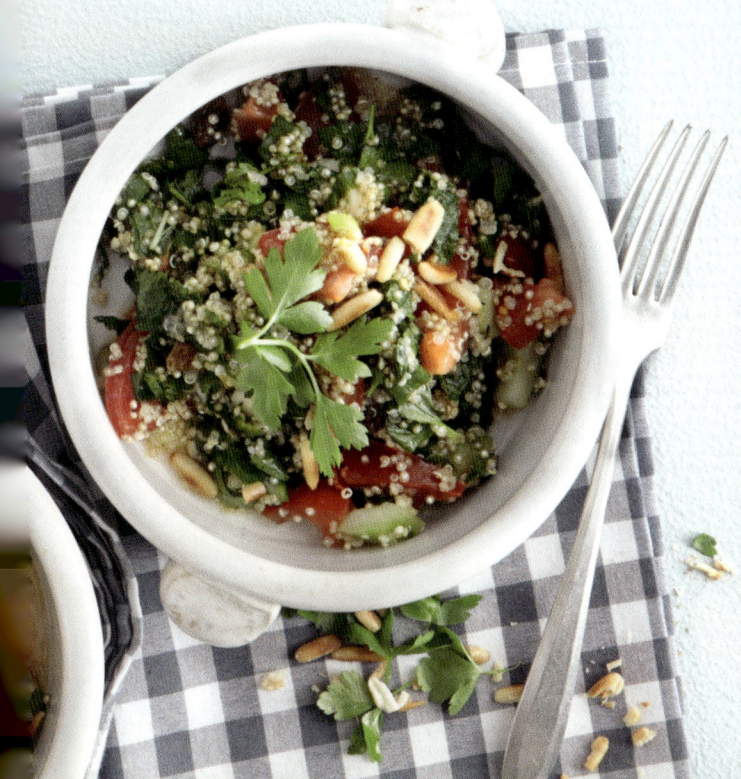

SESAM-KICHERERBSEN-BÄLLCHEN
MIT MINZE-LIMETTEN-DIP Ⓥ

Eine runde Sache: Von den würzigen Bällchen mit dem erfrischenden Dip werden Kichererbsen-Fans nicht genug bekommen. Die Hülsenfrüchte machen dank Slow Carbs nachhaltig satt – und passen perfekt zu den Gewürzen des Orients!

ZUTATEN FÜR 2 PERSONEN
FÜR DEN DIP
250 g Naturjoghurt
1–2 EL Limettensaft
je 1 EL gehackter Koriander
und gehackte Minze
Salz, Pfeffer aus der Mühle

FÜR DIE BÄLLCHEN
1 Dose Kichererbsen
(240 g Abtropfgewicht)
1 kleine rote Chilischote
1 Knoblauchzehe
1 rote Zwiebel
½–¾ TL gemahlener Kreuzkümmel
½–¾ TL gemahlener Koriander
einige Spritzer Limettensaft
3 EL gehackte Petersilie
2 EL gehackter Koriander
1 EL gehackte Minze
Salz, Pfeffer aus der Mühle
2–3 EL Dinkelvollkornmehl
400 ml Rapsöl zum Frittieren
50 g helle Sesamsamen

ZUBEREITUNG: 45 Min.
PRO PORTION ca. 648 kcal,
19 g EW, 45 g F, 34 g KH, 9 g BST

1 Für den Dip Joghurt, Limettensaft, Koriander und Minze in einer kleinen Schüssel verrühren und mit Salz und Pfeffer abschmecken.

2 Für die Bällchen die Kichererbsen in ein Sieb abgießen, abbrausen und gut abtropfen lassen. Die Chilischote längs halbieren, entkernen, waschen und in feine Würfel schneiden. Den Knoblauch und die Zwiebel schälen und in feine Würfel schneiden.

3 Kichererbsen, Chili, Knoblauch, Zwiebel, Kreuzkümmel, Koriander und Limettensaft in einen hohen Rührbecher geben und mit dem Stabmixer fein pürieren. Die gehackten Kräuter unterrühren und die Masse mit Salz und Pfeffer würzen. Sie sollte sich gut formen lassen, falls sie zu klebrig und zu weich ist, etwas Mehl dazugeben, damit die Bällchen beim Frittieren nicht auseinanderfallen.

4 Das Öl in einem kleinen Topf auf etwa 180 °C erhitzen (das Öl ist heiß genug, wenn an einem hineingehaltenen Holzkochlöffelstiel Bläschen aufsteigen). Zur Probe von der Kichererbsenmasse eine kleine Menge abnehmen, zu einem Bällchen formen und im Öl goldbraun frittieren. Sollte das Bällchen auseinanderfallen, etwas mehr Mehl unter die Kichererbsenmasse mischen.

5 Die Masse zu Rollen von etwa 1,5 cm Durchmesser formen und davon etwa 2 cm breite Stücke abschneiden. Die Stücke nacheinander in den Sesamsamen wälzen und zu kleinen ovalen Kugeln formen. Die Teigkugeln nacheinander im heißen Öl 3 bis 4 Minuten goldbraun frittieren. Mit dem Schaumlöffel herausheben und auf Küchenpapier abtropfen lassen. Mit dem Minze-Limetten-Dip anrichten.

TIPP
Die Kichererbsenmasse vor dem Frittieren unbedingt abschmecken. Die ballaststoffreichen Kugeln gehören übrigens botanisch zu den Hülsenfrüchten, anders als der Name vermuten lässt, sind sie nicht näher mit Erbsen verwandt.
Für den Dip kann man statt normalem Joghurt auch Sojajoghurt verwenden.

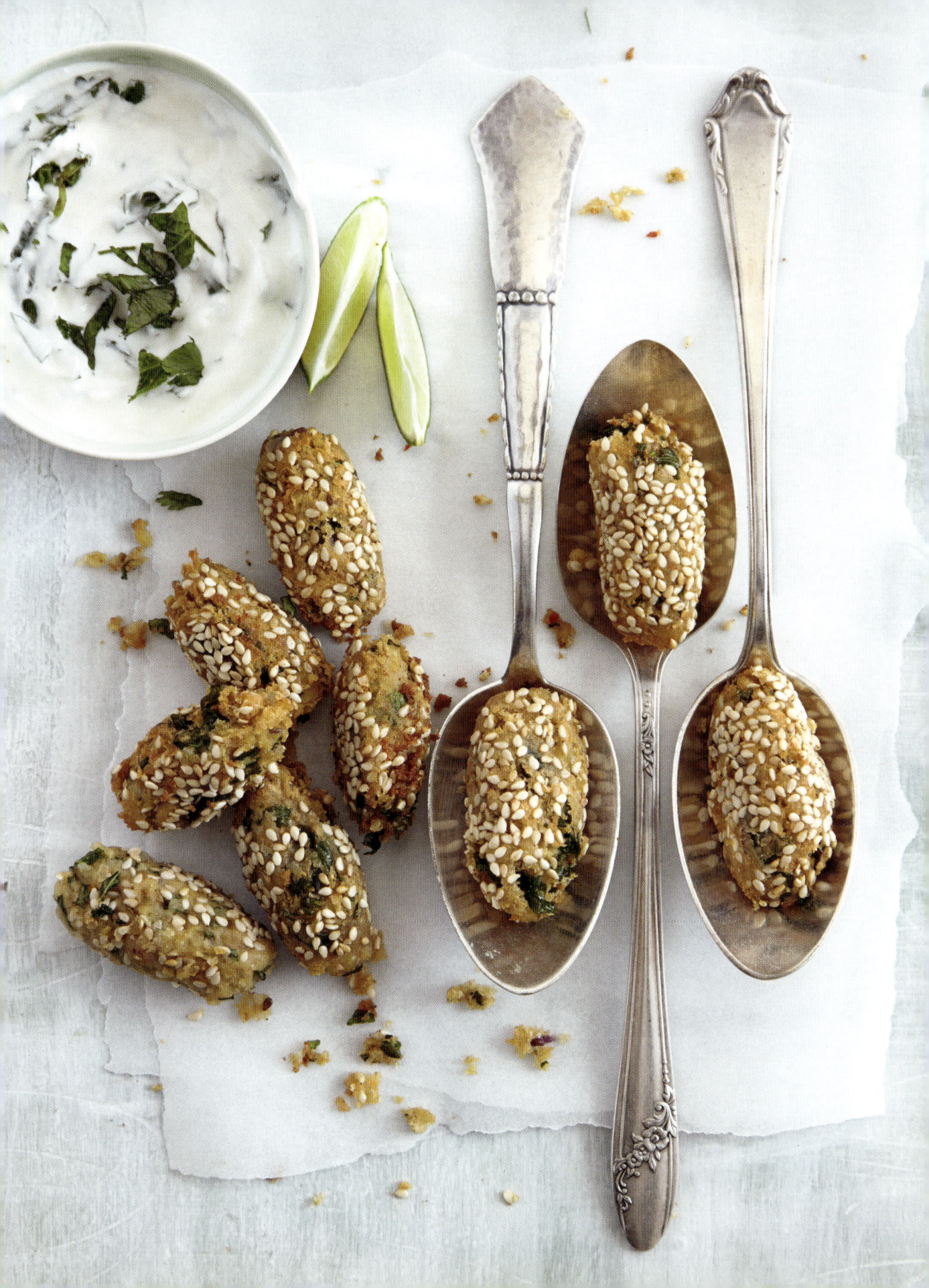

LINSENBRATLINGE
MIT CURRYDIP Ⓥ

Bringt Farbe auf den Teller: Mit ihrem leuchtenden orangen Äußeren sind rote Linsen nicht nur in der indischen Küche beliebt. Ihr hoher Ballaststoffanteil und Eiweißgehalt machen Linsen zu einem leicht verdaulichen und vor allem leckeren Vergnügen.

ZUTATEN FÜR 4 PERSONEN
FÜR DEN DIP
1–2 TL Currypulver
250 g Schmand
1–2 EL Limettensaft
1 EL gehackter Koriander
Salz, Pfeffer aus der Mühle

FÜR DIE BRATLINGE
1 Zwiebel
1 Knoblauchzehe
1 Frühlingszwiebel
4 EL Olivenöl
100 g rote Linsen
1 TL gemahlener Kreuzkümmel
½ TL Chilipulver
¼ l Gemüsebrühe
60 g kernige Haferflocken
1 EL Chiasamen
1 TL fein gehackter Ingwer
einige Spritzer Zitronensaft
Salz, Pfeffer aus der Mühle

ZUBEREITUNG: 35 Min.
PRO PORTION ca. 397 kcal,
10 g EW, 27 g F, 23 g KH, 7 g BST

1 Für den Dip 2 EL warmes Wasser mit dem Currypulver verrühren und mit Schmand, Limettensaft und Koriander mischen. Mit Salz und Pfeffer abschmecken.

2 Für die Bratlinge Zwiebel und Knoblauch schälen und in feine Würfel schneiden. Die Frühlingszwiebel putzen, waschen und in dünne Ringe schneiden. In einer Pfanne 1 EL Olivenöl erhitzen und Zwiebel und Knoblauch darin andünsten. Linsen, Frühlingszwiebeln, Kreuzkümmel und Chilipulver hinzufügen und kurz mitdünsten. Die Brühe dazugießen und alles bei schwacher Hitze etwa 15 Minuten köcheln lassen, bis die Linsen weich sind und die Flüssigkeit verkocht ist.

3 Die Hälfte der Linsen in eine Schüssel füllen. Die andere Hälfte in einen hohen Rührbecher geben und mit dem Stabmixer etwas pürieren, anschließend zu den restlichen Linsen geben.

4 Von den Haferflocken 20 g in einen hohen Rührbecher geben und mit dem Stabmixer fein mahlen. Zunächst etwa die Hälfte des Hafermehls mit den restlichen Haferflocken, Chiasamen, Ingwer und Zitronensaft zu den Linsen geben und alles gut mischen. Mit Salz und Pfeffer kräftig abschmecken. Die Masse sollte eine weiche, aber nicht klebrige Konsistenz haben. Den Teig in 8 Portionen teilen und mit den Händen flache Bratlinge daraus formen.

5 Das restliche Olivenöl in einer Pfanne erhitzen und die Bratlinge darin nacheinander bei mittlerer Hitze auf beiden Seiten goldbraun braten. Dabei erst wenden, wenn die Unterseite gebräunt ist und nicht mehr an der Pfanne haftet. Currydip zu den Linsenbratlingen reichen.

TIPP
Rote Linsen sind eigentlich geschälte braune oder lilafarbene Linsen. Lediglich ihr Kern ist orangerot. Durch das Schälen garen sie auch schneller als andere Linsensorten. Sie sind eher mehlig und zerfallen leicht beim Kochen, deshalb eignen sie sich besonders gut für Pürees, Eintöpfe, Currys oder eben Bratlinge.

EMMERBRATLINGE
MIT AVOCADODIP Ⓥ

Emmer ist ein Getreide mit großer Tradition. Wie Hartweizen und Einkorn zählt es zu den Weizensorten und liegt gerade wieder voll im Trend. Es enthält reichlich Proteine und Mineralstoffe und schmeckt dabei herrlich nussig.

ZUTATEN FÜR 4 PERSONEN
FÜR DEN DIP
1 Avocado (ca. 120 g)
120 g saure Sahne
2 EL Zitronensaft
2 EL Olivenöl
Salz, Pfeffer aus der Mühle

FÜR DIE BRATLINGE
400 ml Gemüsebrühe
100 g Emmer
1 kleine Möhre
½ Zucchino
½ dünne Stange Lauch
75 g Hartkäse (z. B. Emmentaler)
2 EL gehackte Petersilie
2 EL Dinkelvollkornmehl
2 Eier
Salz, Pfeffer aus der Mühle
4–5 EL Öl

ZUBEREITUNG: 40 Min.
PRO PORTION ca. 477 kcal,
15 g EW, 33 g F, 25 g KH, 6 g BST

1 Für den Dip die Avocado halbieren, den Stein entfernen, das Fruchtfleisch schälen und in einen hohen Rührbecher geben. Saure Sahne, Zitronensaft, Olivenöl, Salz und Pfeffer hinzufügen und alles mit dem Stabmixer pürieren.

2 Für die Bratlinge die Brühe in einem Topf zum Kochen bringen. Den Emmer in einem Sieb abbrausen, zur Brühe geben und etwa 5 Minuten köcheln lassen. Den Topf vom Herd nehmen und das Getreide zugedeckt weitere 15 Minuten gar ziehen lassen. Anschließend in ein Sieb abgießen und abtropfen lassen.

3 Die Möhre putzen und schälen. Den Zucchino und den Lauch putzen und waschen. Die Möhre grob reiben, den Zucchino in kleine Würfel schneiden und den Lauch längs vierteln und ebenfalls klein schneiden. Den Käse in kleine Würfel schneiden. Emmer und Gemüse in eine Schüssel geben. Petersilie, Mehl, Eier und Käse hinzufügen und gut mischen, die Masse mit Salz und Pfeffer würzen.

4 Von der Emmer-Gemüse-Mischung kleine Portionen abnehmen und zu runden, flachen Bratlingen formen. Etwas Öl in einer Pfanne erhitzen und die Bratlinge darin nacheinander auf beiden Seiten einige Minuten goldbraun braten. Auf diese Weise alle Bratlinge fertig braten, dabei nach und nach das restliche Öl verwenden. Die Bratlinge auf Küchenpapier abtropfen lassen und mit dem Avocadodip servieren.

TIPP
Emmer ist ein sogenanntes Spelzgetreide: Jedes einzelne Korn ist von einer festen Hülle umschlossen. Diese lässt sich, anders als bei unserem heutigen Weizen, nicht allein durch Dreschen entfernen. Die Körner müssen – relativ aufwendig – separat entspelzt werden. Dies schmälert den Ertrag und ist sicherlich einer der Gründe, weshalb das Getreide mit der Zeit in Vergessenheit geraten ist.

GEFÜLLTE TOMATEN
MIT ZIEGENKÄSE 🌾 Ⓥ

Großer Auftritt garantiert: Dieses Gericht ist mit aromatischen und saftigen Tomaten im Sommer ein Hochgenuss. Die Linsen sorgen dafür, dass Sie lange satt bleiben, und die orientalischen Gewürze für einen Hauch Urlaubsstimmung.

ZUTATEN FÜR 4 PERSONEN
100 g rote Linsen
Salz
1 Frühlingszwiebel
1 kleine rote Chilischote
2 EL Naturjoghurt
1 TL gemahlener Kreuzkümmel
½ TL gemahlene Kurkuma
1 Msp. Zimtpulver
2 EL Zitronensaft
Pfeffer aus der Mühle
4 große Tomaten (z. B. Cœur de bœuf oder Fleischtomaten)
50 g Ziegenweichkäse
Olivenöl für die Form

ZUBEREITUNG: 40 Min.
PRO PORTION ca. 153 kcal,
10 g EW, 4 g F, 15 g KH, 6 g BST

1 Die Linsen in einem Topf in Salzwasser bei schwacher Hitze 5 bis 10 Minuten garen, bis sie weich sind, aber nicht zerfallen. In ein Sieb abgießen und abtropfen lassen.

2 Die Frühlingszwiebel putzen, waschen und in feine Ringe schneiden. Die Chilischote längs halbieren, entkernen, waschen und in feine Würfel schneiden.

3 Die Linsen in einer Schüssel mit Frühlingszwiebel, Chili und Naturjoghurt mischen und mit Kreuzkümmel, Kurkuma, Zimt, Zitronensaft, Salz und Pfeffer würzen.

4 Den Backofen auf 200 °C vorheizen. Die Tomaten waschen, oben einen Deckel abschneiden und mit einem kleinen Löffel die Kerne und das Fruchtfleisch herauslösen. Den Ziegenkäse in Scheiben schneiden.

5 Eine ofenfeste Form einfetten, die Tomaten hineinsetzen, mit dem Linsengemüse füllen und mit Ziegenkäse belegen. Im Ofen auf der mittleren Schiene etwa 15 Minuten garen, bis der Käse goldbraun ist und die Tomaten beginnen aufzuplatzen.

TIPP
Cœur de bœuf, oder auch Ochsenherztomaten, sind stark gerippte Fleischtomaten, deren Exemplare bis zu 500 g wiegen können. Sie gehören zu den delikatesten Tomatensorten, sind allerdings sehr empfindlich und vollreif geerntet nicht lange haltbar.

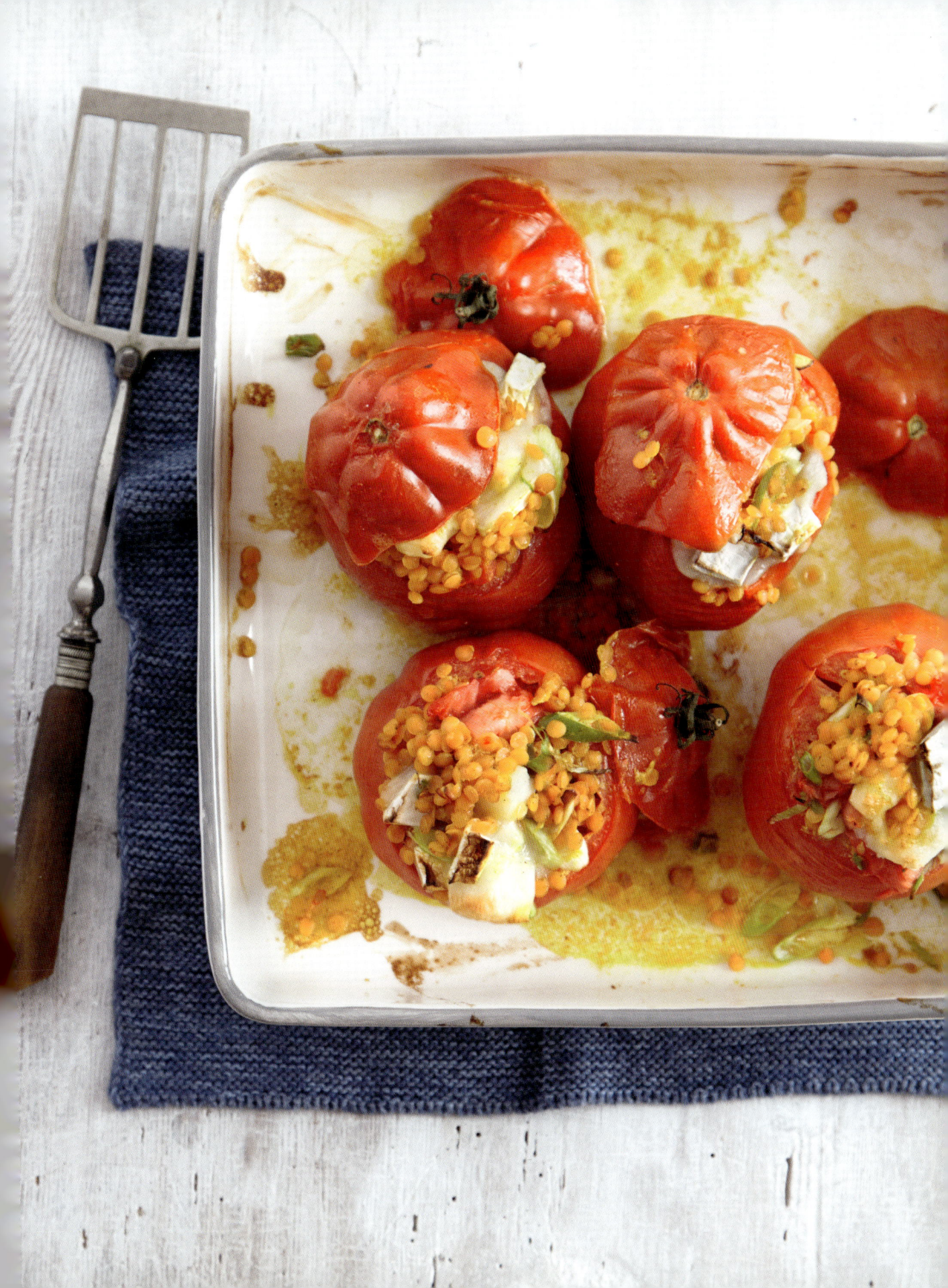

BUCHWEIZENPFANNKUCHEN
MIT KÜRBISCREME Ⓥ

Wer sagt, dass Pfannkuchen nur was für die Kleinen sind? Dieser hier kommt auf dem Teller ganz groß raus! Die sonnige Kürbisfüllung macht schon beim Hingucken Laune. Und die Schwarzkümmel-Tupfer: ein echter Knusperspaß!

ZUTATEN FÜR 4 STÜCK
300 g Hokkaido-Kürbisfleisch
100 ml Gemüsebrühe
60 g Dinkelvollkornmehl
60 g Buchweizenmehl
Salz
2 Eier
¼ l Milch
15 g flüssige Butter
1–2 EL Öl
1 TL fein gewürfelter Ingwer
1–2 EL Sojasauce
1 EL Zitronensaft
1–2 EL Kürbiskern- oder Sesamöl
½ TL Schwarzkümmelsamen
Chilipulver
½ kleines Bund Koriander
schwarze Sesamsamen
zum Bestreuen

ZUBEREITUNG: 30 Min.
PRO STÜCK ca. 320 kcal,
10 g EW, 14 g F, 35 g KH, 4 g BST

1 Das Kürbisfleisch in Würfel schneiden. Die Brühe in einem kleinen Topf erhitzen und den Kürbis hineingeben und darin bei mittlerer Hitze etwa 10 Minuten weich garen.

2 In der Zwischenzeit für den Pfannkuchenteig beide Mehlsorten mischen. 1 Prise Salz, Eier, Milch und Butter hinzufügen und mit dem Schneebesen verquirlen, bis ein sämiger Teig entstanden ist.

3 Eine kleine beschichtete Pfanne erhitzen, etwas Öl hineingeben, ein Viertel des Teiges dünn darin verteilen und auf der Unterseite goldbraun backen. Den Pfannkuchen wenden und auf der zweiten Seite ebenfalls goldbraun backen. Auf diese Weise nacheinander 3 weitere Pfannkuchen backen.

4 Den gegarten Kürbis ohne Flüssigkeit in einen hohen Rührbecher geben. Ingwer, Sojasauce, Zitronensaft, Kürbiskernöl und Schwarzkümmel hinzufügen und mit dem Stabmixer cremig pürieren. Sollte das Püree zu fest sein, noch etwas Gemüsebrühe dazugeben. Mit Salz und Chilipulver abschmecken. Den Koriander waschen, trocken schütteln, die Blätter abzupfen und hacken.

5 Die Pfannkuchen auf einer Seite mit der Kürbiscreme bestreichen, mit Koriander bestreuen und den Pfannkuchen darüberklappen. Mit schwarzem Sesam bestreuen.

TIPP
Statt der Kürbiscreme können Sie die Pfannkuchen auch mit einer Schnittlauchcreme bestreichen: Dafür 200 g Schmand mit 150 g Crème fraîche und 1 bis 2 TL Zitronensaft verrühren, salzen und pfeffern. 3 EL Schnittlauchröllchen, 2 EL gehackte Gartenkresse und 1 EL gehackte Sonnenblumenkerne unterrühren.

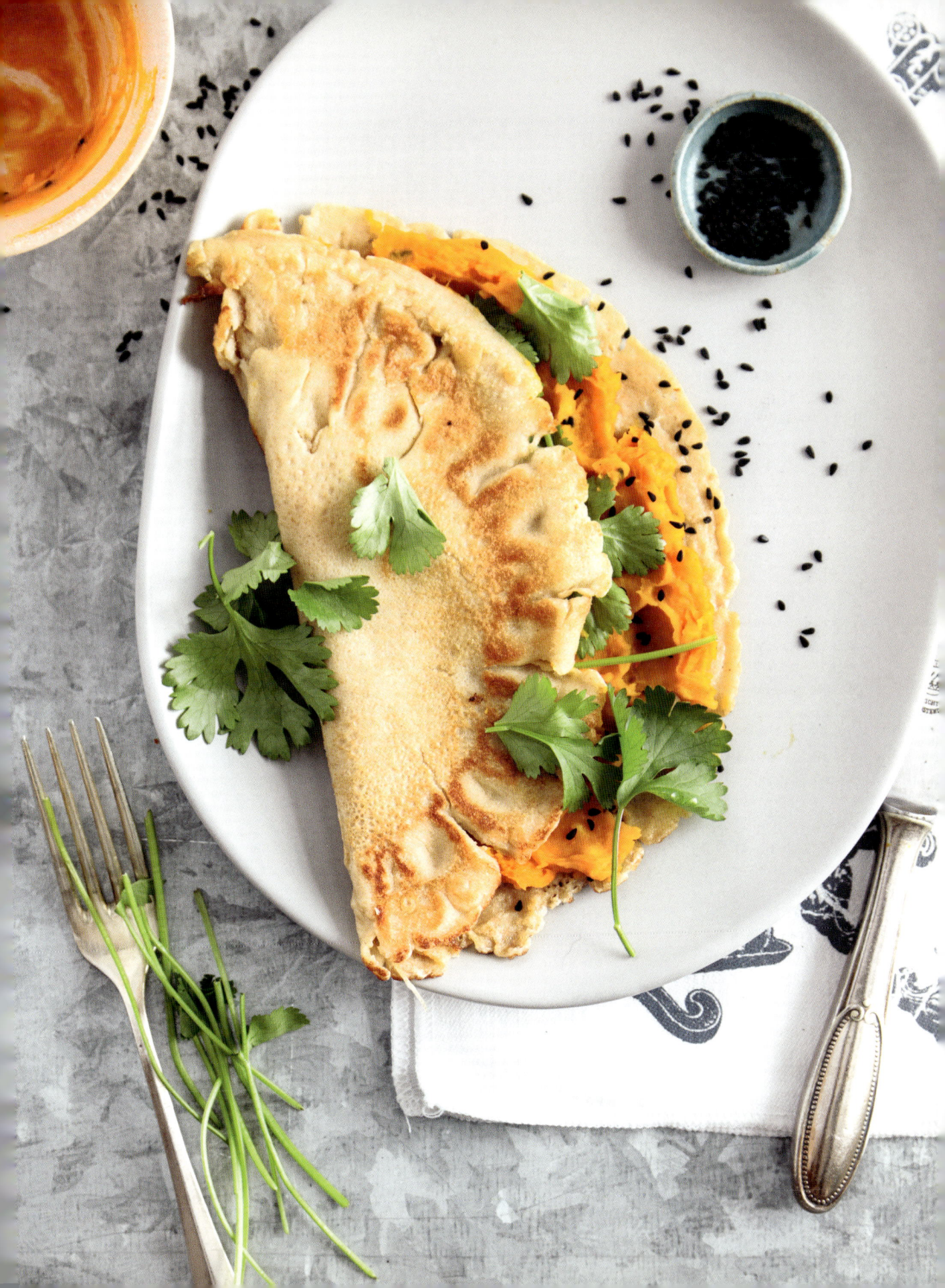

EINKORN-DINKEL-PIZZA
MIT ARTISCHOCKEN Ⓥ

Artischocken haben's drauf! Sie enthalten Vitamine, Mineralstoffe und jede Menge wertvolle Ballaststoffe. Kein Wunder,
dass sie als gesundes Gemüse schwer zu toppen sind und auf
knuspriger Pizza bella figura machen!

ZUTATEN FÜR 4 PERSONEN
FÜR DEN TEIG
100 g Einkornmehl
100 g Dinkelvollkornmehl
1/2 Würfel Hefe (21 g)
1/2 TL Zucker
2 EL Olivenöl
1 TL Salz
1–2 TL getrockneter Thymian

FÜR DEN BELAG
150 g passierte Tomaten
(aus der Dose)
Salz, Pfeffer aus der Mühle
je 1/2 TL getrockneter Thymian
und Oregano
200 g Büffelmozzarella
2 Tomaten
6 braune Champignons
150 g eingelegte Artischockenböden
1–2 EL Kapernäpfel
ca. 12 schwarze Oliven (ohne Stein)

ZUBEREITUNG: 30 Min.
GEHEN: 45–50 Min.
BACKEN: 25–30 Min.
PRO PORTION ca. 408 kcal,
18 g EW, 18 g F, 36 g KH, 10 g BST

1 Für den Teig beide Mehlsorten in einer Schüssel mischen und in die Mitte eine Vertiefung drücken. Die Hefe zerbröckeln und mit dem Zucker in 50 ml warmem Wasser auflösen. Die Hefemilch in die Vertiefung gießen und mit etwas Mehl vom Rand verrühren. Die Oberfläche mit etwas Mehl bedecken und den Vorteig zugedeckt an einem warmen Ort 15 bis 20 Minuten gehen lassen.

2 Anschließend weitere 80 ml lauwarmes Wasser, Olivenöl, Salz und Thymian hinzufügen und alles mit den Knethaken des Handrührgeräts oder mit den Händen sorgfältig durchkneten. Den Teig mit etwas Din-kelmehl bestäuben und weitere 30 Minuten gehen lassen.

3 In der Zwischenzeit die passierten Tomaten mit Salz, Pfeffer, Thy-mian und Oregano würzen. Den Mozzarella abtropfen lassen und in dünne Scheiben schneiden. Die Tomaten kreuzweise einritzen und dabei die Stielansätze entfernen. Die Tomaten 20 Sekunden in ko-chendes Wasser tauchen, kalt abschrecken, die Haut abziehen und die Tomaten in Scheiben schneiden. Die Champignons putzen, trocken abreiben und in dünne Scheiben schneiden. Die Artischockenböden auf einem Sieb abtropfen lassen.

4 Den Backofen auf 200 °C vorheizen. Ein Stück Backpapier etwas größer als das Backblech zuschneiden, den Teig darauf dünn kreisför-mig (etwa 37 cm Ø) ausrollen und mit dem Papier auf das Backblech geben. Tomatensauce dünn auf dem Teig verteilen und mit Tomaten, Champignons, Kapern, Artischocken und Oliven belegen. Im Ofen auf der mittleren Schiene 25 bis 30 Minuten goldbraun backen.

TIPP
Echter Büffelmozzarella wird in Süditalien – Kampanien und Latium – aus Büffelmilch hergestellt. Den bei uns gängigeren Mozzarella aus Kuhmilch findet man überall in den Supermärkten und ist die geschmacksneutralere Variante der weißen Käsekugeln.
Natürlich kann man den Teig auch zu 2 runden Pizzen à 26 cm Durchmesser ausrollen und wie oben beschrieben belegen und backen.

HIRSEPIZZA
MIT THUNFISCH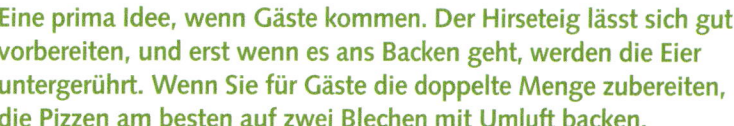

Eine prima Idee, wenn Gäste kommen. Der Hirseteig lässt sich gut vorbereiten, und erst wenn es ans Backen geht, werden die Eier untergerührt. Wenn Sie für Gäste die doppelte Menge zubereiten, die Pizzen am besten auf zwei Blechen mit Umluft backen.

ZUTATEN FÜR 4 PERSONEN
FÜR DEN TEIG
250 g Hirse
½ l heiße Gemüsebrühe
1 Zwiebel
2 EL Sonnenblumenkerne
1 EL Olivenöl
2 TL getrockneter Thymian
2 Knoblauchzehen
2 EL Schnittlauchröllchen
2 Eier
Salz, Pfeffer aus der Mühle

FÜR DEN BELAG
4 Tomaten
1 Dose Thunfisch (140 g Abtropfgewicht, im eigenen Saft)
1 rote Zwiebel
100 g Schafskäse (Feta)
Pfeffer aus der Mühle
je 1 Handvoll Rucola und Basilikum
1–2 EL Olivenöl

ZUBEREITUNG: 30 Min.
BACKEN: 40 Min.
PRO PORTION ca. 500 kcal,
26 g EW, 19 g F, 52 g KH, 5 g BST

1 Für den Teig die Hirse in einem Sieb heiß abbrausen und in einen Topf geben. Die heiße Brühe dazugießen, alles aufkochen lassen und die Hirse so lange köcheln lassen, bis die Brühe unter die Oberfläche der Hirse abgesunken ist. Den Topf vom Herd nehmen, den Deckel auflegen und die Hirse etwa 10 Minuten ziehen lassen, bis die Flüssigkeit vollständig aufgesogen ist. Etwas ausdampfen lassen.

2 In der Zwischenzeit die Zwiebel schälen und in feine Würfel schneiden. Die Sonnenblumenkerne in einer Pfanne ohne Fett goldbraun rösten, herausnehmen und beiseitestellen. Das Olivenöl in die noch heiße Pfanne geben und die Zwiebelwürfel darin goldgelb rösten. Den Knoblauch schälen und in feine Würfel schneiden. Mit den Zwiebelwürfeln, Sonnenblumenkernen, Thymian, Schnittlauch und den Eiern unter die Hirse rühren und die Masse mit Pfeffer und Salz würzen.

3 Den Backofen auf 200 °C vorheizen. Ein Backblech mit Backpapier auslegen und die Hirsemasse darauf kreisförmig (etwa 37 cm ø) etwa ½ cm dick verstreichen. Den Boden im Ofen auf der mittleren Schiene etwa 10 Minuten vorbacken.

4 Für den Belag die Tomaten waschen und in Würfel schneiden, dabei die Stielansätze entfernen. Thunfisch abtropfen lassen, Zwiebel schälen und in feine Ringe schneiden. Schafskäse in kleine Würfel schneiden.

5 Den Pizzaboden aus dem Ofen nehmen, mit Tomaten, Thunfisch, Zwiebelringen und Schafskäse belegen und im Ofen 30 Minuten fertig backen, bis der Rand knusprig braun ist. In der Zwischenzeit Rucola und Basilikum waschen, trocken tupfen und grob schneiden. Pizza aus dem Ofen nehmen, mit Rucola und Basilikum belgen und mit dem Oilvenöl beträufeln. Nach Belieben etwas Pfeffer grob darübermahlen.

TIPP
Wer den Boden besonders knusprig mag, kann die Pizza weitere 5 Minuten bei Unterhitze backen. Auch hier gilt: Man kann die Hirsemasse auch zu 2 Pizzen à 26 cm Durchmesser ausrollen und backen.

HÄHNCHENNUGGETS
IM PUMPERNICKELMANTEL

In der Panade aus dunklem, leicht süßlichem Pumpernickel-brot werden die Hähnchennuggets zu einem ganz neuen Ge-schmackserlebnis. Frischer knackiger Salat und säuerlicher Dip bilden das Kontrastprogramm dazu.

ZUTATEN FÜR 4 PERSONEN
1 Frühlingszwiebel
250 g Naturjoghurt
2 EL gehackte Petersilie
Saft von 1 Zitrone
Salz, Pfeffer aus der Mühle
4 Hähnchenbrustfilets
2 Eier
3–4 EL Dinkelvollkornmehl
2 Scheiben Pumpernickel
(ca. 120 g)
2 EL Pinienkerne
40 g Quinoa-Pops
(oder Amarant-Pops)
50 g neutrales Öl oder
Butterschmalz
200 g gemischte Salatblätter
(z. B. Pflücksalat, Radicchio,
Lollo rosso etc.)
4 EL Balsamico bianco
4 EL lauwarme Gemüsebrühe
1 TL scharfer Senf
1 TL Agavendicksaft
3 EL Olivenöl

ZUBEREITUNG: 40 Min.
PRO PORTION ca. 600 kcal,
52 g EW, 27 g F, 31 g KH, 5 g BST

1 Für den Dip Frühlingszwiebel putzen, waschen und in Ringe schnei-den. Den Joghurt mit Frühlingszwiebel, Petersilie und 1 bis 2 EL Zitro-nensaft verrühren, mit Salz und Pfeffer abschmecken.

2 Für die Nuggets die Hähnchenbrustfilets waschen, trocken tupfen und in jeweils 4 bis 5 Stücke schneiden. Die Eier in einem tiefen Teller mit einer Gabel verquirlen. Das Mehl auf einen flachen Teller geben. Pumpernickel fein hacken oder im Küchenmixer zu Bröseln mixen. Die Pinienkerne ebenfalls fein hacken. Pumpernickel, Pinienkerne und Quinoa-Pops auf einem flachen Teller mischen.

3 Die Hähnchenstücke mit Salz und Pfeffer würzen, zunächst im Mehl wenden, dann durch die Eier ziehen und als Letztes mit der Pumper-nickelmischung panieren.

4 Das Öl in einer Pfanne bei mittlerer Temperatur erhitzen und die panierten Hähnchenbrustfiletstücke darin zuerst auf einer Seite gold-gelb backen. Anschließend wenden und ebenfalls goldbraun backen.

5 Für den Salat die Salatblätter waschen und trocken schleudern. Essig mit Brühe, Senf, Agavendicksaft und Olivenöl mischen und mit Salz und Pfeffer würzen. Die Salatblätter kurz vor dem Servieren damit marinieren.

6 Die Hähnchennuggets mit dem restlichen Zitronensaft beträufeln und mit dem Kräuterdip servieren. Den Salat separat dazureichen.

TIPP
Die Pumpernickelpanade passt außer zu Hähnchen auch ganz wunderbar zu kleinen Kalbs- oder Schweineschnitzeln und sorgt auch hier für eine Extraportion leckere Slow Carbs.

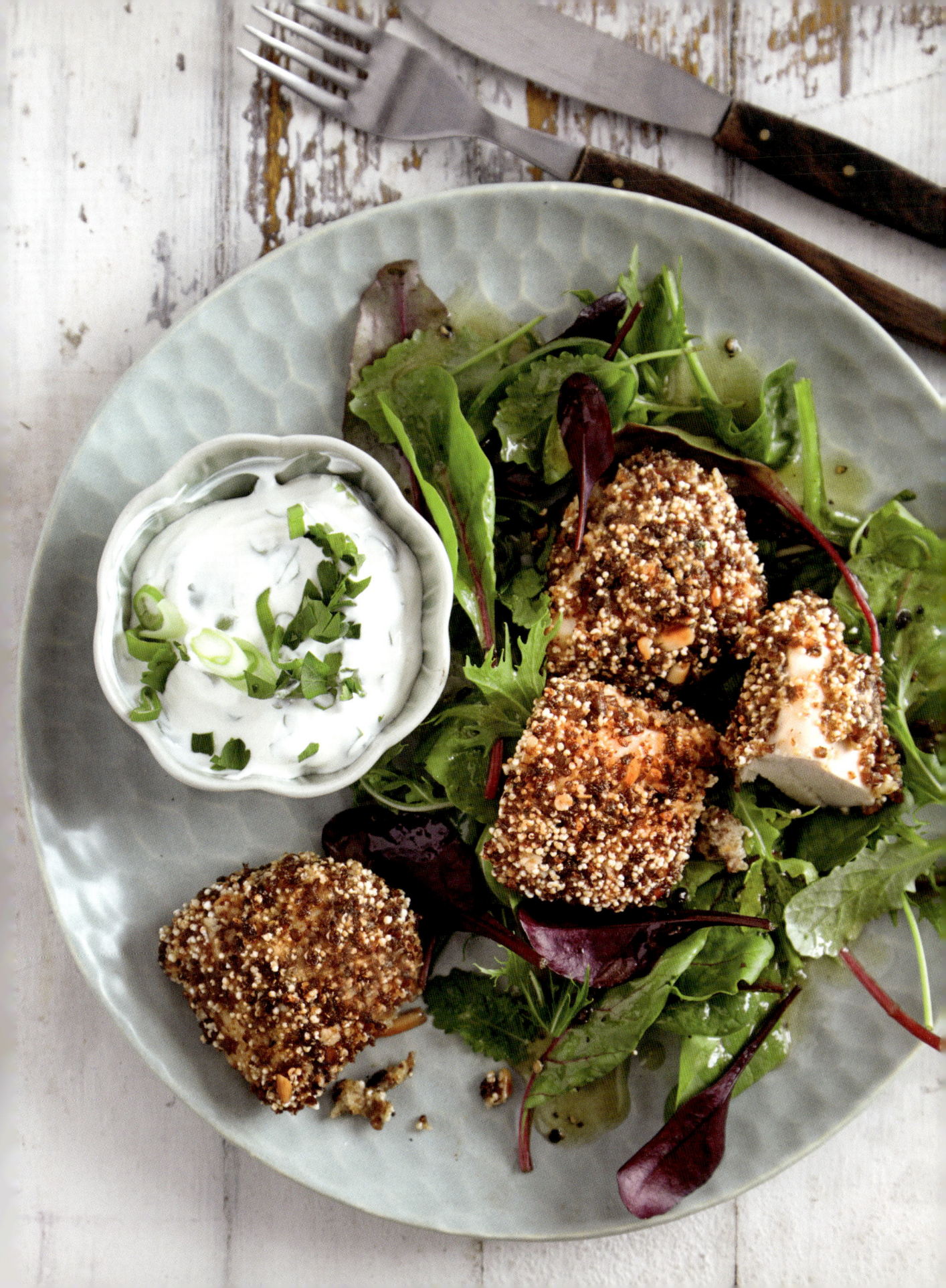

GEWÜRZBRÖTCHEN
MIT SESAM

Die duftenden Brötchen sind einfach perfekt für einen gemütlichen Sonntagsbrunch. So rasch fertig, dass man sie leicht frisch backen kann. Der Teig braucht nur ein halbe Stunde. Genau die richtige Zeit für eine Tasse Kaffee!

ZUTATEN FÜR 6 STÜCK
300 g Dinkelvollkornmehl
50 g Einkornmehl
1 Päckchen Trockenhefe
Salz
½ TL Kreuzkümmelsamen
½ TL Koriandersamen
2 EL helle Sesamsamen

ZUBEREITUNG: 5 Min.
GEHZEIT: 30 Min.
BACKEN: 15 Min.
PRO STÜCK ca. 240 kcal,
8 g EW, 4 g F, 37 g KH, 6 g BST

1 Beide Mehlsorten mit der Trockenhefe und 1 TL Salz in einer Schüssel mischen. 150 ml lauwarmes Wasser hinzufügen und alles mit den Knethaken des Handrührgeräts zu einem glatten Teig verarbeiten, dabei die gemahlenen Gewürze einarbeiten.

2 Den Teig zugedeckt an einem warmen Ort etwa 30 Minuten gehen lassen, bis sich sein Volumen etwa verdoppelt hat.

3 Den Backofen auf 200 °C vorheizen. Den Teig nochmals gut durchkneten und in 6 Portionen teilen. Mit angefeuchteten Händen zu Kugeln formen und auf ein mit Backpapier ausgelegtes Backblech geben. Die Oberfläche mit etwas Wasser bestreichen und mit Sesamsamen bestreuen. Die Brötchen im Ofen auf der mittleren Schiene etwa 15 Minuten goldbraun backen.

TIPP
Die Brötchen schmecken toll zu einer herzhaften Brotzeit mit Käse, Schinken und Co. Den Kreuzkümmel kann man selbstverständlich auch durch herkömmlichen Kümmel ersetzen.
Wer den aromatisch-herb schmeckenden Schabziger Klee zu Hause hat, kann beide Gewürze durch 1 TL davon ersetzen. Durch dieses getrocknete Kraut bekommen die Brötchen eine ganz besondere Note.

AUBERGINENDIP
MIT SESAM UND AMARANT

Der Dip ist perfekt für in Streifen geschnittene Möhren, Sellerie oder Kohlrabi – eine tolle Sache, wenn Gäste kommen oder wenn Sie abends noch etwas snacken. Er macht sich aber auch gut als Aufstrich für die Dinkel-Einkorn-Brötchen von nebenan.

ZUTATEN FÜR 2 PERSONEN
1 große Aubergine
Salz
1 kleine Knoblauchzehe
50 g braunes Tahin (Sesampaste)
2–3 EL Zitronensaft
50 g griechischer Joghurt
3 EL Amarant-Pops
Pfeffer aus der Mühle

ZUBEREITUNG: 10 Min.
GAREN: 1 Std.
ABTROPFEN: über Nacht
PRO PORTION ca. 227 kcal,
7 g EW, 15 g F, 13 g KH, 4 g BST

1 Am Vortag den Backofen auf 240 °C vorheizen. Die Aubergine waschen, trocken reiben und im Ganzen auf ein Backblech legen. Im vorgeheizten Ofen auf der mittleren Schiene etwa 1 Stunde weich garen.

2 Die Aubergine aus dem Ofen nehmen, auskühlen lassen und schälen. Das Fruchtfleisch in 1 bis 2 cm große Stücke schneiden, salzen und auf einem Sieb über Nacht abtropfen lassen. Aus einer großen Aubergine erhält man 200 bis 250 g abgetropftes Auberginenfleisch.

3 Am nächsten Tag den Knoblauch schälen und fein reiben. Das Auberginenfleisch mit Tahin, Zitronensaft, Joghurt, Knoblauch und Amarant verrühren und mit Salz und Pfeffer abschmecken.

TIPP
Wer den Dip noch für denselben Tag zubereiten möchte, sollte das Auberginenfleisch nach dem Garen wie oben beschrieben vorbereiten, salzen und nur 1 bis 2 Stunden ziehen lassen. Anschließend kann man das Auberginenfleisch mit den Händen ausdrücken und weiterverarbeiten.

DIPS, DIPS, DIPS!

Nachschub in Sachen Dips und Aufstriche – damit haben Sie hier ein paar ungewöhnlichere Slow-Carb-Varianten und müssen nicht auf gekaufte Versionen zurückgreifen. Der nächste Besuch wird sich freuen!

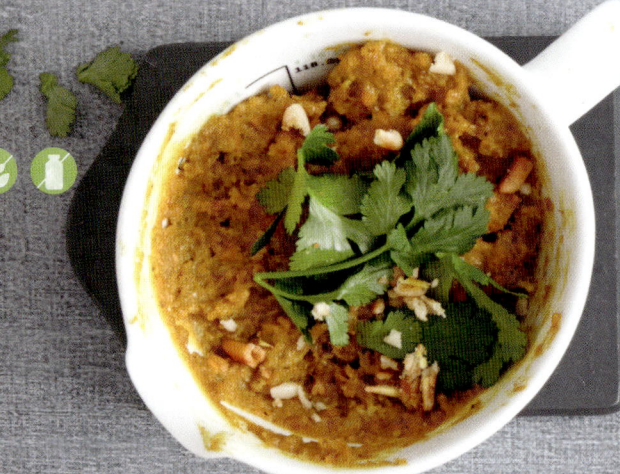

THUNFISCHAUFSTRICH
MIT WEISSEN BOHNEN

Für 4 Personen **800 g weiße Bohnen** (aus der Dose) auf einem Sieb abtropfen lassen. Dann in einem Topf mit wenig Wasser nur kurz aufkochen und abgießen. **2 geschälte Knoblauchzehen** und **2 EL Kapern** in kleine Würfel schneiden. **2 Dosen Thunfisch** (à 140 g Abtropfgewicht; im eigenen Saft) öffnen. **4 EL Petersilie** waschen, trocken tupfen und fein hacken. Die Bohnen mit Knoblauch, Kapern, Thunfisch (inklusive Saft) und **6 EL Olivenöl** in einem hohen Rührbecher mit dem Stabmixer grob aufmixen. Anschließend Petersilie unterrühren und mit **Salz** und **Pfeffer** aus der Mühle abschmecken. Der Aufstrich passt zu geröstetem Vollkornbaguette.

ZUBEREITUNG: 15 Min.
PRO PORTION ca. 444 kcal,
34 g EW, 16 g F, 35 g KH, 7 g BST

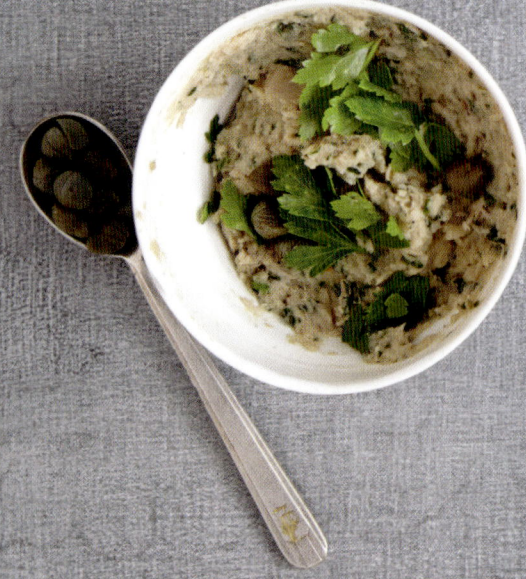

LINSEN-NUSS-DIP
MIT KORIANDER

Für 4 Personen **1 kleine Zwiebel** und **1 bis 2 Knoblauchzehen** schälen, in feine Würfel schneiden und in einer Pfanne in **1 EL Olivenöl** andünsten. Dann **120 g rote Linsen** hinzufügen und kurz mitdünsten. **400 ml Gemüsebrühe** dazugießen und die Linsen mit leicht geöffnetem Deckel etwa 10 Minuten weich garen. In der Zwischenzeit je **60 g gehackte Mandeln** und **Pinienkerne** in einer Pfanne ohne Fett anrösten. Die Linsen mit der Garflüssigkeit, den Mandeln und Nüssen, **3 EL Olivenöl** und **1 bis 2 TL gemahlenem Koriander**, **1 TL gemahlenem Kreuzkümmel**, **1 TL gehacktem Ingwer**, **1 bis 2 EL Zitronensaft**, Salz, Pfeffer aus der Mühle in einen hohen Rührbecher geben und mit dem Stabmixer cremig pürieren. Mit **Salz** und **Pfeffer** aus der Mühle würzen. In eine Schüssel geben und mit **1 bis 2 EL gehacktem Koriander** bestreuen. Der Aufstrich passt zu Vollkornbaguette.

ZUBEREITUNG: 20 Min.
PRO PORTION ca. 370 kcal,
14 g EW, 26 g F, 15 g KH, 8 g BST

HUMMUSAUFSTRICH
MIT BLATTSPINAT

Für 4 Personen **250 g Kichererbsen (aus der Dose)** in ein Sieb abgießen, kalt abbrausen, abtropfen lassen und in den Küchenmixer geben. Einige Kichererbsen für die Deko beiseitelegen. **50 g Babyspinat** waschen, trocken schütteln und grob klein schneiden. Spinat, **50 g Sesammus, 2½ bis 3 EL Zitronensaft, 1 geschälte Knoblauchzehe, 4 EL Olivenöl, Salz, Pfeffer aus der Mühle** und **etwa 4 EL Wasser** zu den Kichererbsen geben und alles mit dem Stabmixer cremig pürieren, falls nötig, etwas nachwürzen. In einem Schälchen anrichten, die beiseitegelegten Kichererbsen daraufgeben und mit **etwas Olivenöl** beträufeln. Der Aufstrich passt zu geröstetem Vollkornbaguette.

ZUBEREITUNG: 15 Min.
PRO PORTION ca. 274 kcal,
7 g EW, 20 g F, 14 g KH, 4 g BST

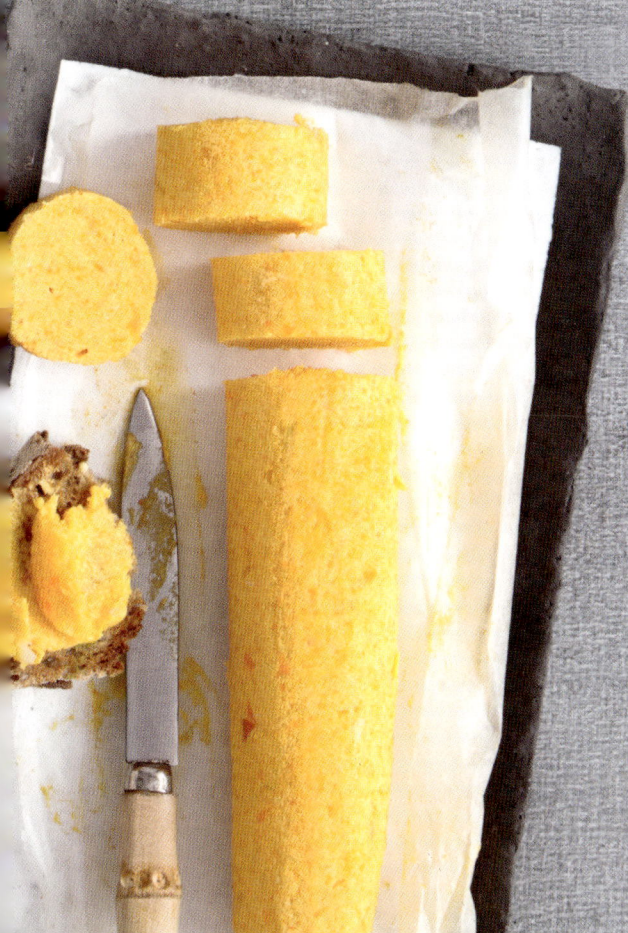

GEMÜSEBUTTER
MIT MANDELN V

Für 4 Personen **je 100 g Möhren** und **Pastinake** putzen und schälen, **Lauch** putzen und waschen und alles in kleine Würfel schneiden. Das Gemüse in einem Topf in **150 ml kochender Gemüsebrühe** mit fast geschlossenem Deckel knapp 10 Minuten weich garen. In ein Sieb abgießen, abtropfen lassen und in einen hohen Rührbecher geben. **1 Knoblauchzehe** schälen, grob schneiden und mit **1½ EL Mandelmus** zum Gemüse geben. Alles mit dem Stabmixer pürieren. Das Gemüsepüree mit **80 g weicher Butter** verrühren und mit **Salz** und **Pfeffer aus der Mühle** würzen. Die Gemüsebutter auf ein Stück Frischhaltefolie geben und zu einer Rolle formen und im Kühlschrank fest werden lassen. Passt zu geröstetem Vollkornbaguette.

ZUBEREITUNG: 25 Min.
PRO PORTION ca. 228 kcal,
1 g EW, 21 g F, 5 g KH, 1 g BST

KALTE AVOCADOSUPPE
MIT GURKE UND MINZE

ZUTATEN FÜR 4 PERSONEN
4 reife Avocados
1–2 Stiele Minze
700–800 ml Milch
(oder Sojadrink)
1 Limette
Salz
Chiliflocken
1 kleine Gurke
2 Frühlingszwiebeln

ZUBEREITUNG: 20 Min.
PRO PORTION ca. 370 kcal,
8 g EW, 27 g F, 17 g KH, 8 g BST

1 Die Avocados halbieren, den Stein entfernen, das Fruchtfleisch schälen und in grobe Stücke schneiden. In einen hohen Rührbecher geben. Die Minze waschen, trocken schütteln, die Blätter abzupfen, grob schneiden und mit der Milch in den Rührbecher geben. Etwas Minze zum Garnieren beiseitelegen. Alles mit dem Stabmixer cremig pürieren, falls nötig, noch etwas Milch dazugeben, bis die Suppe leicht dickflüssig ist. Die Limette auspressen und den Saft hinzufügen. Die Suppe mit Salz und Chiliflocken abschmecken.

2 Die Gurke waschen, längs halbieren, entkernen und in kleine Würfel schneiden. Die Frühlingszwiebeln putzen, waschen und in feine Ringe schneiden.

3 Die Suppe auf Schüsseln oder tiefe Teller verteilen, Gurkenwürfel, Frühlingszwiebelringe und Minze daraufgeben und mit einigen Chiliflocken bestreuen. Dazu passt geröstetes Vollkornbrot.

TIPP
Avocados sollte man auf keinen Fall erhitzen. Dann bekommen sie einen unangenehmen bitteren Geschmack und eine unschöne Farbe.

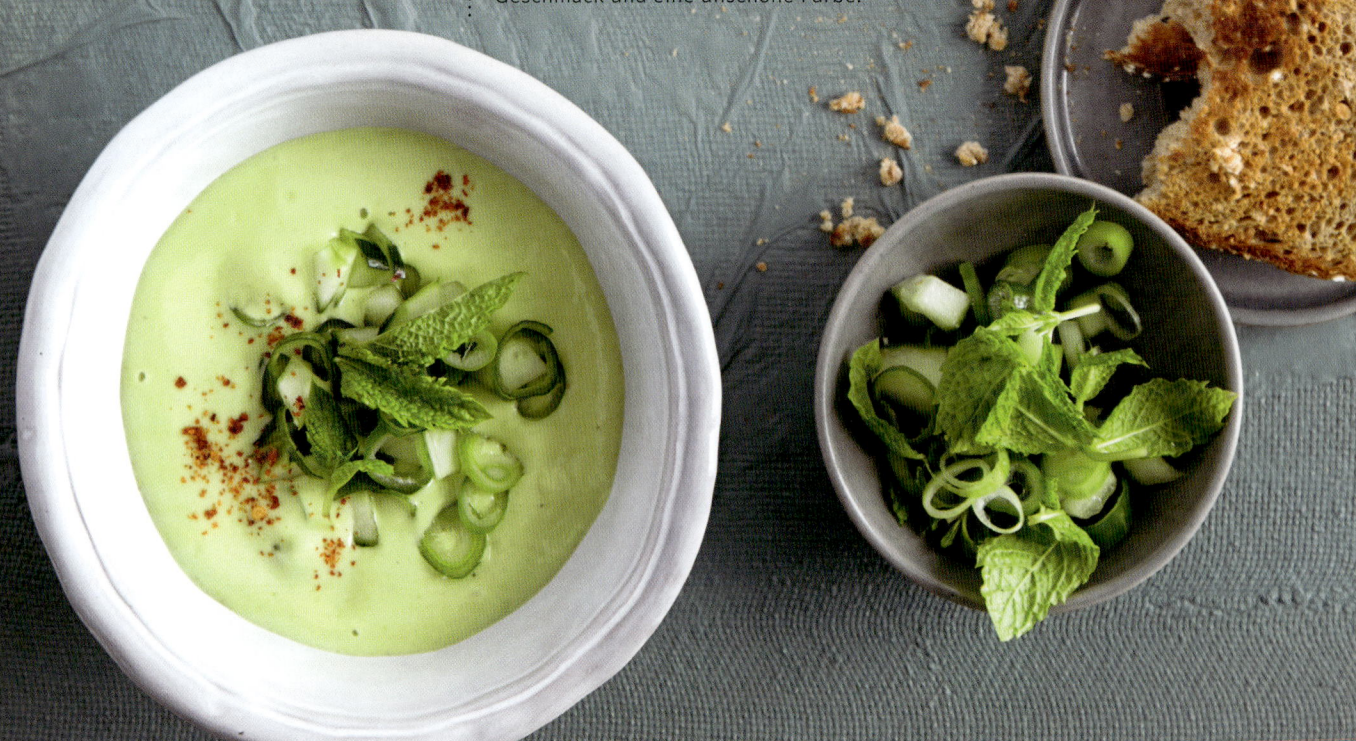

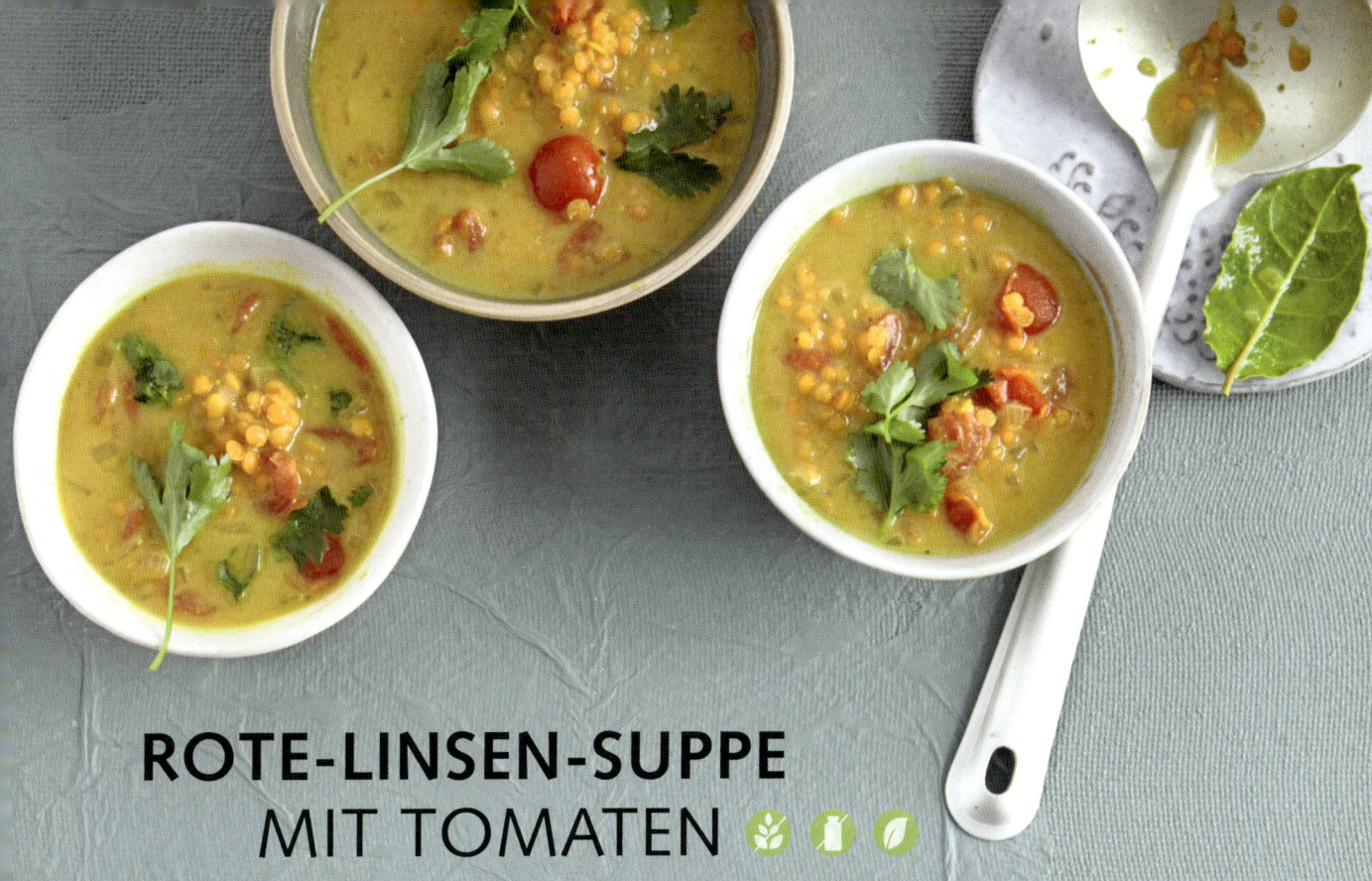

ROTE-LINSEN-SUPPE
MIT TOMATEN

ZUTATEN FÜR 4 PERSONEN
4 Tomaten
1 Stück Ingwer (ca. 1,5 cm)
300 g rote Linsen
1 Lorbeerblatt
1 TL gemahlene Kurkuma
1 Zwiebel
1 Knoblauchzehe
2–3 EL Kokosöl
(oder Olivenöl)
1 EL Kreuzkümmelsamen
Salz, Pfeffer aus der Mühle
gehackter Koriander zum Bestreuen

ZUBEREITUNG: 30 Min.
PRO PORTION ca. 294 kcal,
18 g EW, 6 g F, 33 g KH, 14 g BST

1 Die Tomaten waschen, halbieren, entkernen und in Würfel schneiden, dabei die Stielansätze entfernen. Den Ingwer schälen und in kleine Würfel schneiden.

2 In einem großen Topf 1 l Wasser zum Kochen bringen. Die Linsen mit den Tomaten, dem Ingwer, dem Lorbeerblatt und der gemahlenen Kurkuma hinzufügen und bei schwacher bis mittlerer Hitze 15 bis 20 Minuten garen.

3 In der Zwischenzeit Zwiebel und Knoblauch schälen und in feine Würfel schneiden. Das Kokosöl in einer Pfanne erhitzen und Zwiebel, Knoblauch und Kreuzkümmel darin anrösten. Das Gewürzöl zu den Linsen geben und mit Salz und Pfeffer abschmecken. Das Lorbeerblatt wieder entfernen und die Suppe mit Koriander bestreuen.

TIPP
Diese Suppe ist superlecker, sättigt schnell und kann prima wieder aufgewärmt werden – also das ideale Mittagessen fürs Büro. Wenn man sie am Abend zuvor zubereitet, zieht sie über Nacht noch mal richtig gut durch.

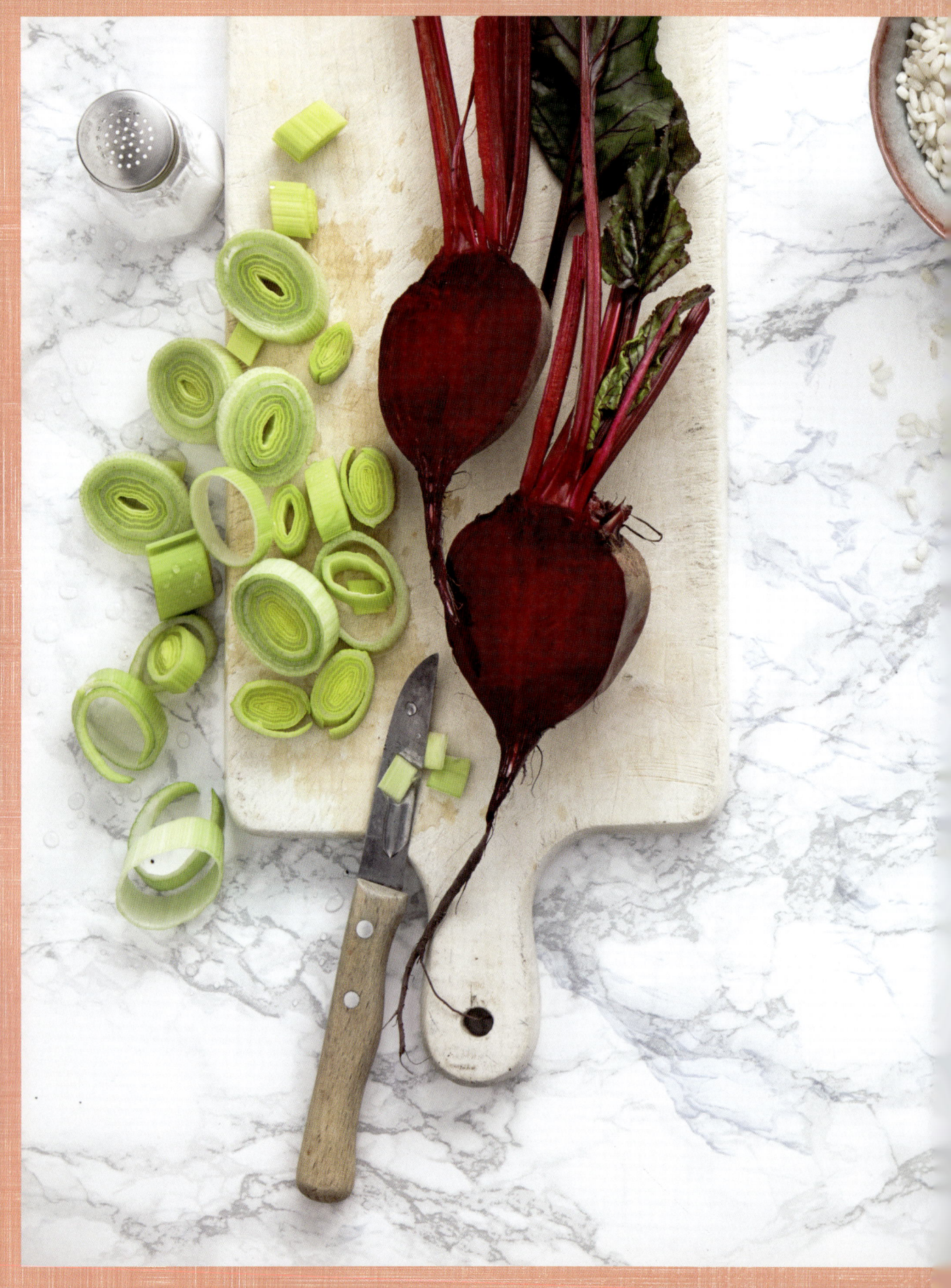

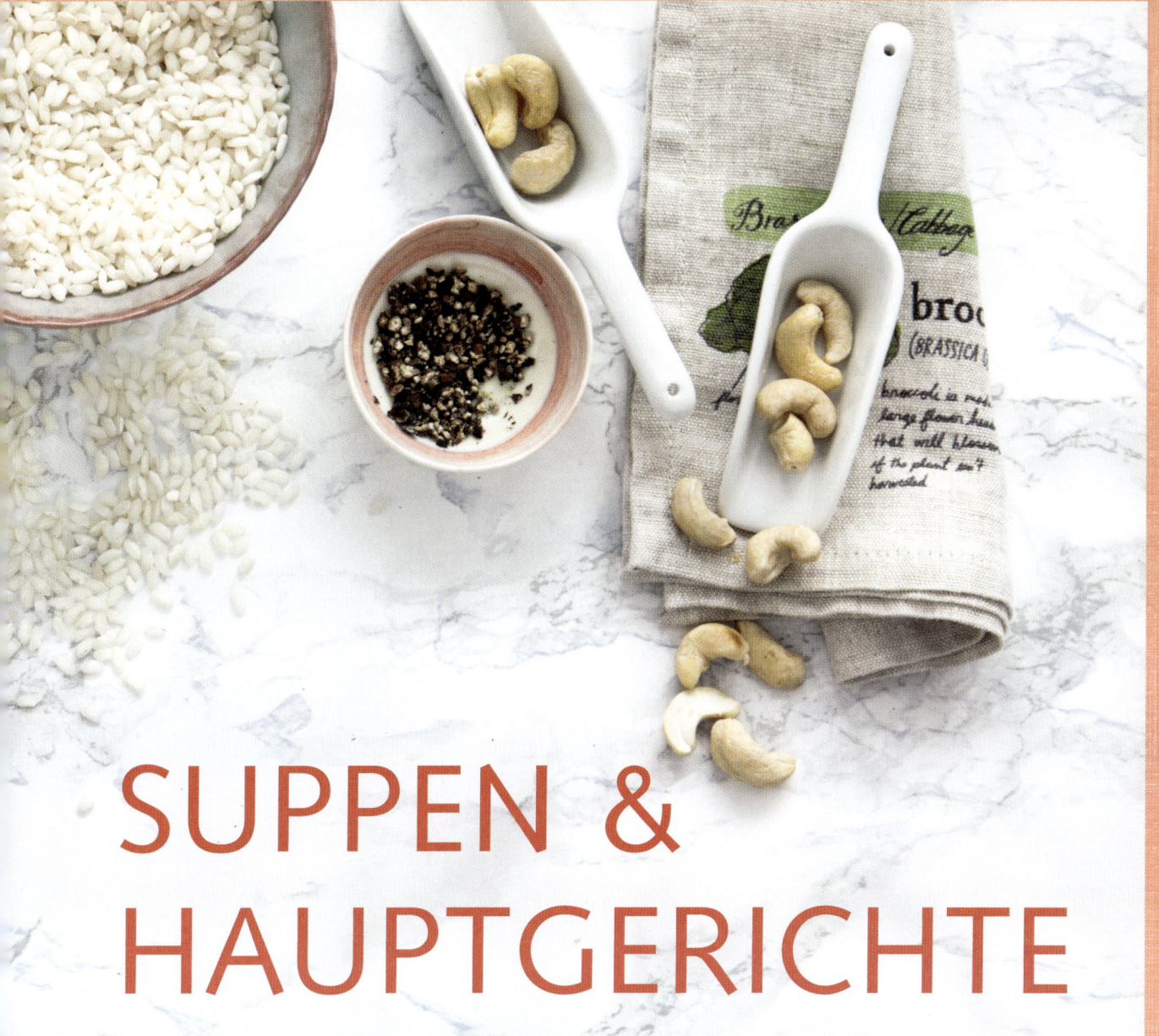

SUPPEN & HAUPTGERICHTE

EASY GOING – bei Slow Carb dürfen wir uns auch mal so richtig gehen lassen. Und ganz gemütlich eintauchen in wohltuende Genüsse: dampfende Suppen, Gnocchi, Pasta wie im Süden, herzhafte Ragouts und wärmende **LIEBLINGSGERICHTE** aus Ofen oder Pfanne. **WOHLGEFÜHL** auf leichte Art!

PAPRIKASUPPE
MIT GRÜNEN BOHNEN

So ein feines Räucheraroma! Wer könnte da widerstehen? Warm, würzig, mit leichter Karamellnote – die Paprikaschoten für das Gewürz werden über Eichenholz geräuchert. Da vermisst wirklich niemand das Fleisch in der Suppe!

ZUTATEN FÜR 4 PERSONEN
4 rote Paprikaschoten
2 EL Olivenöl
300 g grüne Bohnen
Salz
2 mehligkochende Kartoffeln
1 Knoblauchzehe
1 Zwiebel
2 Stangen Staudensellerie
1,2 l Gemüsebrühe
2 Lorbeerblätter
2 Scheiben Ingwer
1–2 EL getrockneter Oregano
1–2 EL geräuchertes Paprikapulver
½–1 TL Chilipulver
je 1 TL gemahlener Kreuzkümmel
und Koriander
Pfeffer aus der Mühle

ZUBEREITUNG: 45–50 Min.
PRO PORTION ca. 160 kcal,
5 g EW, 6 g F, 17 g KH, 6 g BST

1 Den Backofengrill auf 200 °C einschalten. Die Paprikaschoten längs halbieren, entkernen und waschen. Die Haut mit etwas Olivenöl einpinseln und die Paprika mit der Haut nach oben auf ein mit Backpapier ausgelegtes Backblech geben. Im Ofen auf der obersten Schiene 20 bis 30 Minuten garen, bis die Haut dunkel wird und Blasen wirft. Herausnehmen, die Haut grob entfernen und die Paprika in einem hohen Rührbecher mit dem Stabmixer fein pürieren.

2 Die Bohnen putzen, waschen, in 1 bis 2 cm große Stücke schneiden und in einem Topf mit kochendem Salzwasser etwa 15 Minuten fast weich garen. In ein Sieb abgießen und kalt abschrecken.

3 In der Zwischenzeit die Kartoffeln schälen, waschen und in kleine Würfel schneiden. Den Knoblauch und die Zwiebel schälen und in feine Würfel schneiden. Den Staudensellerie putzen, waschen und in kleine Stücke schneiden.

4 Das restliche Olivenöl in einem Topf erhitzen und Kartoffeln, Knoblauch und Zwiebel darin hell anbraten. Den Sellerie hinzufügen und mit der Gemüsebrühe aufgießen. Lorbeerblätter und Ingwerscheiben dazugeben und alles 10 bis 15 Minuten köcheln lassen.

5 Das Lorbeerblatt und den Ingwer wieder entfernen. Die Bohnen und die Paprikapaste unter die Suppe rühren und nochmals erhitzen. Mit Oregano, Paprika- und Chilipulver, Kreuzkümmel, Koriander, Salz und Pfeffer würzen.

6 Die Suppe auf Teller verteilen, nach Belieben jeweils 1 EL Schmand oder Soja-Sauerrahm in die Mitte geben und servieren.

TIPP
Wer gerade keine grünen Bohnen zur Hand hat oder den Anteil der Slow Carbs in dem Gericht noch erhöhen möchte, kann stattdessen auch weiße Bohnen aus der Dose nehmen. Die weißen Bohnen in ein Sieb abgießen, abbrausen, kurz abtropfen lassen und mit dem Sellerie in die Suppe geben.

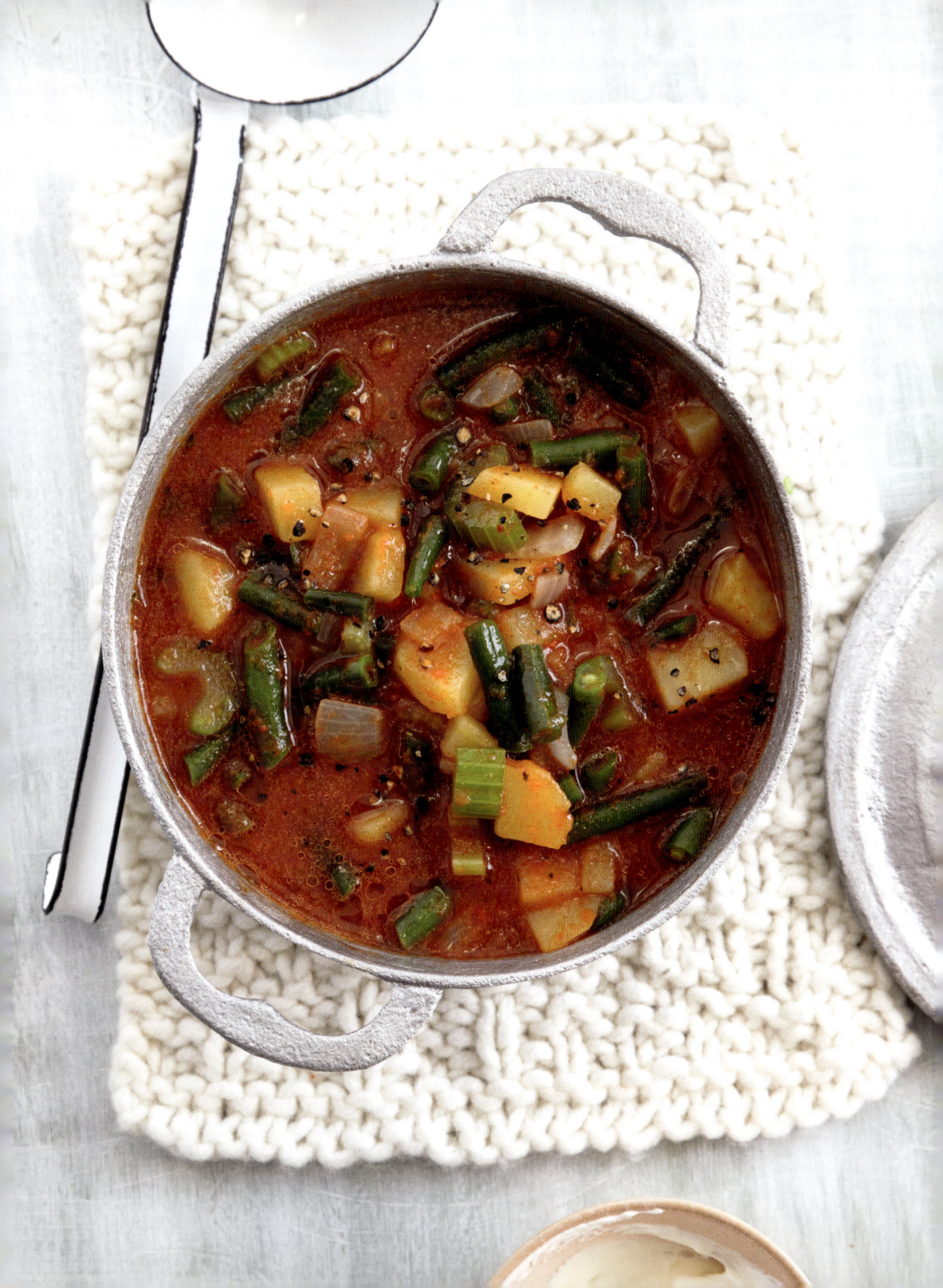

MÖHRENSUPPE
MIT INGWER UND DINKEL

Durch die Gewürze Koriander, Kreuzkümmel, Zimt und Ingwer und die frischen Kräuter erhält die Suppe ein orientalisches Aroma, das ein gutes Gegengewicht zum kräftigen Dinkel- geschmack bildet. Wärmt von innen und macht supersatt!

ZUTATEN FÜR 4 PERSONEN
100 g Dinkelschrot
1,2 l Gemüsebrühe
1 Zwiebel
800 g Möhren
1–2 EL Olivenöl
1–2 TL gemahlener Koriander
1 EL gemahlener Kreuzkümmel
1 Stange Zimt
1 EL fein gehackter Ingwer
100 ml Weißwein
200 g saure Sahne
etwas abgeriebene unbehandelte
Orangenschale
1 EL Orangensaft
je 2 EL gehackter Koriander und
gehackte Minze
Salz, Pfeffer aus der Mühle
2 EL Kürbiskerne
2 EL Kürbiskernöl

ZUBEREITUNG: 50–60 Min.
PRO PORTION ca. 386 kcal,
9 g EW, 21 g F, 32 g KH, 8 g BST

1 Das Dinkelschrot in einem Sieb kalt abbrausen und abtropfen las- sen. 300 ml Brühe in einem Topf zum Kochen bringen und das Dinkel- schrot darin 30 bis 40 Minuten weich kochen. Anschließend in ein Sieb abgießen, abtropfen lassen und warm stellen.

2 Die Zwiebel schälen und in feine Würfel schneiden. Die Möhren put- zen, schälen und in kleine Würfel schneiden. Das Olivenöl in einem Topf erhitzen und die Zwiebelwürfel darin andünsten. Koriander, Kreuzküm- mel, Zimt, Ingwer und Möhren dazugeben und einige Minuten weiter- dünsten. Mit der restlichen Gemüsebrühe aufgießen und 10 bis 15 Mi- nuten köcheln lassen, bis die Möhren weich sind. Den Weißwein dazugeben und weitere 5 Minuten köcheln lassen.

3 In der Zwischenzeit die saure Sahne mit etwas Orangenschale, -saft, Koriander und Minze verrühren und mit Salz und Pfeffer würzen. Die Kürbiskerne in einer Pfanne ohne Fett hell rösten.

4 Die Zimtstange aus der Suppe entfernen. Die Möhren mit dem Stab- mixer glatt pürieren und die Suppe mit Salz und Pfeffer würzen.

5 In jeden tiefen Teller 1 EL Dinkelschrot geben und die Möhrensuppe außen herum verteilen. Jeweils einen Klecks saure Sahne hineingeben und mit Kürbiskernöl und Kürbiskernen servieren.

TIPP
Dinkel ist wie Weizen ein Allrounder und kann in Rezepten den Weizen 1:1 ersetzen oder je zur Hälfte mit ihm gemischt werden.
In diesem Rezept kann das Dinkelschrot aber auch genauso gut durch Grün- kern ersetzt werden. Bei Grünkern handelt es sich um unreif geernteten Dinkel, der geröstet wird und dadurch ein besonders würziges, leicht rauchiges Aroma bekommt.

SCHWARZWURZELEINTOPF
MIT RINDFLEISCH

Schwarzwurzeln sind eigentlich ein Wintergemüse. Wie praktisch, dass es zu jeder Jahreszeit TK-Ware gibt. Dadurch sparen Sie sich auch das Schälen, bei dem Sie wegen des stark färbenden Saftes lieber Einmalhandschuhe tragen sollten.

ZUTATEN FÜR 4 PERSONEN
350 g TK-Schwarzwurzeln
1 Zwiebel
3 Möhren
80 g Staudensellerie
1 Stange Lauch
600 g Tafelspitz
Salz
100 g rote Linsen
1 Lorbeerblatt
Pfeffer aus der Mühle
etwas frisch geriebene Muskatnuss
je 1 EL gehackter Liebstöckel und
etwas gehackte Petersilie für die
Deko

ZUBEREITUNG: 20 Min.
GARZEIT: 1½–2 Std.
PRO PORTION ca. 388 kcal,
37 g EW, 13 g F, 16 g KH, 23 g BST

1 Die Schwarzwurzeln auftauen lassen. Die Zwiebel schälen und halbieren. Die Möhren putzen und schälen. 2 Möhren beiseitelegen, 1 Möhre in grobe Stücke schneiden. Den Sellerie putzen, waschen und ebenfalls in grobe Stücke schneiden. Den Lauch putzen und waschen. Den weißen Teil beiseitelegen, den grünen Teil in grobe Stücke schneiden.

2 Den Tafelspitz waschen und trocken tupfen. In einem Topf 2 l Wasser aufkochen, Tafelspitz, Möhren-, Sellerie- und Lauchstücke hineingeben, leicht salzen und bei mittlerer Temperatur 1 ½ bis 2 Stunden köcheln lassen. Zwischendurch mit dem Schaumlöffel den entstehenden Schaum abnehmen. Wenn das Fleisch weich ist, die Brühe durch ein Sieb gießen und zurück in den Topf geben. Das Gemüse entfernen und das Fleisch in kleine Stücke schneiden.

3 Das Fleisch in kleine Stücke schneiden. Den weißen Teil des Lauches in feine Ringe schneiden, die Möhren in feine Scheiben schneiden. Die Linsen in Wasser bei schwacher Hitze 8 bis 10 Minuten bissfest kochen, in ein Sieb abgießen, abschrecken und gut abtropfen lassen.

4 Die Rindfleischbrühe zum Kochen bringen, das Lorbeerblatt hinzufügen und die aufgetauten Schwarzwurzeln, die Möhren und den Lauch dazugeben. Alles 15 bis 20 Minuten bissfest garen. Linsen und Rindfleisch hinzufügen und mit Salz, Pfeffer und Muskatnuss würzen.

5 Den Eintopf mit Liebstöckel und Petersilie bestreuen und servieren.

TIPP
Wer sich die Arbeit nur einmal machen, aber öfter davon profitieren möchte, kann den Eintopf in doppelter Menge zubereiten und portionsweise einfrieren. So kann das leckere Gericht gleich ein paarmal auf den Tisch.

SCHWARZWURZELSUPPE
MIT RÄUCHERFORELLE

ZUTATEN FÜR 4 PERSONEN
900 g Schwarzwurzeln
(oder 800 g TK-Schwarzwurzeln)
1–2 EL Zitronensaft
1 kleine Zwiebel
1 EL Öl
900 ml Gemüsebrühe
2 Räucherforellenfilets (ohne Haut)
250 g Sahne
Salz, Pfeffer aus der Mühle
etwas frisch geriebene Muskatnuss
2 EL grob gehackte Petersilie

ZUBEREITUNG: 40 Min.
PRO PORTION ca. 335 kcal,
12 g EW, 24 g F, 5 g KH, 23 g BST

1 Die Schwarzwurzeln putzen, unter fließendem Wasser gründlich waschen, schälen, schräg in Scheiben schneiden und in Zitronenwasser legen. Dabei am besten Einmalhandschuhe tragen. Die Zwiebel schälen und in feine Würfel schneiden. Das Öl in einem Topf erhitzen und die Zwiebelwürfel darin andünsten. Die Schwarzwurzeln hinzufügen und kurz mitdünsten lassen. Die Brühe dazugeben und das Gemüse etwa 20 Minuten weich köcheln lassen.

2 Die Forellenfilets, falls nötig, zunächst entgräten und in kleine Stücke schneiden.

3 Einen Teil der Schwarzwurzeln als Suppeneinlage mit einem Schaumlöffel herausnehmen und beiseitestellen. Die Sahne zur Suppe geben und nochmals erhitzen. Mit dem Stabmixer fein pürieren und mit Salz, Pfeffer und Muskatnuss würzen.

4 Die Suppe auf Teller verteilen. Die Forellenfilets und die Schwarzwurzelscheiben zur Suppe geben und mit der Petersilie bestreuen.

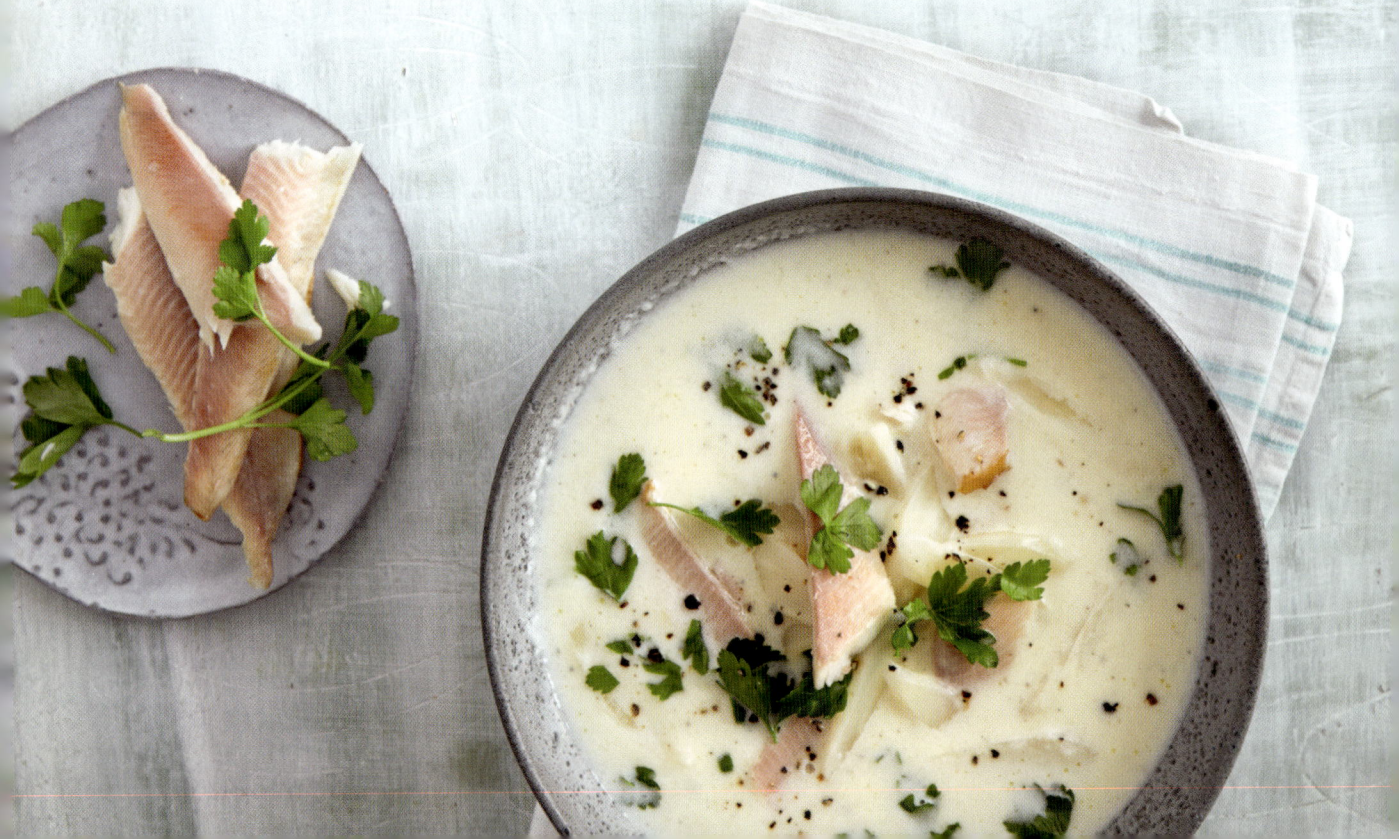

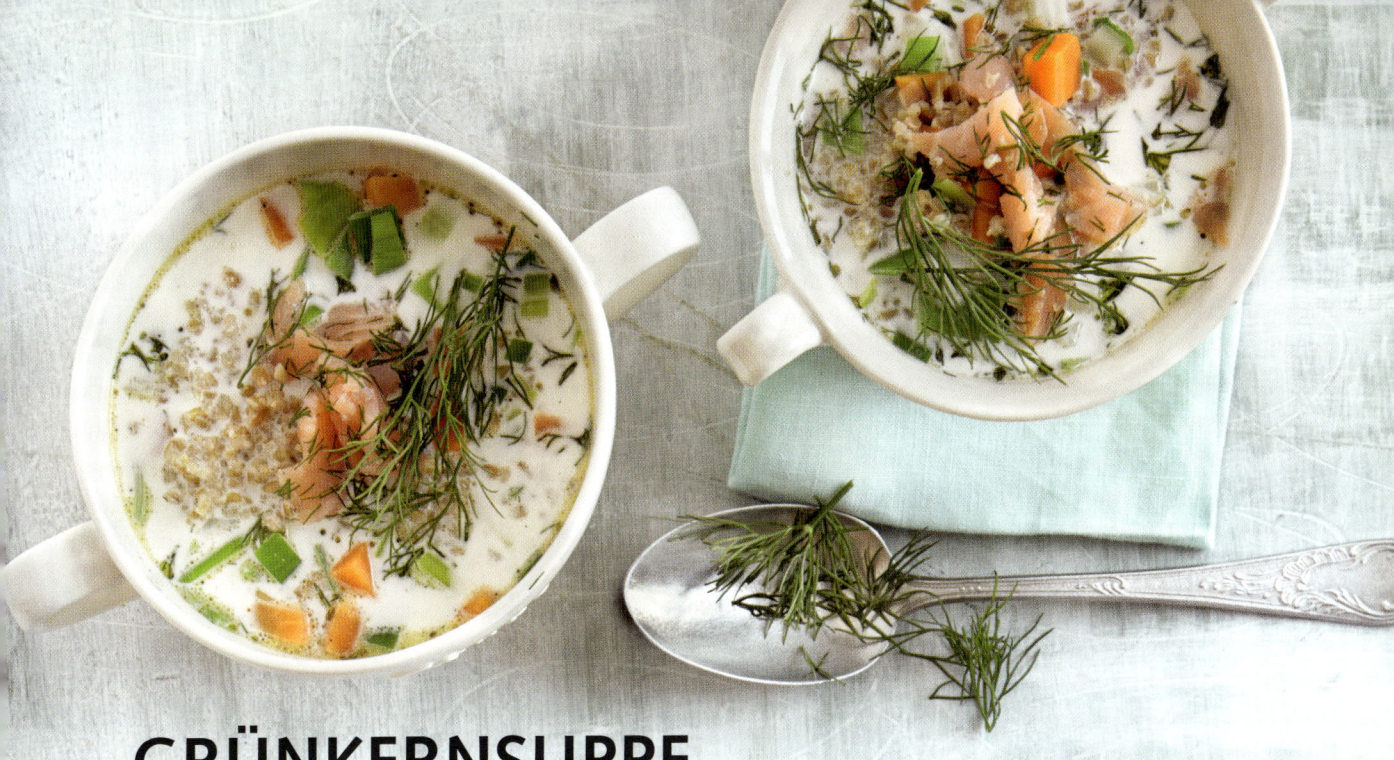

GRÜNKERNSUPPE
MIT RÄUCHERLACHS

ZUTATEN FÜR 4 PERSONEN
2 Schalotten
200 g Suppengemüse
(Lauch, Möhre, Knollensellerie)
2 EL Olivenöl
80 g Grünkernschrot
100 ml trockener Weißwein
600 ml Gemüsebrühe
150 g Sahne
Salz, Pfeffer aus der Mühle
1 EL Zitronensaft
2 EL fein gehackter Dill
200 g geräucherter Lachs
Dillspitzen für die Deko

ZUBEREITUNG: 25 Min.
PRO PORTION ca. 362 kcal,
15 g EW, 23 g F, 18 g KH, 3 g BST

1 Die Schalotten schälen und in feine Würfel schneiden. Den Lauch putzen, waschen und in Ringe schneiden. Die Möhre und den Sellerie putzen, waschen, schälen und in Würfel schneiden.

2 In einem Topf das Olivenöl erhitzen und die Schalottenwürfel darin andünsten. Den Grünkernschrot hinzufügen und einige Minuten anrösten. Mit Weißwein ablöschen und leicht einkochen lassen.

3 Die Brühe und die Gemüsewürfel hinzufügen und etwa 15 Minuten bei schwacher Hitze köcheln lassen, bis das Gemüse und der Grünkern gar, aber noch bissfest sind. Die Sahne unterrühren und die Suppe mit Salz, Pfeffer, Zitronensaft und Dill würzen. Den Lachs in mundgerechte Stücke schneiden.

4 Die Suppe auf Teller verteilen. Den Lachs und den Dill dazugeben und die Suppe servieren.

TIPP
Grünkern erhält durch das Trocknen (Darren) bei 120 bis 150 °C seinen spezifischen Geschmack. Die grüne Farbe des Grünkerns ist ein Indiz für seine gute Qualität, während brauner Grünkern als minderwertig gilt.

TOMATENSUPPE
MIT PISTAZIEN

Den Ballaststoff-Kick erhält die Tomatensuppe durch das Hirse- und Teff-Mehl. Das sind glutenfreie Mehlerzeugnisse, bei denen das ganze Korn erhalten geblieben ist. Dadurch sind sie reich an langsamen Kohlenhydraten und machen lange satt.

ZUTATEN FÜR 4 PERSONEN
1 Zwiebel
1 Knoblauchzehe
40 g Hirse- oder Teff-Mehl
40 g Butter
400 g stückige Tomaten
(aus der Dose)
½ l Gemüsebrühe
40 g Pistazien
Salz, Pfeffer aus der Mühle
1 Msp. Chilipulver
4 EL Schmand oder Crème fraîche
(oder Soja-Crème-fraîche)
1 Handvoll Basilikumblätter

ZUBEREITUNG: 30 Min.
PRO PORTION ca. 256 kcal,
4 g EW, 20 g F, 12 g KH, 3 g BST

1 Die Zwiebel und den Knoblauch schälen und in feine Würfel schneiden. Das Mehl in einem Topf ohne Fett anrösten, bis es zu duften beginnt. Die Butter dazugeben und mit dem Schneebesen gut unterrühren. Die Zwiebel und den Knoblauch hinzufügen und alles unter Rühren andünsten. Dann die Tomaten samt Saft dazugeben, die Brühe hinzufügen und alles 15 bis 20 Minuten köcheln lassen.

2 Die Pistazien hacken. Die Suppe mit Salz, Pfeffer und Chilipulver würzen. Auf tiefe Teller verteilen und jeweils 1 EL Schmand in die Mitte geben. Mit dem Basilikum und den Pistazien bestreut servieren.

TIPP

Teff ist eine Hirseart und wird auch Zwerghirse genannt. Aufgrund ihrer geringen Größe gibt es keine Schälverfahren für die Körner, sodass in Erzeugnissen aus Teff alle Keim- und Schalenbestandteile enthalten bleiben und sie dadurch besonders ballaststoffreich sind. Da Teff, wie auch Hirse, kein Gluten enthält, sind beide Mehlsorten eine tolle Variante für Zöliakiebetroffene oder Menschen mit Glutensensitivität.

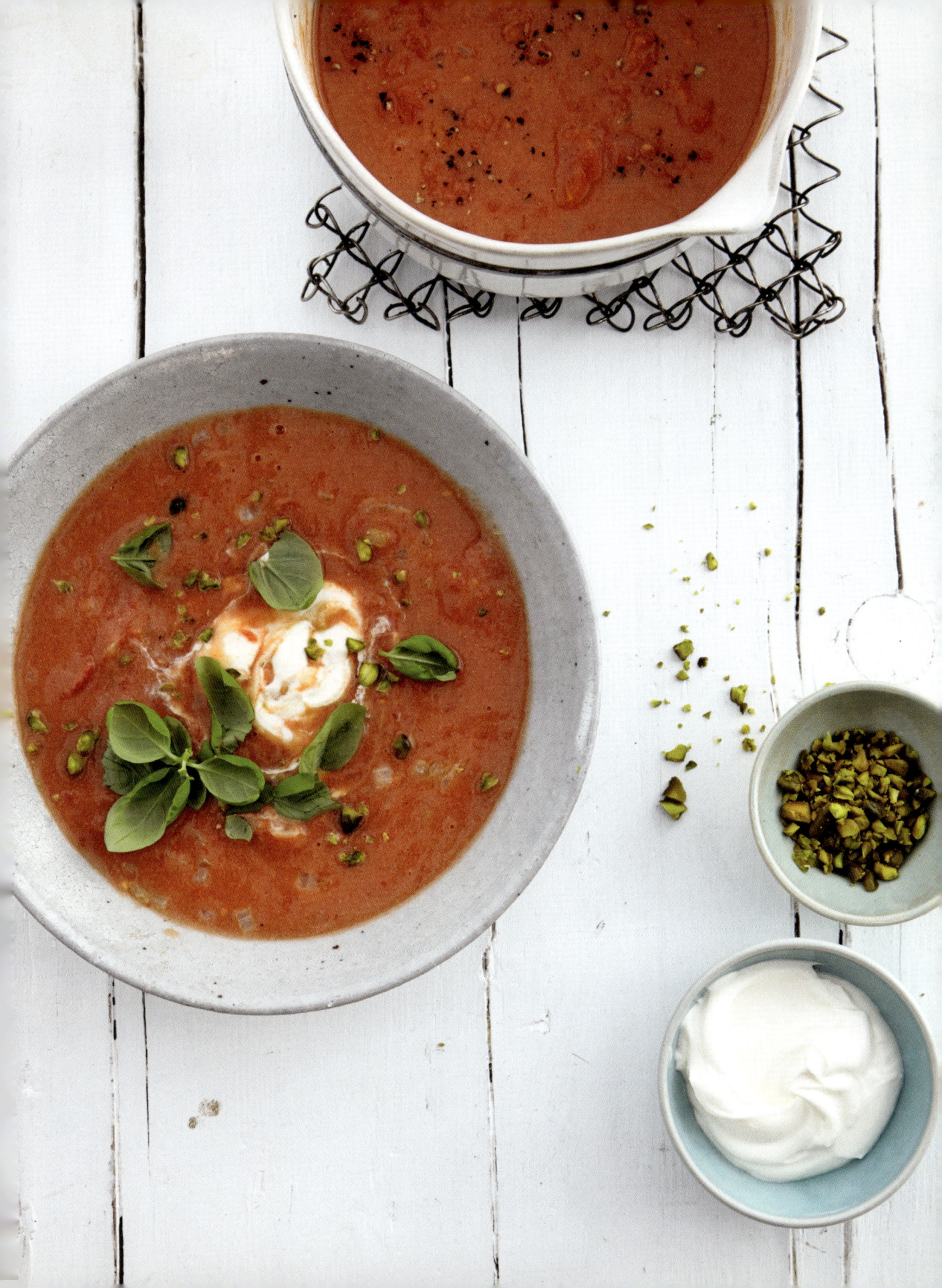

FENCHEL-LAUCH-RISOTTO
MIT KIDNEYBOHNEN

ZUTATEN FÜR 4 PERSONEN
2 Zwiebeln
2 Stangen Lauch
400 g Fenchel
6 EL Öl
1 TL grüne Fenchelsamen
400 g Risottoreis
200 ml Weißwein
2 TL gehackter Ingwer
4 Knoblauchzehen (in Scheiben)
1,6 l heiße Gemüsebrühe
2 Dosen Kidneybohnen
(à 240 g Abtropfgewicht)
Salz, Pfeffer aus der Mühle
2 EL Sonnenblumenkerne
2 EL Pinienkerne
80 g Pecorino in Spänen

ZUBEREITUNG: 40 Min.
PRO PORTION ca. 973 kcal,
32 g EW, 36 g F, 114 g KH, 18 g BST

1 Die Zwiebeln schälen und in feine Würfel schneiden. Den Lauch putzen, waschen und in feine Ringe schneiden. Den Fenchel putzen, waschen und in feine Würfel schneiden. Das Fenchelgrün beiseitelegen.

2 In einer Pfanne 2 EL Öl erhitzen und die Zwiebel darin andünsten. Fenchelsamen und Reis hinzufügen und kurz mitrösten. Mit Wein ablöschen und einkochen lassen. Ingwer und Knoblauch dazugeben. So viel heiße Brühe angießen, dass der Reis bedeckt ist, und unter häufigem Rühren einköcheln lassen. Dann die Fenchelwürfel hinzufügen.

3 Erneut heiße Brühe angießen und einkochen lassen. Den Lauch dazugeben und die restliche Brühe angießen. Unter gelegentlichem Rühren insgesamt 20 bis 25 Minuten einkochen lassen, bis der Reis cremig, aber bissfest ist.

4 Die Kidneybohnen in ein Sieb abgießen, kalt abbrausen, abtropfen lassen und unter den Reis heben. Kurz darin erhitzen. Das restliche Öl unterrühren und den Risotto mit Salz und Pfeffer würzen. Die Kerne in einer Pfanne ohne Fett hell rösten. Den Risotto auf Tellern anrichten, den Pecorino darauf verteilen und mit den gerösteten Kernen und dem Fenchelgrün garnieren.

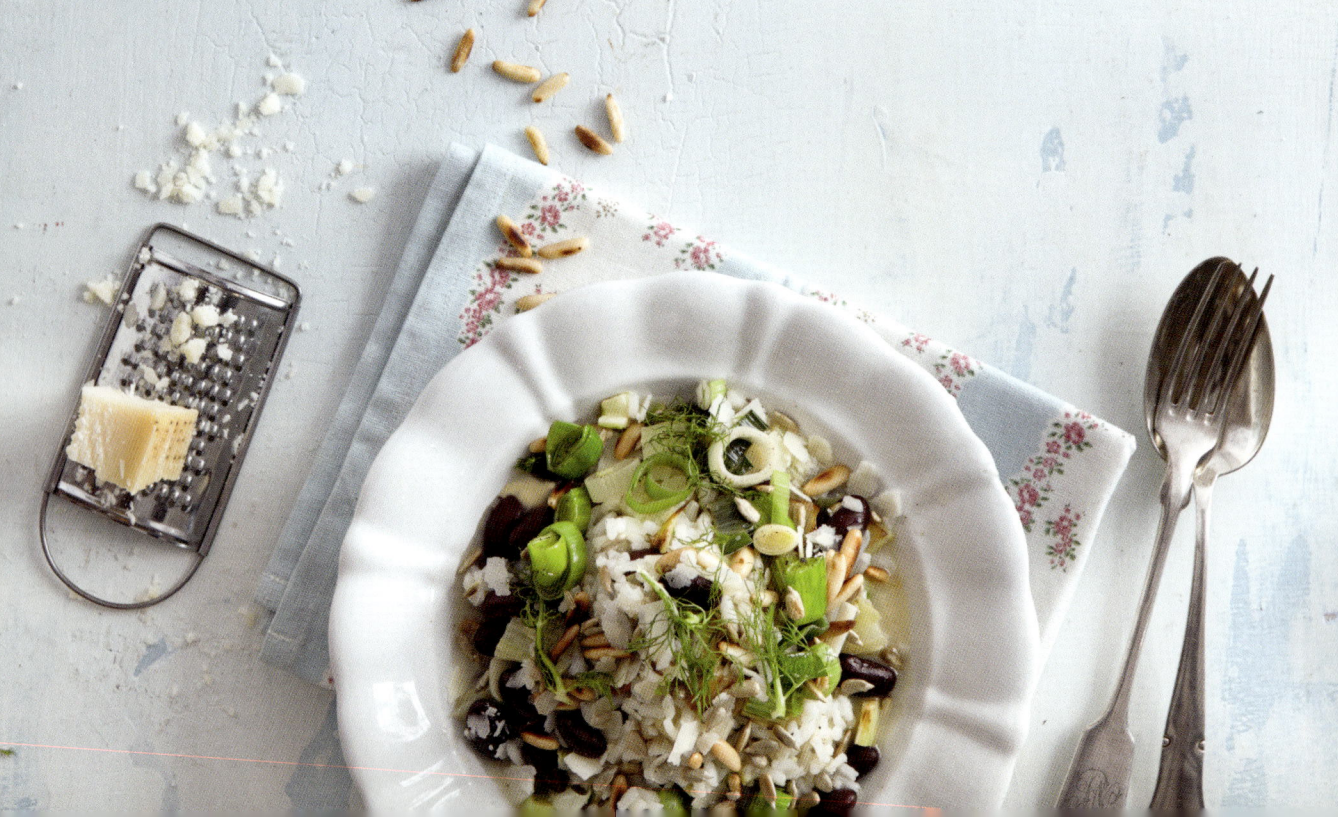

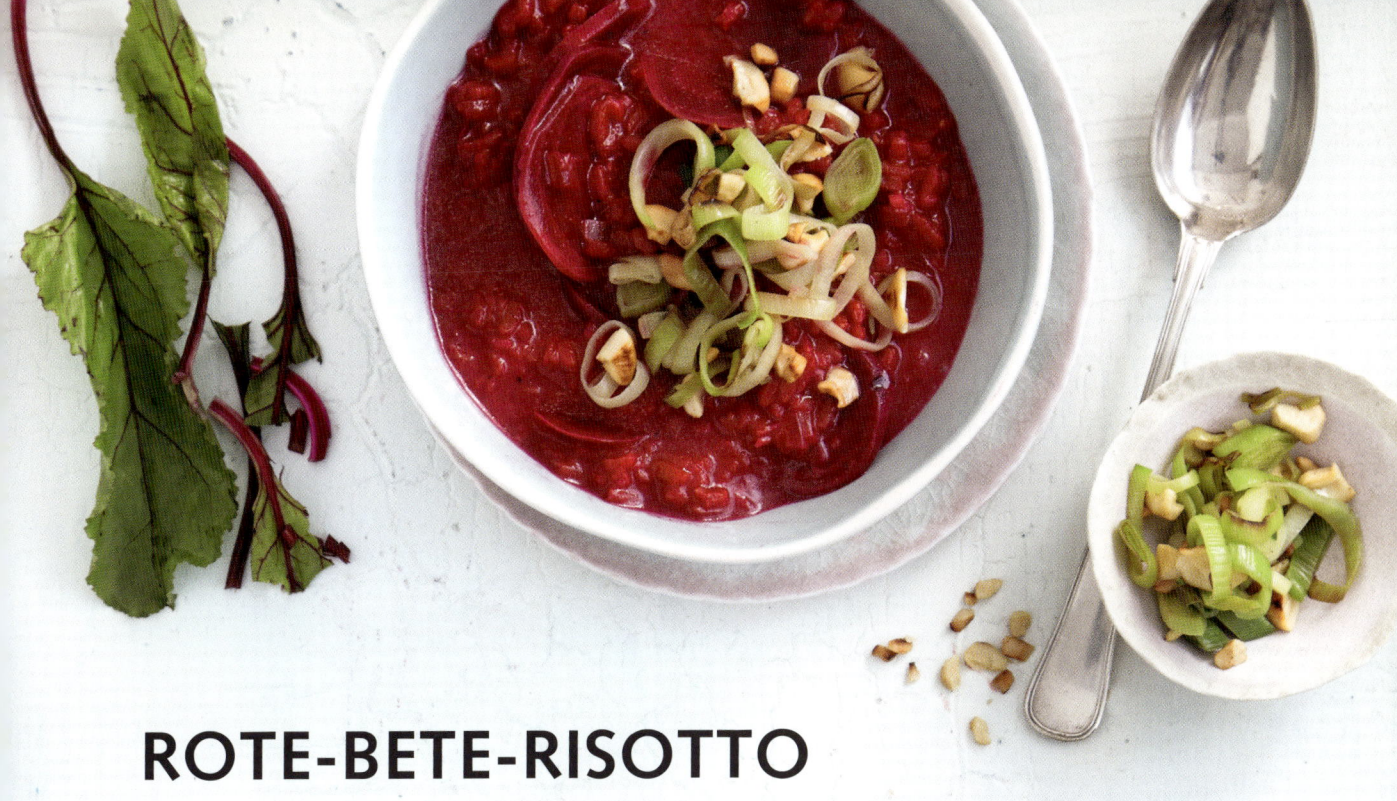

ROTE-BETE-RISOTTO
MIT CASHEWKERNEN 🌾 Ⓥ

ZUTATEN FÜR 4 PERSONEN

700 g Rote Beten

2 Zwiebeln

2 Knoblauchzehen

6 EL Olivenöl

400 g Risottoreis

200 ml Weißwein

2 TL gehackter Ingwer

1,1 l heiße Gemüsebrühe

1 ½ kleine Stangen Lauch

80 g Cashewkerne

2 EL Butter

Salz, Pfeffer aus der Mühle

80 g geriebener Parmesan

ZUBEREITUNG: 40 Min.

PRO PORTION ca. 880 kcal,
21 g EW, 38 g F, 104 g KH, 7 g BST

1 Die Roten Beten putzen, waschen, schälen, längs halbieren und vierteln und in etwa ½ cm dicke Scheiben schneiden. Dabei am besten Einmalhandschuhe tragen.

2 Die Zwiebeln schälen und in feine Würfel schneiden. Den Knoblauch schälen und in Scheiben schneiden. In einem Topf 1 EL Olivenöl erhitzen und die Zwiebeln darin andünsten. Den Reis hinzufügen und mitdünsten. Mit Wein ablöschen und einkochen lassen. Rote Beten, Ingwer und Knoblauch hinzufügen und unterrühren. So viel heiße Brühe angießen, dass der Reis bedeckt ist, und unter häufigem Rühren einköcheln lassen. Den Vorgang wiederholen, bis der Reis nach 20 bis 25 Minuten bissfest, aber cremig ist.

3 Den Lauch putzen, waschen und in feine Ringe schneiden. Die Cashewkerne grob hacken. Die Butter in einer Pfanne erhitzen, den Lauch und die Cashewkerne einige Minuten darin andünsten, bis der Lauch leicht braun ist. Mit Salz und Pfeffer würzen.

4 Den Parmesan unter den Risotto rühren und mit Salz und Pfeffer würzen. Den Risotto auf Tellern anrichten, die Lauch-Cashew-Mischung darübergeben und mit dem restlichen Olivenöl beträufeln.

GEMÜSENUDELN
MIT BASILIKUMPESTO 🥔🌰

Die bunten Gemüsenudeln sind nicht nur auf dem Teller ein Augenschmaus, sondern schmecken auch prima. Mit einem Gemüseschneider können Sie ganz einfach aus Süßkartoffel, Rote Bete und Co. selbst gemachte Spaghetti zaubern!

ZUTATEN FÜR 4 PERSONEN
FÜR DAS PESTO
40 g Basilikumblätter
1 Knoblauchzehe
40 g Sonnenblumenkerne
70 ml Olivenöl
2–3 EL Limettensaft
Salz, Pfeffer aus der Mühle

FÜR DIE NUDELN
1 Süßkartoffel (ca. 300 g)
2 Rote Beten (ca. 300 g)
Salz
350 g Dinkelvollkorn-Spaghetti
1 Handvoll Basilikumblätter
für die Deko

ZUBEREITUNG: 40 Min.
PRO PORTION ca. 632 kcal,
17 g EW, 23 g F, 80 g KH, 15 g BST

1 Für das Pesto das Basilikum waschen, trocken tupfen und in einen hohen Rührbecher geben. Den Knoblauch schälen und in feine Würfel schneiden. Knoblauch, Sonnenblumenkerne, Olivenöl, Limettensaft, Salz und Pfeffer hinzufügen und mit dem Stabmixer zu einem cremigen Pesto pürieren.

2 Für die Nudeln die Süßkartoffel schälen, waschen und mit dem Gemüseschneider in Spaghettiform schneiden. Die Roten Beten schälen, waschen und ebenfalls in Spaghettiform schneiden. Dabei am besten Einmalhandschuhe tragen.

3 Zwei Töpfe mit Salzwasser erhitzen. In einem Topf die Nudeln bissfest garen und in ein Sieb abgießen. Während die Nudeln kochen, im zweiten Topf zunächst die Süßkartoffel 2 bis 3 Minuten in das kochende Wasser geben. Mit einem Schaumlöffel herausnehmen, in ein Sieb geben und kalt abschrecken. Das Wasser im Topf wieder zum Kochen bringen und die Roten Beten hineingeben, 3 bis 4 Minuten bissfest garen und in ein Sieb abgießen.

4 Die drei Nudelsorten mischen und auf Tellern anrichten. Jeweils etwas Pesto daraufgeben, nach Belieben mit halbierten Cocktailtomaten anrichten und mit Basilikumblättern garnieren.

TIPP

Statt klassisch mit Basilikum kann man das Pesto auch mit Bärlauch oder Rucola zubereiten. Wegen des intensiven Geschmacks kann die Hälfte des Rucolas auch durch Spinat ersetzt werden.
Egal, für welche Variante Sie sich entscheiden, übriges Pesto hält sich in einem sauberen verschließbaren Glas, mit Olivenöl bedeckt, mehrere Wochen im Kühlschrank frisch.

VOLLKORNPENNE
MIT BOHNEN UND SPECK

Vollkornnudeln und dicke Bohnen – ein Traumpaar in Sachen Ballaststoffe! Saubohnen oder Ackerbohnen, wie sie noch genannt werden, besitzen außerdem viele Mineralstoffe und Eiweiß. Sie sind also nicht nur lecker, sondern auch sehr gesund!

ZUTATEN FÜR 4 PERSONEN
400 g dicke Bohnen
(TK oder frisch gepult)
Salz
1 Zwiebel
1 Knoblauchzehe
2 EL Olivenöl
100 g durchwachsene Speckwürfel
100 ml Weißwein
400 g Vollkornpenne
150 g Mascarpone oder Schmand
(oder Sojasauerrahm)
Pfeffer aus der Mühle
40 g geriebener Parmesan oder
Pecorino

ZUBEREITUNG: 30 Min.
PRO PORTION ca. 964 kcal,
48 g EW, 34 g F, 91 g KH, 40 g BST

1 Die tiefgekühlten Bohnen in einem Topf in kochendem Salzwasser 5 Minuten garen. (Frische Bohnen garen 10 Minuten.) Anschließend in ein Sieb abgießen, kalt abschrecken und abtropfen lassen. Die Zwiebel und den Knoblauch schälen und in feine Würfel schneiden.

2 Das Olivenöl in einer Pfanne erhitzen, Zwiebeln, Knoblauch und Speck hinzufügen und einige Minuten darin anbraten. Die Bohnen dazugeben, mit Wein ablöschen und bei schwacher Hitze köcheln lassen, bis die Flüssigkeit fast vollständig verdampft ist.

3 In der Zwischenzeit die Nudeln in einem Topf mit kochendem Salzwasser nach Packungsanweisung bissfest garen. In ein Sieb abgießen und abtropfen lassen.

4 Den Mascarpone unter die Bohnen rühren und mit Salz und Pfeffer würzen. Die Nudeln mit den Bohnen auf Teller verteilen, die Bohnen darübergeben und mit Parmesan bestreuen.

TIPP

Frische dicke Bohnen sind etwas arbeitsaufwendiger als andere Bohnensorten. Aus 2 kg Schoten erhält man nämlich lediglich etwa 500 g Kerne. Dicke Bohnen haben etwa von Mitte Mai bis August Saison. Sie können tiefgekühlt jedoch das ganze Jahr über gekauft werden. Finger weg von Dosenware – als Konserve sind diese Bohnen keine Alternative, da Geschmack und Farbe stark leiden.

RAVIOLI AUF ZWEIERLEI ART
MIT NUSSBUTTER

Slow sind hier nicht nur die Carbs, sondern auch die Zubereitung – ein ganz besonderes Rezept für besondere Gelegenheiten. Dass das Gericht nichts für jeden Tag ist, zeigt die Kalorienzahl, doch als seltener Genuss ist es durchaus in Ordnung.

ZUTATEN FÜR 4 PERSONEN
250 g Dinkelvollkornmehl
(oder Weizenvollkornmehl)
2 Eier
1 EL Öl
Salz
80 g Blattspinat
125 g Ricotta
25 g feine Käsewürfel
(z. B. Gruyère)
Pfeffer aus der Mühle
125 g Lachsfilet
50 ml Gemüsebrühe
125 g Ricotta
etwa abgeriebene Schale und Saft
von 1 unbehandelten Zitrone
250 g gemischte Nusskerne
(z. B. Hasel-, Pekan-, Cashew-,
Walnusskerne)
1–2 Knoblauchzehen
1 kleine rote Chilischote
100–150 g Butter
Vollkornmehl für die Arbeitsfläche
1 Eiweiß
Vollkorngrieß
50 g Parmesan in Spänen

ZUBEREITUNG: 80–90 Min.
PRO PORTION ca. 1214 kcal,
39 g EW, 94 g F, 50 g KH, 9 g BST

1 Für den Nudelteig das Mehl mit den Eiern, dem Öl, 1 Prise Salz und 60 ml Wasser in eine Schüssel geben und mit den Knethaken des Handrührgeräts zu einem geschmeidigen Teig verkneten. Der Teig sollte nicht klebrig sein. Mit den Händen zu einer flachen Kugel formen, in Frischhaltefolie wickeln und etwa 30 Minuten ruhen lassen.

2 In der Zwischenzeit für die Ricotta-Spinat-Füllung den Spinat in kochendem Salzwasser blanchieren, in ein Sieb abgießen, kalt abschrecken, mit den Händen ausdrücken und grob hacken. Mit Ricotta in einen hohen Rührbecher geben und mit dem Stabmixer fein pürieren. Den Käse untermischen und mit Salz und Pfeffer würzen.

3 Für die Ricotta-Lachs-Füllung den Lachs waschen und in einem Topf in der Brühe zugedeckt bei mittlerer Hitze etwa 5 Minuten garen. Herausnehmen und in einem hohen Rührbecher mit dem Stabmixer mit Ricotta, Zitronensaft und -schale fein pürieren. Salzen und pfeffern.

4 Die Nüsse fein hacken. Den Knoblauch schälen und in Scheiben schneiden. Die Chilischote längs halbieren, entkernen, waschen und fein hacken. Die Butter in einer Pfanne erhitzen, Knoblauch, Chili und Nüsse dazugeben und einige Minuten anrösten.

5 Den Nudelteig mit der Nudelmaschine oder dem Nudelholz zu dünnen, langen Teigplatten von etwa 10 cm Breite ausrollen, dabei, falls nötig, mit etwas Mehl bestäuben. Das Eiweiß mit einer Gabel verquirlen. Die einzelnen Teigbahnen dünn mit verquirltem Eiweiß bestreichen, jeweils abwechselnd etwa 3 TL der Füllungen im Abstand von 3 bis 4 cm mittig daraufgeben. Die Teighälfte der Länge nach darüberklappen. Den Teig um die Füllung herum andrücken. Mit einem runden Ausstecher (etwa 4 cm) halbmondförmige Ravioli ausstechen und die Ränder ohne Luftblasen verschließen.

6 In einem großen Topf Salzwasser erhitzen und die Ravioli darin bissfest garen. Mit dem Schaumlöffel herausheben und in der Nussbutter wenden. Mit Parmesan bestreuen und servieren.

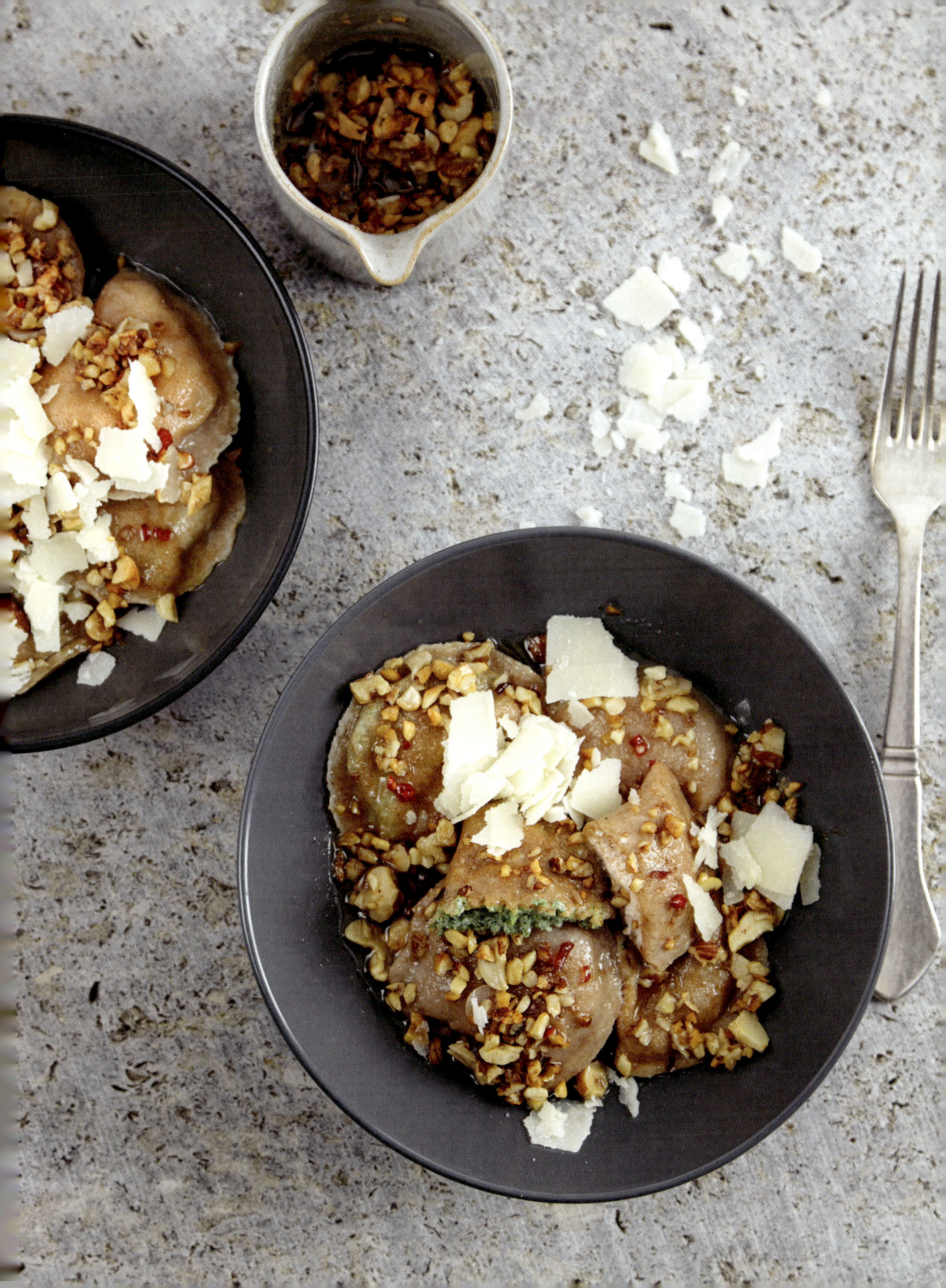

LINSENNUDELN
MIT AVOCADOCREME

Linsennudeln sind eine Entdeckung absolut wert! Sie sind glutenfrei, reich an Proteinen und Eiweiß und damit eine tolle Alternative zu Nudeln. Zusammen mit der Avocadocreme sind sie ein absolutes Slow-Carb-Gedicht!

ZUTATEN FÜR 4 PERSONEN
4 EL Pinienkerne
500 g rote Linsennudeln (aus dem Reformhaus oder Bioladen)
Salz
4 große Avocados
2 kleine Knoblauchzehen
40 g Basilikumblätter
3–4 EL Zitronensaft
Pfeffer aus der Mühle
Chiliflocken
4 Basilikumblätter für die Deko
5–6 EL Olivenöl

ZUBEREITUNG: 15 Min.
PRO PORTION ca. 862 kcal,
37 g EW, 43 g F, 68 g KH, 23 g BST

1 Die Pinienkerne in einer Pfanne ohne Fett hell anrösten. Die Linsennudeln in einem Topf in reichlich kochendem Salzwasser etwa 5 Minuten bissfest garen.

2 In der Zwischenzeit die Avocados halbieren, den Stein entfernen, das Fruchtfleisch schälen, in grobe Stücke schneiden und in einen hohen Rührbecher geben.

3 Den Knoblauch schälen und in feine Würfel schneiden. Das Basilikum waschen, trocken tupfen, grob in Streifen schneiden und mit Knoblauch, Zitronensaft, Salz, Pfeffer und 1 Prise Chiliflocken zu den Avocados geben. Mit dem Stabmixer grob oder fein pürieren.

4 Die Nudeln in ein Sieb abgießen, abtropfen lassen und auf Teller verteilen. Jeweils etwas Avocadocreme, Pinienkerne und Basilikumblätter daraufgeben und Olivenöl darüberträufeln.

TIPP
Die Linsennudeln sind in ihrer Konsistenz normalen Nudeln sehr ähnlich. Während des Kochens riechen sie stark nach Linsen, was sich im Geschmack später aber kaum bemerkbar macht. Sie sind also eine tolle Alternative zu Vollkornnudeln und bestens für Menschen geeignet, die sich glutenfrei und nach Slow Carb ernähren.

BROKKOLI-AUFLAUF
MIT CASHEWKERNEN Ⓥ

Brokkoli ist ein Superfood – wie, wussten Sie nicht? Er ist vitamin- und mineralstoffreich, zudem wird ihm sogar eine krebshemmende Wirkung nachgesagt. Und: Er ist regional verfügbar und muss nicht, wie exotische Superfoods, importiert werden.

ZUTATEN FÜR 4 PERSONEN
600 g Brokkoli
Salz
300 g Vollkornpenne
1–2 Knoblauchzehen
150 g Sahne
250 g Frischkäse
¼ l Milch
2 EL Cashewmus
¼ TL gemahlene Kurkuma
1 Msp. Chiliflocken
Pfeffer aus der Mühle
3 Tomaten
30 g gehackte Cashewkerne
80 g geriebener Hartkäse
(z. B. Emmentaler)

ZUBEREITUNG: 45 Min.
GAREN: 25 Min.
PRO PORTION ca. 870 kcal,
34 g EW, 51 g F, 60 g KH, 13 g BST

1 Den Brokkoli putzen, waschen und in Röschen teilen. In einem Topf reichlich Salzwasser zum Kochen bringen. Zuerst den Brokkolistrunk darin 1 bis 2 Minuten garen, dann die Brokkoliröschen hinzufügen und alles einige Minuten sehr bissfest garen. Anschließend den Brokkoli mit dem Schaumlöffel in ein Sieb geben und abtropfen lassen. Die Nudeln im verbliebenen Brokkoliwasser nach Packungsanweisung bissfest garen. Die Nudeln in ein Sieb abgießen und abtropfen lassen.

2 Den Backofen auf 200 °C vorheizen. Den Knoblauch schälen und in feine Würfel schneiden. Die Sahne mit Knoblauch, Frischkäse, Milch und Cashewmus in einen hohen Rührbecher geben und mit dem Stabmixer aufschlagen. Kräftig mit Kurkumapulver, Chiliflocken, Salz und Pfeffer würzen.

3 Die Tomaten waschen und in Scheiben schneiden, dabei die Stielansätze entfernen. Die Nudeln mit dem Brokkoli in einer ofenfesten Form mischen und mit der Frischkäsemilch übergießen. Die Tomatenscheiben darauf verteilen, mit den Cashewkernen und dem Käse bestreuen. Im Ofen auf der mittleren Schiene etwa 25 Minuten goldbraun backen.

TIPP
Diesen leckeren Auflauf kann man auch wunderbar aus bunten Gemüseresten wie zum Beispiel Zucchini, Paprika, Möhren, Blumenkohl, Mais oder Erbsen zubereiten.

PASTINAKENGNOCCHI
MIT TOMATENSAUCE 🥄 🥄

Sogar aus den üblicherweise eher mächtigen italienischen Klassikern lassen sich mit ein paar Tricks tolle Slow-Carb-Gerichte zaubern. Bei den Gnocchi geht das ganz einfach, wenn Sie Vollkornprodukte verwenden. Buon appetito!

ZUTATEN FÜR 4 PERSONEN
FÜR DIE SAUCE
2 Zwiebeln
2 Knoblauchzehen
500 g Tomaten
2–3 EL Olivenöl
3 EL Tomatenmark
1–2 EL Agavendicksaft
1 EL getrockneter Oregano
Salz, Pfeffer aus der Mühle
1 Handvoll Basilikumblätter

FÜR DIE GNOCCHI
450 g festkochende Kartoffeln
250 g Pastinaken
Salz
60 g Vollkorngrieß
60 g Dinkelvollkornmehl
etwas frisch geriebene Muskatnuss

ZUBEREITUNG: 1 Std.
PRO PORTION ca. 302 kcal,
8 g EW, 6 g F, 48 g KH, 7 g BST

1 Für die Sauce die Zwiebeln und den Knoblauch schälen und in feine Würfel schneiden. Die Tomaten waschen und in Würfel schneiden, dabei die Stielansätze entfernen.

2 Das Olivenöl in einer Pfanne erhitzen und die Zwiebelwürfel darin 2 bis 3 Minuten anbraten. Den Knoblauch hinzufügen und 1 weitere Minute mitdünsten. Das Tomatenmark dazugeben, 1 Minute dünsten, dann den Agavendicksaft unterrühren. Die Tomaten hinzufügen und alles etwa 5 Minuten garen. Mit Oregano, Salz und Pfeffer würzen. Die Basilikumblätter waschen, trocken tupfen und hacken, einige Blätter beiseitelegen. Den gehackten Basilikum unter die Tomatensauce rühren.

3 Für die Gnocchi die Kartoffeln schälen, waschen und vierteln, die Pastinaken schälen, waschen und in Stücke schneiden. (Es werden 400 g Kartoffeln und 200 g Pastinaken benötigt.) Die Kartoffeln in einem Topf in Salzwasser etwa 10 Minuten kochen. Die Pastinaken dazugeben und alles weitere 7 bis 10 Minuten weich garen. Abgießen und kurz ausdampfen lassen. Beides durch die Kartoffelpresse drücken.

4 Grieß, Dinkelmehl, Muskatnuss und etwas Salz zur Kartoffel-Pastinaken-Mischung geben und mit einem Kochlöffel verrühren. Den Teig zu Rollen von etwa 1 ½ cm Durchmesser formen. Falls nötig, die Arbeitsfläche mit etwas Grieß bestreuen. Die Rollen in etwa 2 cm breite Stücke schneiden und zu Gnocchi formen.

5 In einem großen Topf Salzwasser zum Kochen bringen. Die Gnocchi vorsichtig hineingeben und bei schwacher Hitze so lange garen, bis sie an die Oberfläche steigen. (Das dauert nur wenige Minuten.) Mit dem Schaumlöffel herausheben und auf einem Sieb abtropfen lassen.

6 Die Gnocchi auf Teller verteilen, die Sauce darübergeben und Pfeffer grob darübermahlen. Mit Basilikum garniert servieren.

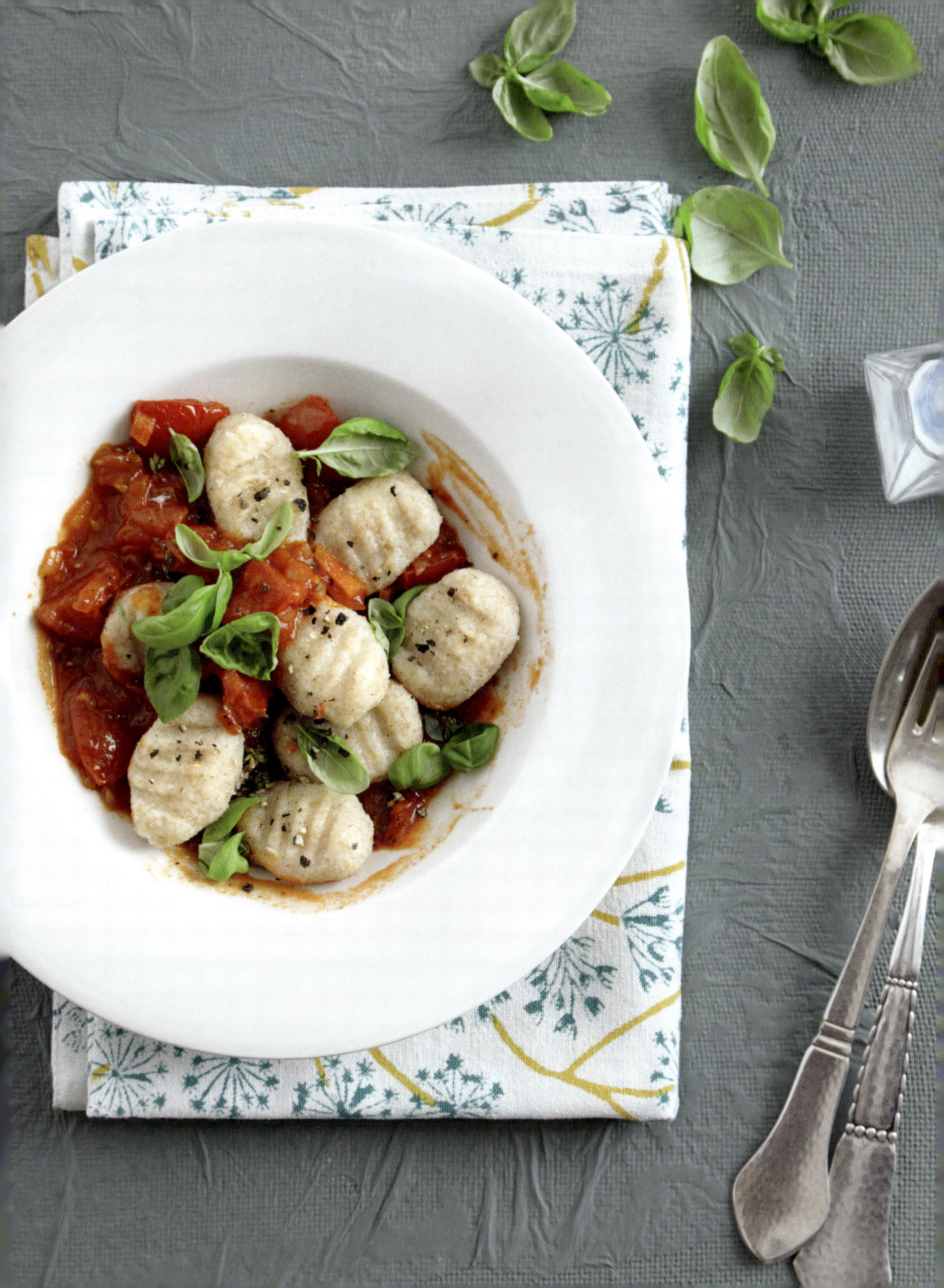

GNOCCHI FÜR JEDEN TAG

Slow-Carb-Gnocchi sind so schnell zubereitet und so lecker, dass sie ab sofort sicher zu Ihren Lieblingsgerichten zählen. Hier finden Sie drei weitere Ideen, wie das Grundrezept von Seite 104 noch kombiniert werden kann.

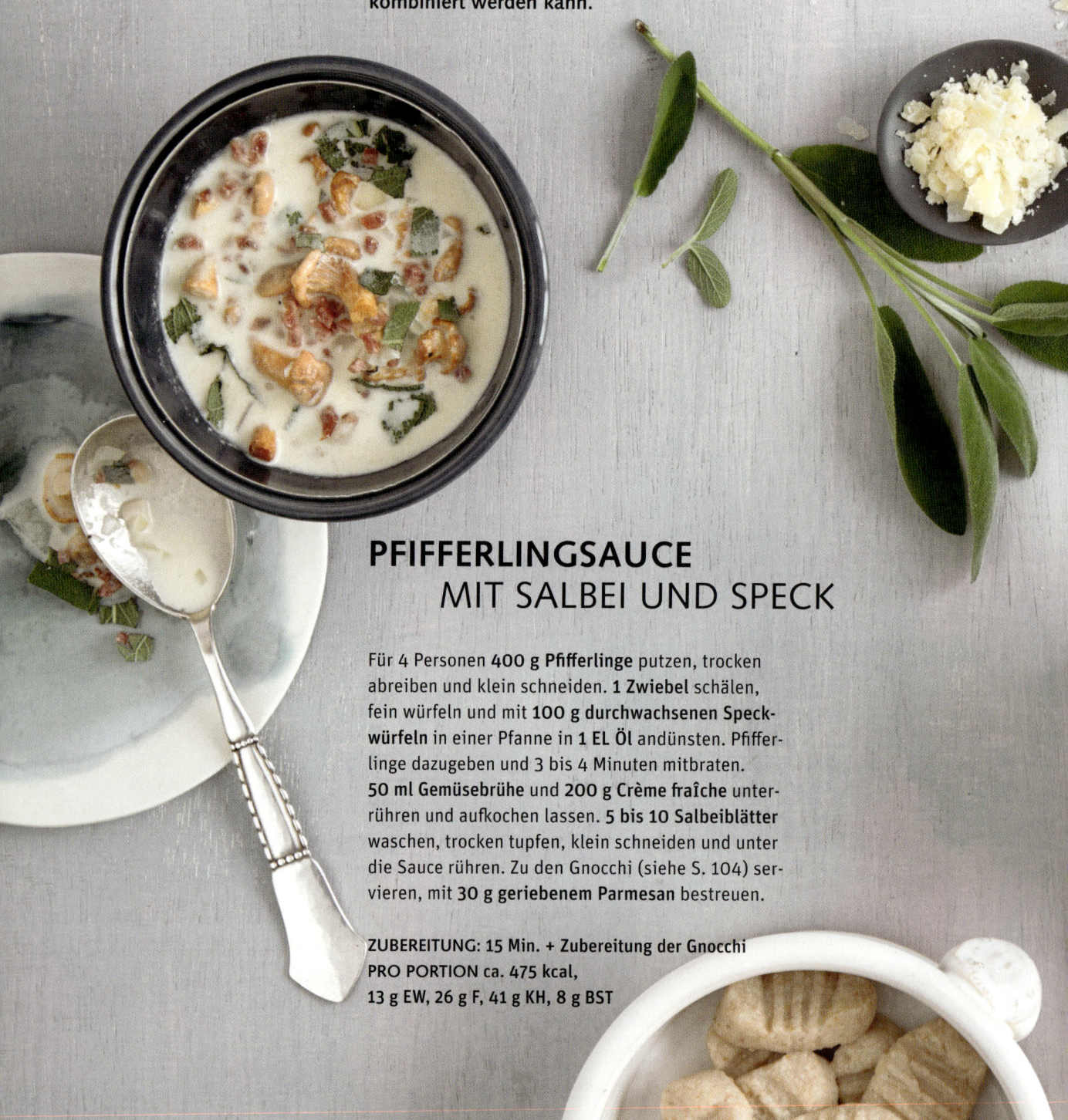

PFIFFERLINGSAUCE
MIT SALBEI UND SPECK

Für 4 Personen **400 g Pfifferlinge** putzen, trocken abreiben und klein schneiden. **1 Zwiebel** schälen, fein würfeln und mit **100 g durchwachsenen Speckwürfeln** in einer Pfanne in **1 EL Öl** andünsten. Pfifferlinge dazugeben und 3 bis 4 Minuten mitbraten. **50 ml Gemüsebrühe** und **200 g Crème fraîche** unterrühren und aufkochen lassen. **5 bis 10 Salbeiblätter** waschen, trocken tupfen, klein schneiden und unter die Sauce rühren. Zu den Gnocchi (siehe S. 104) servieren, mit **30 g geriebenem Parmesan** bestreuen.

ZUBEREITUNG: 15 Min. + Zubereitung der Gnocchi
PRO PORTION ca. 475 kcal,
13 g EW, 26 g F, 41 g KH, 8 g BST

KRABBENSAUCE
MIT LAUCH

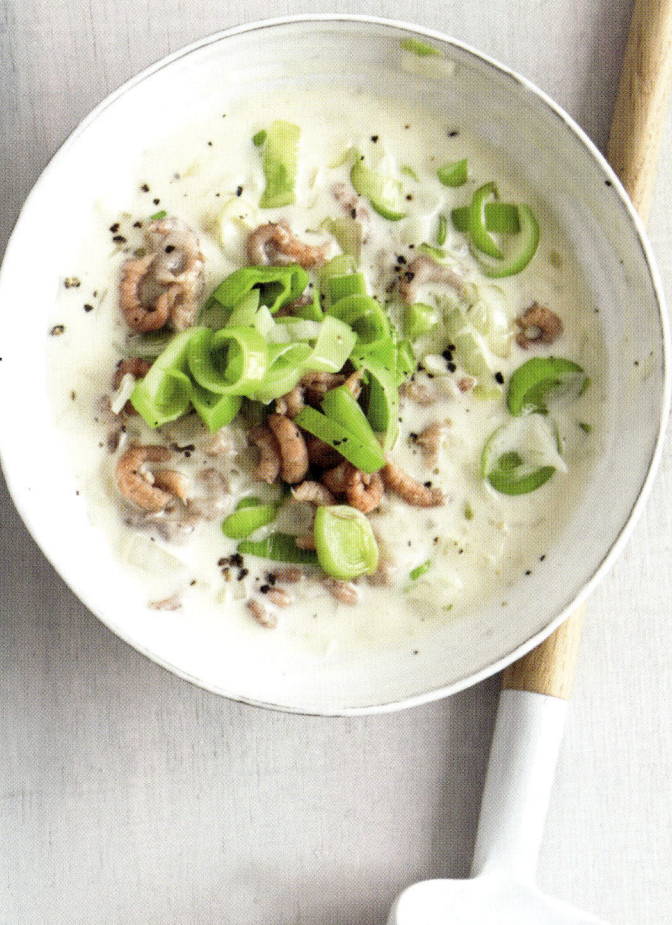

Für 4 Personen 1 **Zwiebel** schälen, in feine Würfel schneiden und in einer Pfanne in **1 EL Öl** bei schwacher Hitze andünsten. Mit **70 ml Weißwein** ablöschen und etwas einköcheln lassen. **300 ml Gemüsebrühe** angießen und alles etwa 10 Minuten köcheln lassen. **150 g Sahne** dazugeben und erhitzen. Mit **Salz, Chilipulver, Muskatnuss** und **1 bis 2 TL Zitronensaft** würzen. **1 kleine Stange Lauch** längs halbieren, waschen und in feine Streifen schneiden. In einer Pfanne in **1 EL Olivenöl** bei schwacher Hitze einige Minuten anbraten, mit **Salz** und **Pfeffer** würzen und unter die Sauce mischen. **200 g eingelegte Krabben** in einem Sieb unter fließendem kaltem Wasser abbrausen und abtropfen lassen. Kurz vor dem Servieren die Krabben in der Sauce erwärmen. Die Sauce mit den Gnocchi (siehe S. 104) anrichten und mit **etwas Dill** garnieren.

ZUBEREITUNG: 15–20 Min. + Zubereitung der Gnocchi
PRO PORTION ca. 435 kcal,
16 g EW, 19 g F, 44 g KH, 5 g BST

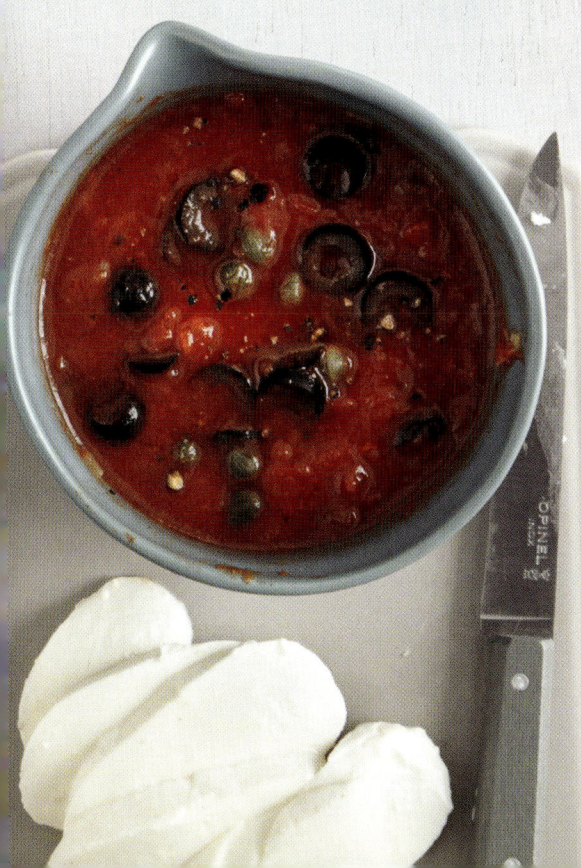

ÜBERBACKENE GNOCCHI
MIT OLIVEN ⓥ

Für 4 Personen 1 **Zwiebel** und 1 **Knoblauchzehe** schälen, in feine Würfel schneiden und in einer Pfanne in **1 EL Öl** andünsten. **800 g stückige Tomaten** (aus der Dose) hinzufügen und alles bei schwacher Hitze 10 bis 15 Minuten köcheln lassen. Den Backofen auf 200 °C vorheizen. **50 g schwarze Oliven** (ohne Stein) in Scheiben schneiden und mit **1 EL Kapern** in die Sauce geben. Mit ¼ **EL gemahlener Kurkuma, Salz** und **Pfeffer** würzen. Die Gnocchi (siehe S. 106) unter die Sauce mischen und auf ofenfeste Portionsförmchen verteilen. Die Gnocchi mit **250 g Mozzarellascheiben** in Scheiben belegen. Im Ofen auf der mittleren Schiene 10 bis 15 Minuten überbacken. Mit **1 Handvoll gehacktem Basilikum** bestreuen.

ZUBEREITUNG: 35 Min. + Zubereitung der Gnocchi
PRO PORTION ca. 405 kcal,
17 g EW, 15 g F, 44 g KH, 6 g BST

ROSENKOHL-QUICHE
MIT SCHWARZWURZELN ⓥ

Das Traumpaar der kalten Jahreszeit: Rosenkohl ist wie Schwarzwurzel ein Wintergemüse. In einer Quiche, kombiniert mit Kartoffeln und Parmesan, sorgen sie dafür, dass Ihnen auch warm ist, wenn es draußen ganz schön frostig ist.

ZUTATEN FÜR 4 PERSONEN
FÜR DEN TEIG
500 g mehligkochende Kartoffeln
Salz
150 g Dinkel- oder Weizenvollkornmehl
50 g Vollkorngrieß
1 Ei
etwas frisch geriebene Muskatnuss

FÜR DEN BELAG
250 g Rosenkohl
250 g Schwarzwurzeln
2–3 EL Zitronensaft
2 Möhren
Salz
125 g Sahne
125 ml Milch
1 Ei
50 g geriebener Parmesan
1 Msp. scharfes Paprikapulver
etwas frisch geriebene Muskatnuss
Pfeffer aus der Mühle
2–3 EL gehackte Petersilie

ZUBEREITUNG: 1 Std.
BACKEN: 30 Min.
PRO PORTION ca. 512 kcal,
20 g EW, 19 g F, 55 g KH, 15 g BST

1 Für den Teig die Kartoffeln mit der Schale gründlich waschen und in Salzwasser weich garen. Etwas abkühlen lassen, pellen und durch eine Kartoffelpresse drücken. Die Kartoffeln mit Mehl, Grieß, Ei, Salz und Muskatnuss verkneten. Den Teig in eine gefettete Quicheform (26 cm ⌀) drücken und seitlich einen Rand hochziehen. Den Backofen auf 200 °C vorheizen. Den Boden im Ofen auf der mittleren Schiene etwa 10 Minuten ohne Füllung vorbacken.

2 Für den Belag den Rosenkohl putzen, waschen und den Strunk jeweils kreuzweise einritzen. Die Schwarzwurzeln putzen, gründlich waschen, schälen, schräg in Scheiben schneiden und in Zitronenwasser geben. Dabei am besten Einmalhandschuhe tragen.

3 Die Möhren putzen, waschen, schälen und schräg in Scheiben schneiden. Den Rosenkohl in einem Topf mit kochendem Salzwasser knapp 5 Minuten garen. Dann die Schwarzwurzeln und die Möhren dazugeben und weitere 10 bis 15 Minuten garen, bis alle Gemüsesorten bissfest sind. In ein Sieb abgießen, abtropfen lassen und auf dem vorgebackenen Teig verteilen.

4 Sahne, Milch, Ei und die Hälfte des Parmesankäses verquirlen und kräftig mit Paprikapulver, Muskatnuss, Pfeffer und Salz würzen. Die Petersilie unterheben und die Masse auf die Quiche geben. Den restlichen Parmesan darauf verteilen.

5 Im Ofen auf der mittleren Schiene etwa 30 Minuten goldbraun backen und vor dem Servieren etwas abkühlen lassen.

TIPP
Die walnussgroßen Röschen des Rosenkohls sind erst nach dem ersten Frost ein Genuss. Durch die Kälteeinwirkung schmecken sie feiner und leicht süßlich. Außerdem wird die Zellstruktur gelockert, was den Kohl bekömmlicher macht. Wer dennoch seine „Probleme" mit diesem Kohl hat, kann die Eiermilch zusätzlich noch mit gemahlenem Kümmel würzen – dieser mildert Blähungen.

EINKORNPFANNE
MIT PILZ-WEISSWEIN-SAUCE

Schon mal Einkorn probiert? Nein? Dann wird es aber Zeit! Einkorn ist eine der ältesten Getreidesorten. Seinen milden, nussigen Geschmack müssen Sie unbedingt kennenlernen. Er passt ganz hervorragend zu den Pilzen in dieser gemischten Pfanne.

ZUTATEN FÜR 4 PERSONEN
15 g getrocknete Steinpilze
125 ml Weißwein
1 Zwiebel
1 Knoblauchzehe
3–4 EL Öl oder Butter
250 g Einkorn
600 ml Gemüsebrühe
400 g gemischte Pilze
(z. B. Pfifferlinge, braune Champignons, Steinpilze, Kräuterseitlinge)
2–3 EL gehackte Petersilie
1 Msp. gemahlener Kümmel
Salz, Pfeffer aus der Mühle
1–2 EL Zitronensaft

ZUBEREITUNG: 1 Std.
PRO PORTION ca. 345 kcal,
12 g EW, 10 g F, 42 g KH, 10 g BST

1 Die getrockneten Steinpilze im Weißwein einweichen. Die Zwiebel und den Knoblauch schälen und in feine Würfel schneiden. 1 bis 2 EL Öl in einer Pfanne erhitzen, die Zwiebeln und den Knoblauch darin einige Minuten anbraten. Die Steinpilze etwas ausdrücken, klein schneiden, zu den Zwiebeln geben und mitdünsten. Einkorn dazugeben und mit Weißwein ablöschen und leicht einköcheln lassen. Nun die Brühe angießen und das Einkorn bei schwacher Hitze zugedeckt etwa 45 Minuten nach Packungsanweisung garen.

2 In der Zwischenzeit die Pilze putzen und in mundgerechte Stücke schneiden. Kurz bevor das Einkorn fertig gegart ist, das restliche Öl in einer Pfanne erhitzen. Die Pilze hinzufügen und einige Minuten anrösten. Petersilie und Kümmel dazugeben und mit Salz, Pfeffer und Zitronensaft würzen.

3 Das Einkorn mit Salz und Pfeffer abschmecken, auf Teller verteilen und die Pilzmischung darübergeben.

TIPP
Wer kein Einkorn zu Hause hat oder im Supermarkt bekommt, kann dieses Rezept auch mit Dinkel oder Emmer zubereiten. Emmer wird auch Zweikorn genannt und gehört – wie Einkorn – zu den ältesten kultivierten Getreidesorten überhaupt.

GEFÜLLTE AUBERGINEN
MIT BULGUR UND ROSINEN Ⓥ

Eine aromatische Erfolgsgeschichte: Mit diesem Gericht bringen Sie den Geschmack des Orients in Ihre Küche. Dafür sorgen der Bulgur und die Gewürze Kurkuma, Chili und Koriander, der den sahnigen Joghurt aufs Beste verfeinert.

ZUTATEN FÜR 4 PERSONEN

4 Auberginen
Salz
180 g Bulgur
2 Knoblauchzehen
3 Frühlingszwiebeln
2 Stangen Staudensellerie
1 Möhre
5–6 EL Olivenöl
4 EL Pinienkerne
4 EL Rosinen
½ TL Kurkumapulver
1 TL Chilipulver
Pfeffer aus der Mühle
250 g griechischer Joghurt
2–3 EL gehackter Koriander
1–2 EL Limettensaft

ZUBEREITUNG: 40 Min.
GAREN: 20 Min.
PRO PORTION ca. 540 kcal,
13 g EW, 27 g F, 53 g KH, 11 g BST

1 Die Auberginen waschen, längs halbieren und das Fruchtfleisch mit einem Löffel herausschaben. Das Fruchtfleisch klein schneiden und beiseitestellen. Die Auberginenhälften innen salzen und etwa 20 Minuten stehen lassen.

2 In der Zwischenzeit den Bulgur in einen Topf in 360 ml kochendes Salzwasser geben, einmal aufkochen, vom Herd nehmen und 20 Minuten gar ziehen lassen. Den Knoblauch schälen und in feine Würfel schneiden. Die Frühlingszwiebeln putzen, waschen und in feine Ringe schneiden. Den Sellerie putzen, waschen und in feine Würfel schneiden. Die Möhre putzen, schälen und in feine Würfel schneiden oder raspeln.

3 In einer Pfanne 2 bis 3 EL Öl erhitzen und Knoblauch, Sellerie, Möhre, Pinienkerne und Rosinen darin 2 bis 3 Minuten andünsten. Auberginenfleisch, Frühlingszwiebeln, Kurkuma- und Chilipulver dazugeben und alles weitere 4 bis 5 Minuten dünsten. Vom Herd nehmen, den Bulgur unterrühren und mit Salz und Pfeffer würzen.

4 Den Backofen auf 180 °C vorheizen. Die Auberginenhälften mit Küchenpapier trocken tupfen, innen mit dem restlichen Olivenöl bestreichen und die Auberginen in eine feuerfeste Form setzen. Die Bulgur-Gemüse-Füllung in die Auberginenhälften füllen und im Ofen auf der mittleren Schiene etwa 20 Minuten garen.

5 In der Zwischenzeit den Joghurt mit dem Koriander und dem Limettensaft verrühren und mit Salz und Pfeffer würzen. Die heißen Auberginen auf Teller verteilen und den Joghurt darübergeben oder separat in einem Schälchen servieren.

TIPP
Bulgur ist vorgekochter Weizen, der nach dem Trocknen grob oder fein geschnitten wird. In Bioläden ist nicht nur Weizen-, sondern auch Dinkelbulgur erhältlich. Beide Sorten eignen sich für dieses leckere Ofengericht.

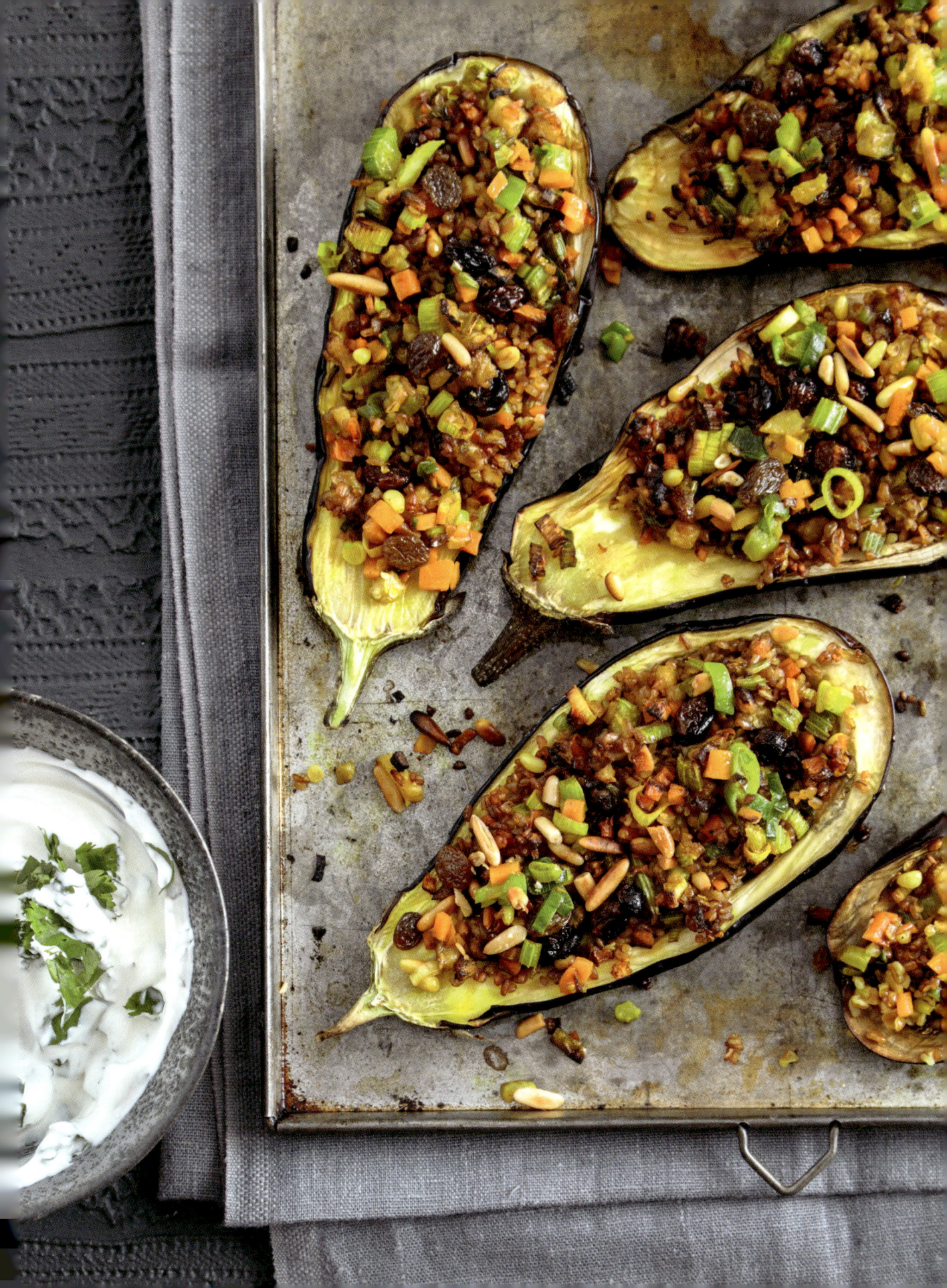

KICHERERBSENCURRY
MIT BLUMENKOHL

ZUTATEN FÜR 4 PERSONEN
120 g Dinkelvollkornmehl
120 g Dinkelmehl (Type 1050)
Salz
½–1 TL Schwarzkümmelsamen
3–4 EL Öl
1 große Zwiebel
1 Stück Ingwer (ca. 2 cm)
1–2 Knoblauchzehen
1 rote Chilischote
1 kleiner Blumenkohl
1 Zucchino
2 Möhren
2 EL Olivenöl
3–4 TL gemahlener Kreuzkümmel
2 EL gemahlener Koriander
1–1 ½ TL Kurkumapulver
400 g stückige Tomaten
(aus der Dose)
5–6 EL Kokosmus (aus dem Reformhaus oder dem Bioladen)
350 ml Gemüsebrühe
1 Dose Kichererbsen
(Abtropfgewicht 240 g)
200 g Naturjoghurt
(oder Sojajoghurt)
1 kleines Bund Koriander
Mehl für die Arbeitsfläche

ZUBEREITUNG: 1 ½ Std.
RUHEN: 30 Min.
PRO PORTION ca. 654 kcal,
21 g EW, 30 g F, 65 g KH, 16 g BST

1 Für die Fladen beide Mehlsorten mit ¼ bis ½ TL Salz, Schwarzkümmel, 2 EL Öl und 100 ml lauwarmem Wasser verkneten. Der Teig sollte weich, aber nicht klebrig sein, falls nötig, noch ein wenig Wasser hinzufügen. Den Teig zu einer Kugel formen und zugedeckt etwa 30 Minuten ruhen lassen.

2 Für das Curry die Zwiebel, den Ingwer und den Knoblauch schälen und in feine Würfel schneiden. Die Chilischote längs halbieren, entkernen, waschen und ebenfalls in feine Würfel schneiden.Den Blumenkohl putzen, waschen und in feine Röschen teilen. Den Zucchino putzen, waschen, längs halbieren und in Scheiben schneiden. Die Möhren putzen, schälen und in Würfel schneiden.

3 Das Olivenöl in einer großen Pfanne erhitzen und die Zwiebel darin andünsten. Ingwer, Knoblauch, Chili, Kreuzkümmel, Koriander und Kurkuma hinzufügen und kurz mitdünsten. Tomaten aus der Dose samt Saft, Kokosmus und Gemüsebrühe dazugeben und alles aufkochen lassen. Blumenkohl und Möhren hinzufügen und mit leicht geöffnetem Deckel 20 bis 25 Minuten garen.

4 Die Kichererbsen in ein Sieb abgießen, kalt abbrausen und abtropfen lassen. Nach etwa 10 Minuten Garzeit die Zucchinischeiben und die Kichererbsen zum Curry geben. Wenn das Gemüse gerade bissfest ist, alles mit Salz würzen. Den Joghurt hinzufügen und nur noch kurz erhitzen. Den Koriander waschen, trocken schütteln, Blätter abzupfen und grob hacken. Vor dem Servieren über das Essen streuen.

5 Anschließend den Teig auf der leicht bemehlten Arbeitsfläche nochmals durchkneten und in 8 gleich große Kugeln teilen. Jede Kugel auf der bemehlten Arbeitsfläche dünn ausrollen. Mit dem restlichen Öl bestreichen, in der Mitte falten, dann noch mal falten, sodass ein Dreieck entsteht. Dieses Dreieck nochmals dünn ausrollen.

6 Eine Pfanne erhitzen und die Fladen nacheinander mit dem restlichen Öl auf beiden Seiten 1 bis 1 ½ Minuten backen, bis sie eine leichte Bräune haben. Die Fladen mit dem Curry anrichten und mit Koriander bestreut servieren.

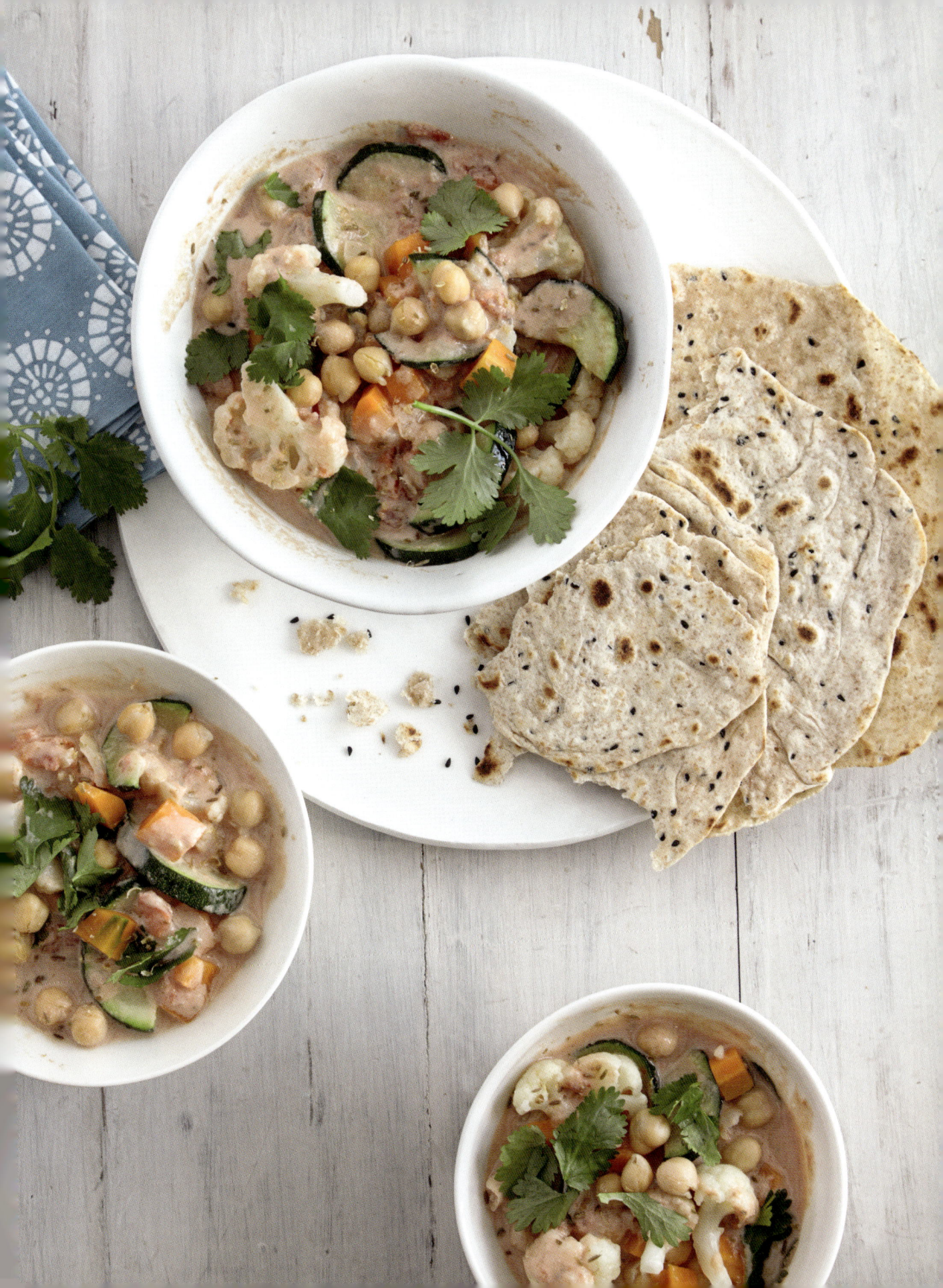

ERBSENCURRY
MIT GARNELEN

ZUTATEN FÜR 4 PERSONEN

1 rote Chilischote
1 Zwiebel
2 Knoblauchzehen
1 Stück Ingwer (ca. 1 ½ cm)
400 g reife Tomaten
500 g rohe Garnelen (küchenfertig)
2 EL Olivenöl
1 EL Zitronensaft
Salz, Pfeffer aus der Mühle
1 TL gemahlener Kreuzkümmel
½ TL Kurkumapulver
200 ml Gemüsebrühe
80 g getrocknete gelbe Schälerbsen
250 g Basmati-Wildreis-Mischung
½–1 Bund Koriander

ZUBEREITUNG: 20 Min.
GARZEIT: 1 Std.
PRO PORTION ca. 460 kcal,
34 g EW, 8 g F, 58 g KH, 6 g BST

1 Die Chilischote längs halbieren, entkernen, waschen und in feine Würfel schneiden. Zwiebel, Knoblauch und Ingwer schälen und ebenfalls in feine Würfel schneiden. Die Tomaten waschen, dabei die Stielansätze entfernen und die Tomaten in Würfel schneiden.

2 Die Garnelen waschen, trocken tupfen, in einer Pfanne in 1 EL Olivenöl auf beiden Seiten bei mittlerer Hitze 1 bis 2 Minuten anbraten, bis sie rosa sind. Mit Zitronensaft ablöschen und mit Salz und Pfeffer würzen. Auf einem Teller beiseitestellen.

3 Das restliche Öl in der Pfanne erhitzen und die Zwiebel darin hellbraun anbraten. Kreuzkümmel und Kurkuma dazugeben und etwa 1 Minute mitbraten. Tomaten, Brühe und Schälerbsen unterrühren und bei schwacher Hitze etwa 1 Stunde mit leicht geöffnetem Deckel köcheln lassen, bis die Schälerbsen bissfest sind. Zwischendurch umrühren und, falls nötig, etwas Gemüsebrühe nachgießen.

4 Nach 30 Minuten in einem Topf reichlich Salzwasser zum Kochen bringen und den Reis darin 15 bis 20 Minuten garen. Anschließend in ein Sieb abgießen und warm stellen.

5 Koriander waschen, trocken schütteln und grob hacken. Einige Blätter zum Garnieren beiseitelegen. Garnelen in das Curry geben und kurz darin erhitzen. Koriander unterheben und mit Salz und Pfeffer würzen. Curry mit Reis anrichten und mit Koriander garnieren.

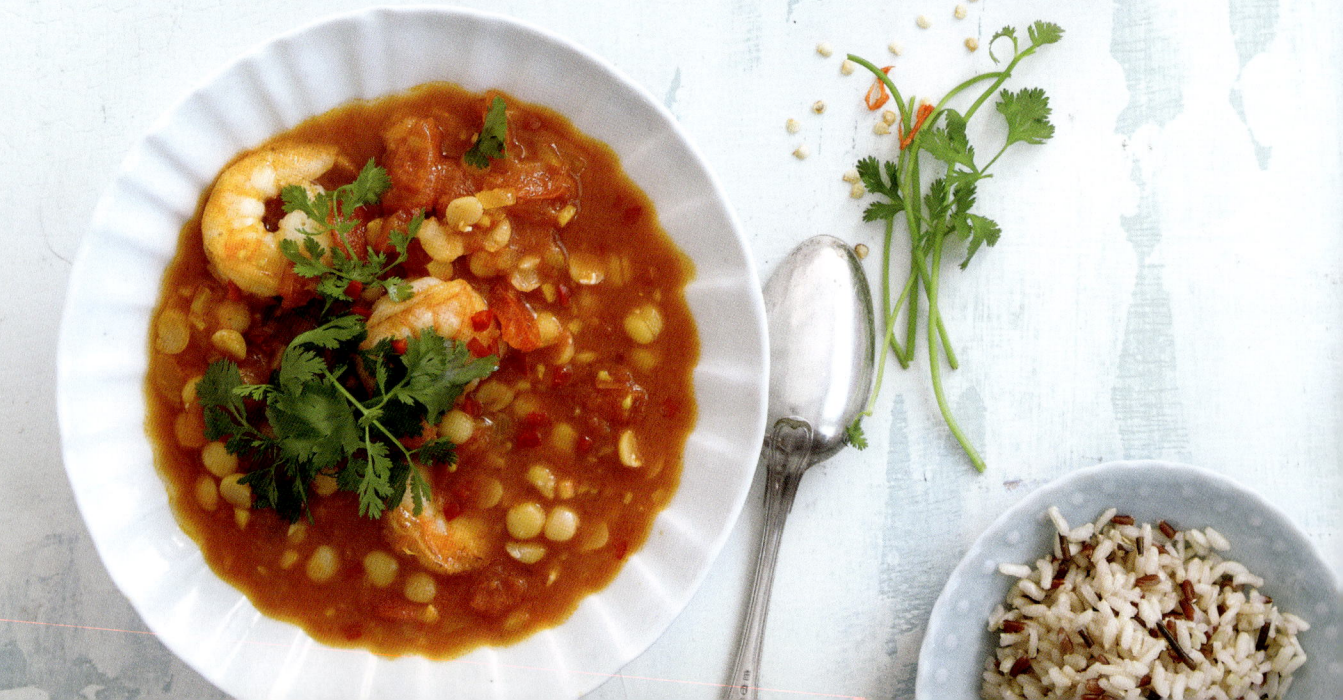

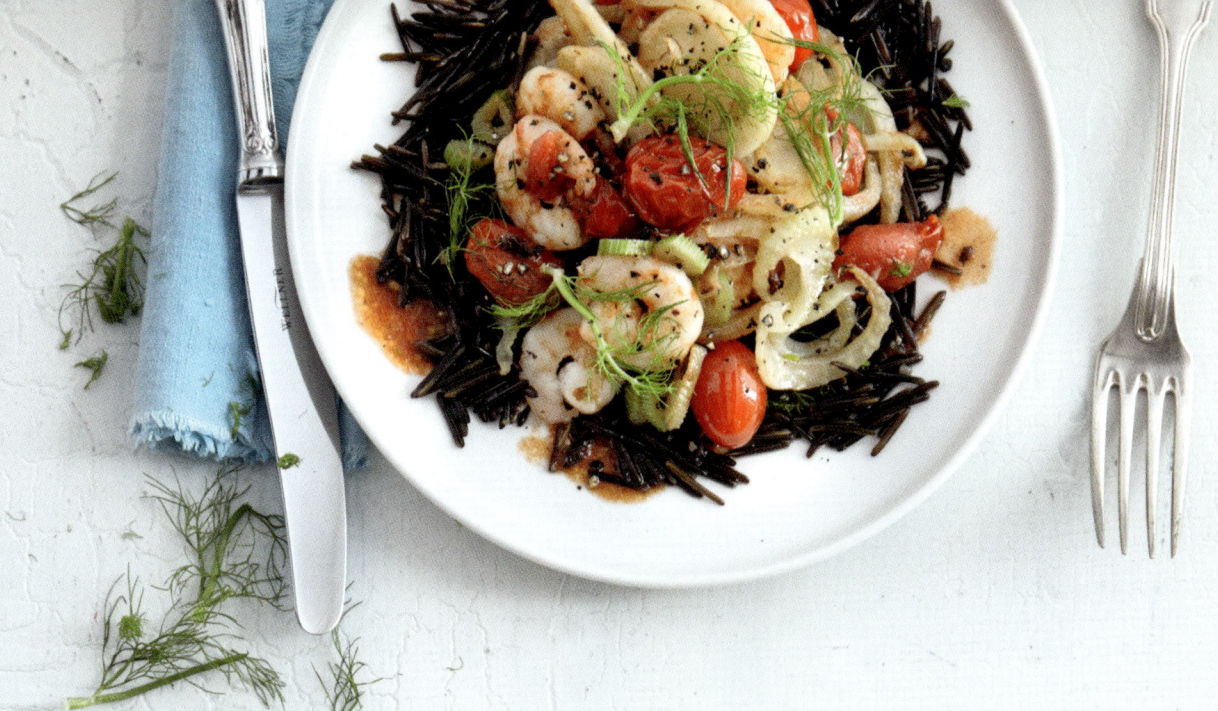

GEBRATENE GARNELEN
AUF SCHWARZEM REIS

ZUTATEN FÜR 4 PERSONEN
250 g schwarzer Reis
Salz
1 EL Butter
2 Fenchelknollen
250 g Cocktailtomaten
1 Knoblauchzehe
4 EL Olivenöl
400 g rohe Garnelen
(küchenfertig)
200 ml halbtrockener Weißwein
200 g Sahne
(oder Sojasahne)
Pfeffer aus der Mühle

ZUBEREITUNG: 50 Min.
PRO PORTION ca. 668 kcal,
27 g EW, 32 g F, 60 g KH, 5 g BST

1 Den Reis in einem Sieb gründlich mit kaltem Wasser abspülen. In einem Topf in Salzwasser zugedeckt bei schwacher Hitze 30 bis 40 Minuten garen. In ein Sieb abgießen und den Reis zurück in den Topf geben. Die Butter unterrühren, falls nötig, mit etwas Salz abschmecken und warm stellen.

2 In der Zwischenzeit den Fenchel putzen, waschen und mit Strunk in dünne Scheiben schneiden. Das Fenchelgrün beiseitelegen. Die Tomaten waschen. Den Knoblauch schälen und in Scheiben schneiden.

3 In einer großen Pfanne 2 EL Olivenöl erhitzen. Die Garnelen mit dem Knoblauch dazugeben und auf beiden Seiten bei mittlerer Hitze 2 bis 3 Minuten braten, bis sie rosa sind. Die Garnelen und den Knoblauch herausnehmen und beiseitestellen.

4 Das restliche Öl in die Pfanne geben und die Fenchelscheiben darin etwa 5 Minuten bissfest braten. Nach 4 Minuten die Tomaten dazugeben und erhitzen. Mit dem Weißwein ablöschen und kurz köcheln lassen. Die Sahne hinzufügen und alles zu einer sämigen Sauce einköcheln lassen. Mit Salz und Pfeffer würzen. Die Garnelen dazugeben und in der Sauce erwärmen.

5 Den schwarzen Reis auf Teller geben. Garnelen, Fenchel und Tomaten mit der Sauce darauf verteilen und servieren.

GEMÜSE-GRAUPEN-PFANNE
MIT KÜRBISKERNEN 🌰

Sommerlich leicht und schön bunt kommt die Gemüse-Graupen-Pfanne daher. In diesem Gericht stecken jede Menge Vitamine, für den nötigen Biss sorgen die Graupen und die angerösteten Kürbiskerne. So können sich Slow Carbs sehen lassen!

ZUTATEN FÜR 4 PERSONEN
150 g Gerstengraupen
Salz
30 g Kürbiskerne
1 Knoblauchzehe
1 kleines Bund Petersilie
1 Handvoll Basilikumblätter
1 unbehandelte Zitrone
1 rote Zwiebel
4 große Möhren
1 Zucchino
1–2 EL Olivenöl
Pfeffer aus der Mühle

ZUBEREITUNG: 30–35 Min.
PRO PORTION ca. 256 kcal,
9 g EW, 7 g F, 35 g KH, 6 g BST

1 Die Graupen in einem Topf in kochendem Salzwasser 15 bis 20 Minuten bissfest garen. Anschließend in ein Sieb abgießen, abtropfen lassen und beiseitestellen.

2 In der Zwischenzeit die Kürbiskerne in einer Pfanne ohne Fett rösten. Abkühlen lassen und fein hacken. Den Knoblauch schälen und in feine Würfel schneiden. Die Petersilie und das Basilikum waschen, trocken schütteln, die Blätter abzupfen und fein hacken. Die Zitrone heiß waschen, trocken reiben, die Schale abreiben und den Saft auspressen. 2 bis 3 TL vom Zitronensaft und ½ TL Zitronenschale mit den Kürbiskernen, dem Knoblauch und den Kräutern mischen.

3 Die Zwiebel schälen und in feine Würfel schneiden. Die Möhren putzen und schälen, den Zucchino putzen und waschen. Beides in kleine Würfel schneiden. Das Olivenöl in einer Pfanne erhitzen und die Zwiebel darin andünsten. Die Möhren hinzufügen und alles etwa 5 Minuten unter gelegentlichem Rühren dünsten. Die Zucchini dazugeben und mitgaren, bis das Gemüse gar, aber noch bissfest ist.

4 Die Graupen zum Gemüse geben, alles gut verrühren und nochmals erhitzen. Mit Salz, Pfeffer und dem restlichen Zitronensaft würzen. Das Graupengemüse auf Teller verteilen und mit der Kürbis-Kräuter-Mischung bestreut servieren.

TIPP
Kürbiskerne liefern unter anderem nicht nur wertvolle B-Vitamine, Proteine, Spurenelemente und Mineralstoffe, sondern auch einen guten Anteil an Ballaststoffen. Ein Grund mehr, die Kerne öfter in der Küche einzusetzen und sie außer der Reihe auch einmal zu knabbern oder als Müslizutat zu verwenden.

HIRSE-GEMÜSE-PFANNE
MIT JOGHURT-TAHIN-DIP 🌾 Ⓥ

Besuch vom Orient-Express: Mit der Kombination aus knackig-frischem Gemüse, würziger Harissa und cremigem Tahin hält das Fernweh in Ihrer Küche Einzug. Die Hirse rundet das Gericht mit ihrem nussigen, kernigen Geschmack ab.

ZUTATEN FÜR 4 PERSONEN
1 Aubergine
Salz
150 g Hirse
¼ l Gemüsebrühe
1 rote Zwiebel
1 Zucchino
1 rote Paprikaschote
1–2 EL Olivenöl
1–2 EL getrockneter Thymian
1–2 TL Harissa
(arabische Würzpaste)
Pfeffer aus der Mühle
250 g Naturjoghurt
(oder Sojajoghurt)
1–2 EL Tahin (Sesampaste)
1–2 TL Zitronensaft

ZUBEREITUNG: 30–35 Min.
PRO PORTION ca. 284 kcal,
10 g EW, 10 g F, 34 g KH, 8 g BST

1 Die Aubergine putzen, waschen und in Würfel schneiden. Die Aubergine in eine Schüssel geben, mit Salz bestreuen, alles gut vermischen und ziehen lassen.

2 In der Zwischenzeit die Hirse in einem Sieb kalt abbrausen und abtropfen lassen. Die Brühe in einem Topf zum Kochen bringen und die Hirse darin mit leicht geöffnetem Deckel bei niedriger Hitze 10 Minuten weich garen. Anschließend die Hirse in ein Sieb abgießen, abtropfen lassen und warm stellen.

3 Die Zwiebel schälen, vierteln und in feine Streifen schneiden. Den Zucchino putzen, waschen und in Würfel schneiden. Die Paprikaschote längs halbieren, entkernen, waschen und in Würfel schneiden.

4 Das Olivenöl in einer Pfanne erhitzen und die Zwiebel darin andünsten. Das ausgetretene Wasser von den Auberginen abgießen, die Auberginen mit Küchenpapier trocken tupfen und zu den Zwiebeln geben. Etwa 5 Minuten in der Pfanne anbraten, dabei immer wieder wenden. Den Zucchino, die Paprika und den Thymian dazugeben und mitbraten, bis die Zwiebel und die Aubergine weich, die Paprika und der Zucchino aber noch bissfest sind. Mit Harissa, Salz und Pfeffer würzen.

5 Den Joghurt mit Tahin und Zitronensaft verrühren und mit etwas Salz würzen. Die Hirse mit dem Gemüse mischen, auf Teller verteilen und den Joghurt-Tahin-Dip darüberträufeln.

TIPP
Hirse gehört zu den Süßgräsern und erlebt mit der Rückkehr der Vollwertküche ein Revival. Die Nährstoffe stecken hier nicht nur in der Schale, sondern im ganzen Korn. Die kleinen Körnchen sind mit ihrem hohen Gehalt an Mineralien und Spurenelementen wahre Kraftpakete. Hirse sollte deshalb als geheimes Schönheitsrezept regelmäßig auf Ihrem Teller landen, denn ihr Verzehr wirkt sich positiv auf Haare, Haut und Nägel aus.

GRAUPENRISOTTO
MIT ZANDERFILET

Graupen kennt man meist aus der Kindheit in Form der Graupensuppe. Auch wenn Sie kein Fan davon waren – probieren Sie doch mal diesen feinen Graupenrisotto, der wird Sie sicher überzeugen. Zusammen mit dem Zander ist er ein Hochgenuss!

ZUTATEN FÜR 4 PERSONEN
FÜR DEN RISOTTO
150 g Graupen
1 Zwiebel
1–2 Knoblauchzehen
2 EL Olivenöl
700 ml heiße Gemüsebrühe
300 g Babyspinat
40 g geriebener Parmesan

FÜR DEN FISCH
4 Zanderfilets (mit Haut, ohne Gräten, à ca. 150 g)
1–2 EL Olivenöl
Salz, Pfeffer aus der Mühle
Zitronensaft zum Beträufeln

ZUBEREITUNG: 50 Min.
PRO PORTION ca. 395 kcal,
38 g EW, 12 g F, 28 g KH, 3 g BST

1 Für den Risotto die Graupen in ein Sieb geben, gründlich mit kaltem Wasser abbrausen und abtropfen lassen. Die Zwiebel und den Knoblauch schälen und in feine Würfel schneiden. Das Olivenöl in einer Pfanne erhitzen, Zwiebel und Knoblauch darin einige Minuten andünsten. Die Graupen hinzufügen, kurz mitdünsten und die Brühe dazugießen. Die Graupen nach Packungsanweisung bei schwacher Hitze 30 bis 40 Minuten garen.

2 Kurz vor Ende der Garzeit den Babyspinat waschen, trocken tupfen, zu den Graupen geben und zusammenfallen lassen. Den Parmesan hinzufügen und alles gründlich verrühren.

3 Den Zander waschen und trocken tupfen. Das Olivenöl in einer Pfanne bei mittlerer Temperatur erhitzen und die Zanderfilets darin mit der Hautseite nach unten 3 bis 4 Minuten kross anbraten. Den Fisch wenden, die Pfanne vom Herd nehmen und die Filets darin noch einige Minuten gar ziehen lassen.

4 Die Zanderfilets herausnehmen, auf Küchenpapier abtropfen lassen, mit Salz und Pfeffer würzen und mit Zitronensaft beträufeln. Den Graupenrisotto auf Tellern anrichten und die Zanderfilets daraufsetzen.

TIPP
Sollte kein Zanderfilet erhältlich sein, können Sie auch auf Dorade, Tilapia oder Pangasius zurückgreifen. So lässt sich dieser wunderbare Graupenrisotto gleich mehrfach genießen!

OFENFORELLE
MIT BOHNENPÜREE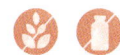

Mit der Forelle haben Sie einen unserer heimischen Süßwasser-fische auf dem Teller. Das sorgt für etwas Abwechslung auf dem Speiseplan und schont außerdem die Seefischarten, deren Bestände aufgrund ihrer Beliebtheit zurückgehen.

ZUTATEN FÜR 4 PERSONEN
FÜR DEN FISCH
4 ganze Forellen (küchenfertig; à ca. 400 g)
Salz, Pfeffer aus der Mühle
1 unbehandelte Zitrone
4 kleine Stiele Dill
4 EL Olivenöl

FÜR DAS PÜREE
2 Dosen weiße Cannellini-Bohnen (à 280 g Abtropfgewicht)
1 Knoblauchzehe
2–3 EL Olivenöl
50 ml Brühe
1 EL Zitronensaft
1 Msp. gemahlener Fenchel
Salz, Pfeffer aus der Mühle
etwas Dill für die Deko

FÜR DIE NUSSMISCHUNG
1 Knoblauchzehe
50 g gehackte Haselnusskerne
80 ml Olivenöl oder Butter

ZUBEREITUNG: 20 Min.
GAREN: 40 Min.
PRO PORTION ca. 770 kcal,
53 g EW, 49 g F, 25 g KH, 6 g BST

1 Für die Forellen den Backofen auf 100 °C vorheizen. Die Forellen innen und außen waschen und trocken tupfen. Die Bauchhöhlen mit Salz und Pfeffer würzen. Die Zitrone heiß waschen, trocken reiben, 4 Scheiben abschneiden und halbieren. Je 2 Hälften nebeneinander in jede Bauchhöhle legen und je 1 Dill Stiel hinzufügen. Die Forellen außen mit Olivenöl einpinseln und auf ein mit Backpapier ausgelegtes Backblech legen. Die Haut an der Oberseite leicht rautenförmig ein-schneiden. Die restliche Zitrone auspressen, den Saft darüberträufeln und von außen mit Salz würzen.

2 Die Forellen im Ofen auf der mittleren Schiene etwa 30 Minuten garen. Den Backofengrill einschalten und etwa 10 Minuten grillen, bis die Forellen leicht gebräunt sind.

3 Für das Püree die Bohnen in ein Sieb abgießen, kalt abbrausen und abtropfen lassen. Den Knoblauch schälen und in feine Würfel schnei-den. 1 EL Olivenöl in einem Topf erhitzen und den Knoblauch darin an-dünsten. Bohnen und Brühe dazugeben und aufkochen lassen. Mit dem Stabmixer cremig pürieren. Mit Zitronensaft, Fenchel, Salz und Pfeffer würzen. Das restliche Olivenöl unterrühren und mit Dill bestreuen.

4 Für die Nussmischung den Knoblauch in feine Würfel schneiden. Die Haselnüsse in einer Pfanne ohne Fett anrösten. Olivenöl und Knoblauch hinzufügen, kurz erhitzen und mit Salz und Pfeffer würzen. Die Forellen aus dem Ofen nehmen, auf Teller verteilen und die Nussmischung dar-übergeben. Das Bohnenpüree daneben anrichten und servieren.

TIPP
Cannellini-Bohnen sind Kidney-Bohnen sehr ähnlich und werden besonders in der italienischen Küche verwendet. Wer mehr Zeit hat und das Püree aus getrockneten Bohnen zubereiten möchte, der kann die Bohnen nach dem Einweichen mit einem Beutel Fencheltee gar kochen. Dann bekommen sie ein interessantes Aroma und sind noch besser verdaulich.

DORADE
MIT GEMÜSESALAT ✦ ✦

Die Dorade, auch Goldbrasse genannt, ist ein Mittelmeerfisch, der mit seinem Protein- und Mineralstoffgehalt punktet. Außerdem hat die Dorade einen geringen Kaloriengehalt und ist somit wie geschaffen für dieses wunderbare Slow-Carb-Gericht.

ZUTATEN FÜR 4 PERSONEN
FÜR DEN SALAT

1 kleiner Blumenkohl (ca. 1 kg)
je 2 rote und gelbe Paprikaschoten
2 Gemüsezwiebeln
4 Knoblauchzehen
2 Zweige Rosmarin
6–8 EL Olivenöl
Salz
80 g Buchweizen
Saft von 1 Zitrone
1–2 TL Honig
1–2 TL scharfer Senf
Pfeffer aus der Mühle

FÜR DEN FISCH

4 ganze Doraden (küchenfertig, à 400–500 g)
Salz, Pfeffer aus der Mühle
8 Scheiben Zitrone
4 Zweige Thymian
2 EL Öl

ZUBEREITUNG: 70 Min.
PRO PORTION ca. 570 kcal,
48 g EW, 25 g F, 31 g KH, 10 g BST

1 Für den Salat den Backofen auf 180 °C vorheizen. Den Blumenkohl putzen, waschen und in kleine Röschen teilen. Die Paprikaschoten längs halbieren, entkernen, waschen und in 2 bis 3 breite Streifen schneiden. Die Zwiebeln schälen, halbieren und in Spalten schneiden. Den Knoblauch schälen und halbieren.

2 Den Rosmarin waschen, trocken schütteln, die Nadeln von den Zweigen streifen und fein hacken. Das Gemüse in einen Bräter geben, Rosmarin, Olivenöl und etwas Salz hinzufügen und alles gut vermischen. Im Ofen auf der mittleren Schiene etwa 35 Minuten garen, bis das Gemüse gar ist. Herausnehmen und etwas abkühlen lassen.

3 In der Zwischenzeit den Buchweizen in Salzwasser 10 bis 15 Minuten bissfest garen. In ein Sieb abgießen und abtropfen lassen. Den Zitronensaft mit Honig, Senf, Salz und Pfeffer vermischen. Das Gemüse mit Buchweizen und Dressing mischen und ziehen lassen. Falls nötig, nach einiger Zeit etwas nachwürzen.

4 Für den Fisch den Backofen auf 100 °C herunterschalten. Die Dorade innen und außen waschen und trocken tupfen. Innen und außen mit Salz und Pfeffer würzen und jeweils 2 Zitronenscheiben und 1 Thymianzweig in die Bauchhöhlen legen. Auf ein mit Backpapier ausgelegtes Backblech legen und im Ofen auf der mittleren Schiene 20 bis 25 Minuten garen.

5 Die Doraden mit dem Gemüsesalat auf Tellern anrichten, das Öl darüberträufeln und servieren.

TIPP

Wer lieber einheimischen Süßwasserfisch auf dem Teller hat, kann für dieses Rezept anstatt der Dorade auch Saibling oder Forelle in den Ofen schieben. Die Garzeit ändert sich dadurch nicht.
Am besten schmeckt der Salat zu dem Fisch, wenn er noch lauwarm ist.

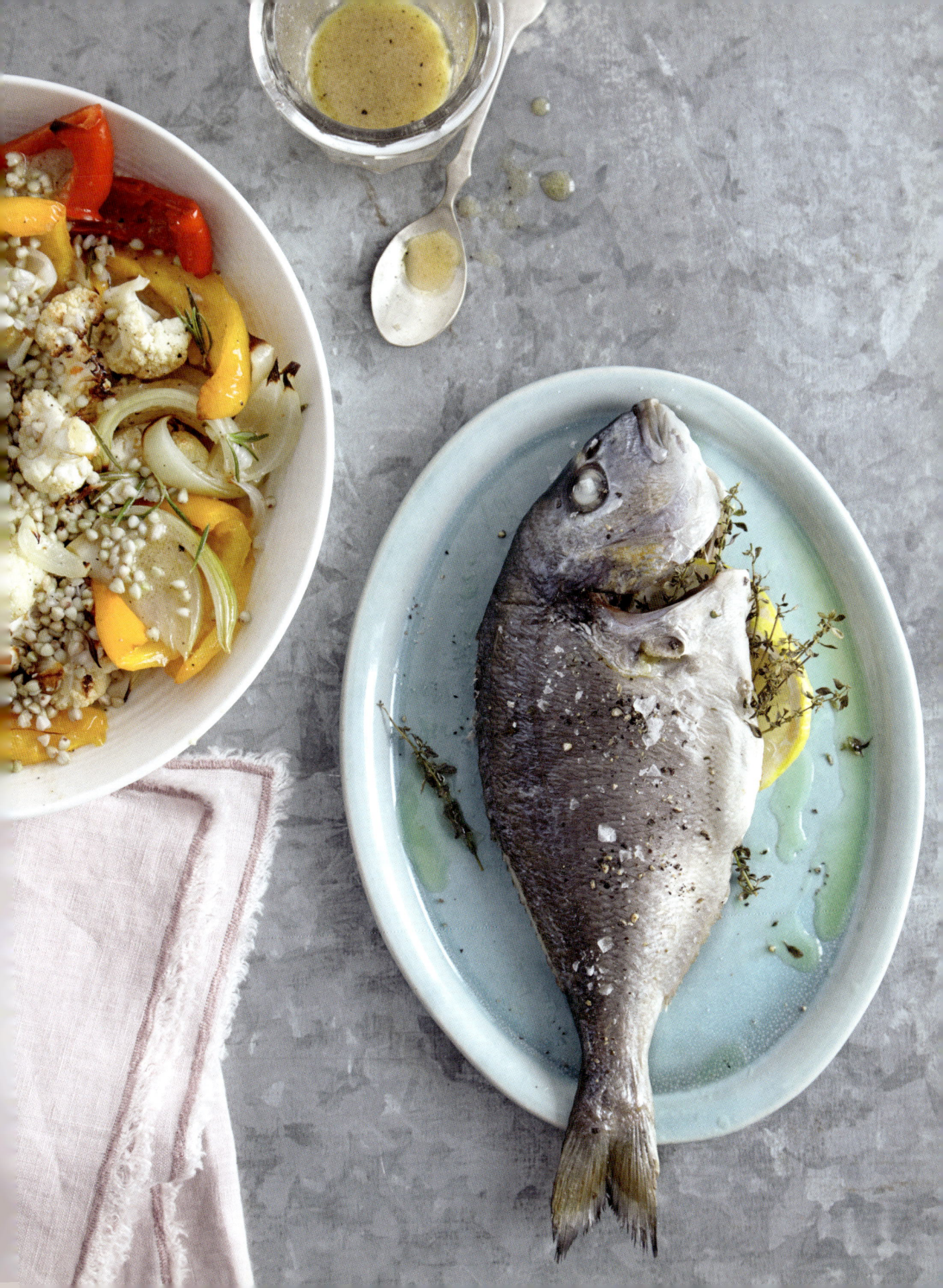

SAIBLINGSFILETS
MIT LAUCHGEMÜSE

Saibling ist nicht nur wie sein Artgenosse Lachs sehr delikat, er zeichnet sich auch durch den hohen Grad an ungesättigten Fettsäuren aus. Mit der Haferflocken-Amarant-Kruste und dem Wildreis ist auch für jede Menge Ballaststoffe gesorgt.

ZUTATEN FÜR 4 PERSONEN
FÜR DAS GEMÜSE
200 g Wildreis
Salz
1 Stange Lauch
4 EL Olivenöl
150 ml Gemüsebrühe
Pfeffer aus der Mühle

FÜR DEN FISCH
70 g feine Haferflocken
2 EL Amarant-Pops
2–3 EL fein gehackte Petersilie
1 unbehandelte Zitrone
5 EL Olivenöl
Salz, Pfeffer aus der Mühle
4 Saiblingsfilets (ohne Haut,
  à ca. 125 g; oder Rotbarschfilet)
etwas Olivenöl für die Form
2–3 Tomaten
3 EL Mandelblättchen

ZUBEREITUNG: 55 Min.
PRO PORTION ca. 657 kcal,
32 g EW, 33 g F, 52 g KH, 7 g BST

1 Für das Gemüse den Wildreis in einem Topf in Salzwasser nach Packungsanweisung etwa 40 Minuten garen. In ein Sieb abgießen und abtropfen lassen.

2 In der Zwischenzeit den Lauch putzen, waschen und in feine Streifen schneiden. 1 EL Olivenöl in einer Pfanne erhitzen und den Lauch darin dünsten. Mit Gemüsebrühe ablöschen und bei schwacher Hitze köcheln lassen, bis der Lauch weich ist. Falls nötig, noch etwas Brühe angießen. Den gegarten Wildreis und das restliche Olivenöl hinzufügen und mit Salz und Pfeffer würzen.

3 Für den Fisch den Backofen auf 200 °C vorheizen. Haferflocken, Amarant-Pops und Petersilie in einer Schüssel vermischen. Die Zitrone heiß waschen, trocken reiben und halbieren. Von 1 Zitronenhälfte die Schale abreiben, den Saft und 3 bis 4 EL Olivenöl dazugeben und verrühren. Mit Salz und Pfeffer würzen.

4 Die Saiblingsfilets waschen, trocken tupfen und in eine mit Olivenöl gefettete ofenfeste Form legen. Mit Salz und Pfeffer würzen und mit etwas Zitronensaft beträufeln.

5 Die Tomaten waschen und in Scheiben schneiden, dabei die Stielansätze entfernen. Die Tomatenscheiben auf den Fischfilets verteilen. Mit der Haferflockenmischung bedecken und mit Mandelblättchen bestreuen. Die Saiblingsfilets im Ofen auf der mittleren Schiene 12 bis 15 Minuten goldbraun backen. Die Fischfilets mit dem Wildreis-Lauch-Gemüse anrichten und servieren.

TIPP
Wildreis zählt zwar wie herkömmlicher Reis zu den Getreidearten, ist aber mit diesem nicht verwandt. Es handelt sich vielmehr um ein ursprünglich wild wachsendes kanadisches Wassergras. Früher war es nur in bestimmten kanadischen Provinzen beheimatet, wo man es auch heute noch auf traditionelle Weise anbaut und erntet. Die moderne Zuchtform ist mit der ursprünglichen Variante kaum noch zu vergleichen.

GEBRATENER LACHS
MIT PAK-CHOI-GEMÜSE

Everybody's darling! Der allseits beliebte und unkomplizierte Lachs tritt hier als Begleiter von Pak Choi auf, dem milden Kohl aus der Asia-Küche. Pak Choi ist kalorienarm und hat einen leicht senfartigen Geschmack – ein Dream-Team auf dem Teller!

ZUTATEN FÜR 4 PERSONEN
200 g Reis
Salz
6 EL Sesamsamen
6–7 EL Sesamöl
400 g Austernpilze
600 g Pak Choi
1 Zwiebel
1 Knoblauchzehe
120 ml Öl
150 ml Gemüsebrühe
Salz, Pfeffer aus der Mühle
4 Lachsfilets
(ohne Haut; à ca. 150 g)
1–2 EL Öl
Saft von ½ Zitrone
1–2 EL gehackter Dill

ZUBEREITUNG: 20 Min.
PRO PORTION ca. 1047 kcal,
43 g EW, 72 g F, 47 g KH, 12 g BST

1 Den Reis in der dreifachen Menge Salzwasser garen. In ein Sieb abgießen und abtropfen lassen. In der Zwischenzeit den Sesam in einer Pfanne ohne Fett rösten, bis er zu duften und aufzuplatzen beginnt. Vom Herd nehmen und abkühlen lassen. 4 EL davon mit 3 EL Sesamöl und dem warmen Reis mischen und warm stellen. Den restlichen Sesam beiseitestellen.

2 Für das Gemüse die Austernpilze putzen, trocken abreiben und in grobe Stücke schneiden. Den Pak Choi putzen, waschen, die Stiele in Stücke schneiden, die Blätter grob in Streifen schneiden. Die Zwiebel und den Knoblauch schälen. Die Zwiebel in dünne Spalten, den Knoblauch in feine Würfel schneiden.

3 Das Öl in einer Pfanne erhitzen und die Zwiebel und den Knoblauch darin anbraten. Die Austernpilze und die Stiele vom Pak Choi hinzufügen und einige Zeit mitbraten. Mit Gemüsebrühe ablöschen und bei schwacher Hitze einkochen lassen. Kurz bevor die gesamte Flüssigkeit verkocht ist, die Blätter vom Pak Choi dazugeben und zusammenfallen lassen. Mit Salz und Pfeffer würzen und 3 bis 4 EL Sesamöl unterrühren.

4 Die Lachsfilets waschen und trocken tupfen. Das Öl in der Pfanne erhitzen und die Filets darin bei schwacher Hitze 5 Minunten goldbraun braten. In der Pfanne wenden und einige Minuten gar ziehen lassen. Mit Zitronensaft beträufeln und mit Salz und Pfeffer würzen. Den Dill darüberstreuen.

5 Den Lachs mit dem Pak-Choi-Gemüse und dem Sesamreis anrichten und alles mit den restlichen Sesamsamen bestreuen.

TIPP
Austernpilze sind sehr vielfältig in der Küche einsetzbar und das ganze Jahr über zu bekommen. Außerdem sind sie mit 6 g Ballaststoffen pro 100 g ein guter Ballaststofflieferant.

HÄHNCHENBRUSTFILET
MIT ERBSENBULGUR

Das Highlight dieses Gerichts ist die süßlich scharfe Aprikosensauce, die ihm mit dem Bulgur ein exotisches Flair verleihen. Der nährstoffreiche Hartweizengrieß ist fix zubereitet und damit eine echte Alternative zu Reis, Nudeln und Co.

ZUTATEN FÜR 4 PERSONEN
FÜR DEN BULGUR
120 g TK-Erbsen
200 g (Dinkel-)Bulgur
600 ml Gemüsebrühe
4 EL geriebener Pecorino
6 EL Olivenöl
4 EL Schnittlauchröllchen
Salz, Pfeffer aus der Mühle

FÜR DAS FLEISCH
4 Hähnchenbrustfilets (à ca. 120 g)
Salz, Pfeffer aus der Mühle
1 EL Zitronensaft
2 Schalotten
3 Scheiben Ingwer
2 Knoblauchzehen
1 kleine Chilischote
12 getrocknete Aprikosen
1 EL Blütenhonig
4 EL Apfelessig
300 ml Gemüsebrühe
200 g Sahne
1 EL Currypulver
1 TL gemahlene Kurkuma
Schnittlauchröllchen für die Deko

ZUBEREITUNG: 40–45 Min.
PRO PORTION ca. 717 kcal,
40 g EW, 35 g F, 53 g KH, 10 g BST

1 Die TK-Erbsen auftauen. Den Bulgur mit der Brühe in einem Topf zum Kochen bringen und bei schwacher Hitze 5 Minuten köcheln lassen. Vom Herd nehmen und zugedeckt ziehen lassen, bis die Flüssigkeit komplett aufgenommen ist. Die Erbsen, Pecorino, 3 EL Olivenöl und Schnittlauch unterrühren und mit Salz und Pfeffer würzen.

2 Für das Hähnchen den Backofen auf 100 °C vorheizen. Die Hähnchenbrustfilets waschen, trocken tupfen und in einer Pfanne mit 2 EL Olivenöl auf beiden Seiten je etwa 2 Minuten anbraten. Im Ofen auf der mittleren Schiene etwa 20 Minuten saftig durchgaren. Anschließend mit Zitronensaft beträufeln und mit Salz und Pfeffer würzen.

3 In der Zwischenzeit die Schalotten und den Ingwer schälen und in feine Würfel schneiden. Den Knoblauch schälen und in Scheiben schneiden. Die Chilischote längs halbieren, entkernen, waschen und in feine Würfel schneiden. Die Aprikosen ebenfalls in feine Würfel schneiden.

4 In einer Pfanne 1 EL Olivenöl erhitzen und die Schalotten anbraten. Knoblauch, Ingwer und Chilischote hinzufügen und kurz mitbraten. Aprikosen, Honig, Apfelessig, Gemüsebrühe und Sahne dazugeben, erhitzen und bei schwacher Hitze etwa 10 Minuten köcheln lassen. Mit Curry, Kurkuma, Salz und Pfeffer würzen.

5 Die Hähnchenbrust in Scheiben schneiden, mit dem Bulgur und der Sauce auf Tellern anrichten. Den Bulgur mit Schnittlauch bestreuen.

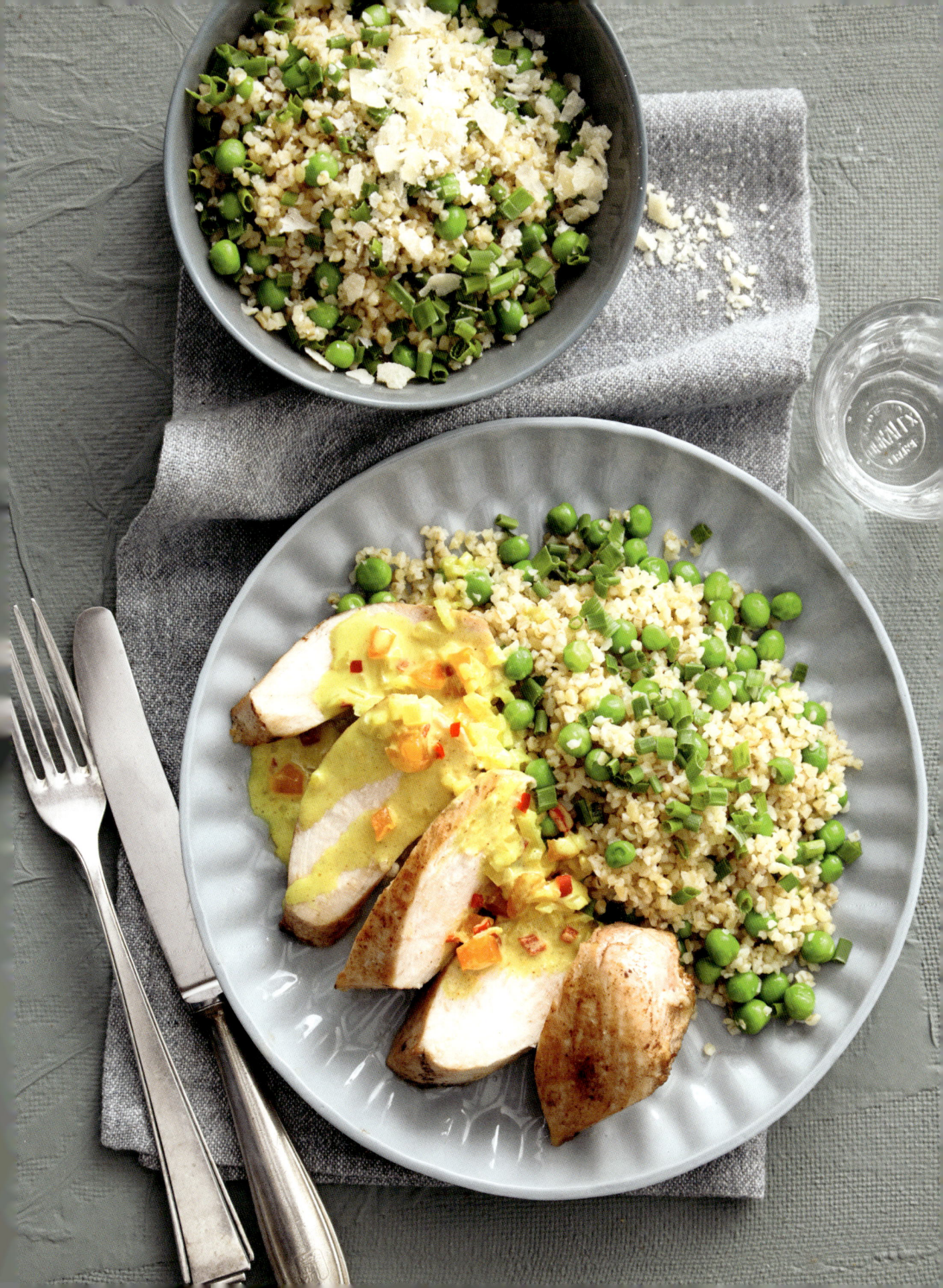

HÄHNCHENKEULEN
MIT MANDELPOLENTA

ZUTATEN FÜR 4 PERSONEN
3 Knoblauchzehen
je 4 Zweige Rosmarin und Oregano
2–3 EL Pinienkerne
10–11 EL Olivenöl
Salz, Pfeffer aus der Mühle
½ TL scharfes Paprika-
oder Chilipulver
4 Hähnchenkeulen (à ca. 250 g)
3–4 EL Mandelblättchen oder
Pinienkerne
¼ l Gemüsebrühe
¼ l Mandeldrink
100 g Maisgrieß (Instant-Polenta)
20 g geröstete, gemahlene
Erdmandeln
50 g geriebener Parmesan
500 g Mangold
4 reife Tomaten
1 kleine Zwiebel

ZUBEREITUNG: 40–45 Min.
GAREN: 1 Std.
PRO PORTION ca. 879 kcal,
49 g EW, 61 g F, 28 g KH, 8 g BST

1 Den Backofen auf 180 °C vorheizen. 2 Knoblauchzehen schälen und in feine Würfel schneiden. Die Kräuter waschen, trocken schütteln, die Nadeln von den Zweigen streifen bzw. Blätter abzupfen und alles sehr fein hacken. Die Pinienkerne in einer Pfanne ohne Fett hell rösten, kurz abkühlen lassen und fein hacken. Alles in einer kleinen Schüssel mit 4 EL Olivenöl mischen und mit Salz, Pfeffer und Paprikapulver würzen.

2 Die Hähnchenkeulen waschen, trocken tupfen und die Haut mit den Fingern vorsichtig anheben. Die Gewürzpaste so weit wie möglich unter die Haut geben und die lockere Haut darüberziehen und, falls nötig, mit einem Zahnstocher befestigen. 3 bis 4 EL Olivenöl mit 1 Prise Salz ver- rühren und die Hähnchenkeulen damit einpinseln. Die Hähnchenkeulen auf ein mit Backpapier ausgelegtes Backblech legen und im Ofen auf der mittleren Schiene etwa 1 Stunde goldbraun braten. Zwischendurch mit dem gesalzenen Olivenöl bestreichen.

3 Die Mandelblättchen in einer Pfanne ohne Fett hell rösten. Die Brü- he mit dem Mandeldrink aufkochen, den Maisgrieß und die Erdmandeln einrieseln lassen und unter ständigem Rühren 2 Minuten köcheln. Den Topf vom Herd nehmen. 1 EL Olivenöl und den Parmesan unterrühren und die Polenta mit Salz und Pfeffer würzen. Nach Belieben etwas mehr Brühe oder Mandeldrink hinzufügen.

4 Den Mangold putzen, waschen und trocken schütteln. Die Stiele ab- schneiden, die Blätter in Streifen und die Stiele in Stücke schneiden. In einem Topf in Salzwasser erst die Stiele, dann die Blätter bissfest blan- chieren. Mit dem Schaumlöffel herausnehmen, kalt abschrecken, ab- tropfen lassen und die Blätter ausdrücken.

5 Die Tomaten kreuzweise einritzen, überbrühen, häuten, vierteln und entkernen. Die Tomatenviertel in Würfel schneiden. Die Zwiebel und den restlichen Knoblauch schälen und in feine Würfel schneiden. In ei- ner tiefen Pfanne 1 EL Olivenöl erhitzen und die Zwiebel und den Knob- lauch darin bei schwacher Hitze anbraten. Die Mangoldblätter, die -stiele und die Tomaten dazugeben und kurz mitdünsten. Das restliche Olivenöl hinzufügen und mit Salz und Pfeffer würzen.

6 Die Hähnchenkeulen mit dem Mangoldgemüse und der Polenta an- richten. Die Polenta mit den Mandelblättchen bestreuen.

DINKELNUDELN
MIT LINSENSAUCE 🥄

ZUTATEN FÜR 4 PERSONEN
200 g grüne Puy-Linsen
(oder Beluga-Linsen)
2 Zwiebeln
2 Knoblauchzehen
2 Hähnchenbrustfilets (à ca. 180 g)
500 g Tomaten
5 EL Olivenöl
1 Stück Ingwer (ca. 2 cm)
1 rote Chilischote
4 Limetten
je 2–3 TL gemahlener Kreuzkümmel
und gemahlener Koriander
Salz, Pfeffer aus der Mühle
1 kleines Bund Petersilie
(oder Koriander)
400 g Dinkelnudeln
(z. B. Bandnudeln oder Spirelli)

ZUBEREITUNG: 50 Min.
PRO PORTION ca. 820 kcal,
44 g EW, 24 g F, 91 g KH, 22 g BST

1 Die Linsen in einem Topf mit kochendem Salzwasser nach Packungsanweisung 20 bis 25 Minuten leicht bissfest garen. In ein Sieb abgießen und abtropfen lassen.

2 In der Zwischenzeit die Zwiebeln und den Knoblauch schälen und in feine Würfel schneiden. Die Hähnchenbrustfilets waschen, trocken tupfen und in mundgerechte Stücke schneiden. Die Tomaten waschen und in Würfel schneiden, dabei die Stielansätze entfernen.

3 In einer Pfanne 1 EL Olivenöl erhitzen und das Fleisch darin von allen Seiten hellbraun anbraten. Das Fleisch beiseitestellen. Das restliche Öl in dieselbe Pfanne geben und die Zwiebel darin bei schwacher Hitze etwa 10 Minuten unter häufigem Rühren anbraten. Die Tomaten und den Knoblauch hinzufügen und alles weitere 5 bis 10 Minuten garen.

4 Den Ingwer schälen und in feine Würfel schneiden, die Chilischote längs halbieren, entkernen, waschen und ebenfalls in feine Würfel schneiden. Die Limetten auspressen. Ingwer, Chili, Limettensaft mit Kreuzkümmel und Koriander in einer großen Schüssel mischen. Das Fleisch und die Linsen dazugeben, gut verrühren und mit Salz und Pfeffer würzen. Die Petersilie waschen, trocken schütteln, die Blätter abzupfen und fein hacken.

5 Die Nudeln einem Topf in kochendem Salzwasser nach Packungsanweisung bissfest garen. In ein Sieb abgießen, auf Teller verteilen, die Linsensauce hinzufügen und mit Petersilie bestreut servieren.

TIPP
Bei diesem Rezept braucht man mit Gewürzen nicht zu sparen. Besonders Limettensaft, Kreuzkümmel und Ingwer dürfen großzügig eingesetzt werden. Die Sauce kann am nächsten Tag nochmals aufgewärmt werden, muss dann aber vor dem Servieren noch mal neu abgeschmeckt werden, da die Linsen über Nacht gut durchziehen. Auch ohne das Hühnchenfleisch, als vegetarische bzw. vegane Variante, schmeckt dieses Gericht hervorragend.

GEBRATENE ENTENBRUST
MIT SELLERIEPÜREE ✿

Die Entenbrust ist ein wunderbares Sonn- und Feiertagsessen. In diesem Rezept wird sie richtig schön kross gebraten. Zusammen mit der süßsäuerlichen Pflaumensauce und dem kräftigen Selleriepüree ein absoluter Gaumenschmaus!

ZUTATEN FÜR 4 PERSONEN
4 Entenbrustfilets (à ca. 200 g)
2 EL Öl
1 Knollensellerie (ca. 700 g)
1 Zwiebel
300 ml Apfelsaft
50 g Walnusskerne
2 EL Schmand
Salz, Pfeffer aus der Mühle
etwas frisch geriebene Muskatnuss
2 Äpfel
250 g Pflaumen
1 EL Honig
3–4 EL Calvados oder Weinbrand
2–3 TL Rotweinessig
1 EL Olivenöl zum Beträufeln

ZUBEREITUNG: 1 Std.
PRO PORTION ca. 727 kcal,
41 g EW, 40 g F, 37 g KH, 9 g BST

1 Den Backofen auf 100 °C vorheizen. Ein Ofengitter auf die mittlere Schiene und darunter ein Abtropfblech schieben. Die Entenbrustfilets waschen, trocken tupfen, von Sehnen befreien und, falls nötig, verbliebene Federkiele mit einer Pinzette herausziehen. Die Hautseite bzw. die Fettschicht im Abstand von ½ bis 1 cm mehrmals schräg parallel anschneiden. Dabei darauf achten, dass die Fettschicht auch an den Rändern gut eingeschnitten ist.

2 In einer Pfanne 1 EL Öl erhitzen und die Entenbrüste darin auf der Fettseite bei mittlerer Hitze 4 bis 5 Minuten kross anbraten. Kurz wenden, aus der Pfanne nehmen, nebeneinander mit der Fettschicht nach oben auf das Ofengitter legen und im Ofen etwa 50 Minuten rosa garen.

3 Den Sellerie putzen, schälen und in etwa 1 cm große Würfel schneiden. Die Zwiebel schälen und in feine Würfel schneiden. In einem Topf 1 EL Öl erhitzen und die Zwiebel darin andünsten. Den Sellerie hinzufügen und kurz mitdünsten. Den Apfelsaft angießen und alles zugedeckt bei schwacher Hitze 20 bis 30 Minuten weich garen.

4 Die Walnüsse in einer Pfanne ohne Fett anrösten. Den Sellerie mit der Garflüssigkeit und dem Schmand in eine Schüssel geben und mit dem Stabmixer cremig prürieren. Mit Salz, Pfeffer und Muskatnuss würzen und die Walnüsse unterrühren.

5 Die Äpfel waschen, vierteln, entkernen und in grobe Würfel schneiden. Pflaumen waschen, halbieren und entsteinen. Äpfel, Pflaumen, Honig und etwas Wasser in einen Topf geben und 5 bis 10 Minuten weich garen. Durch die „Flotte Lotte" drehen oder durch ein grobes Sieb streichen. Die Sauce zurück in den Topf geben. Calvados und Essig unterrühren und mit Salz würzen. Kurz vor dem Servieren nochmals aufkochen.

6 Die Entenbrustfilets aus dem Ofen nehmen und schräg in Scheiben schneiden. Mit Salz und Pfeffer würzen und mit etwas Olivenöl beträufeln. Das Selleriepüree auf Tellern anrichten, die Entenbrustscheiben darauflegen und die Pflaumensauce darumherum ziehen.

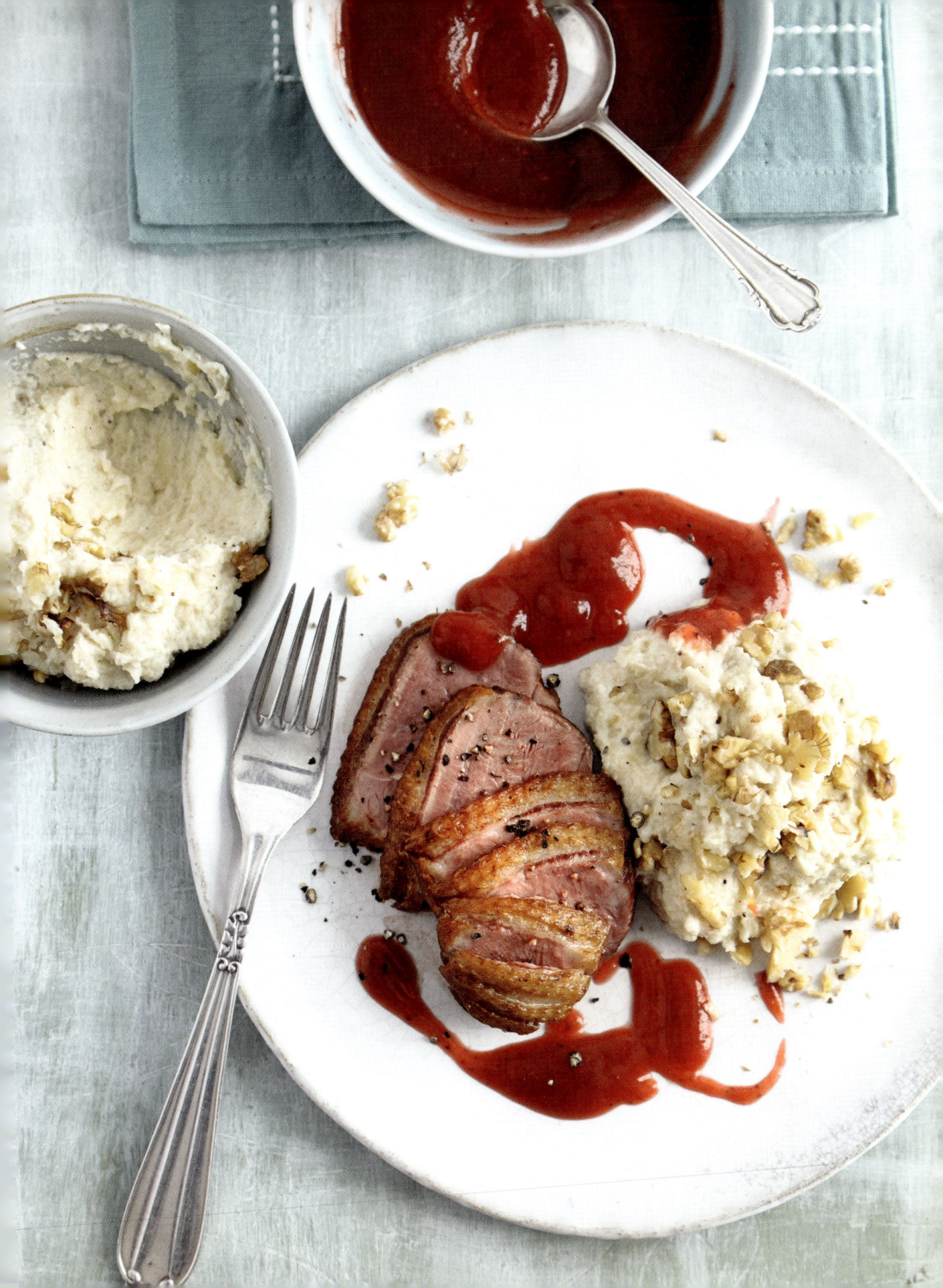

OFENKÜRBIS
MIT BOHNENCHILI

Ein schönes Gericht für einen (hoffentlich) goldenen Herbst. Der einfach zuzubereitende Hokkaido ist eine der Gemüsesorten schlechthin in dieser Jahreszeit. In diesem Rezept wird er mit Hackfleisch und Bohnen gefüllt zum Highlight.

ZUTATEN FÜR 4 PERSONEN
1 Zwiebel
3 Knoblauchzehen
1 kleine Möhre
1 Stange Staudensellerie
2 Tomaten
4 kleine Hokkaido-Kürbisse
(à 450–500 g)
3 EL Olivenöl
250 g gemischtes Hackfleisch
400 g stückige Tomaten
(aus der Dose)
1 TL Agavendicksaft
1 rote Chilischote
1 Dose schwarze Bohnen
(240 g Abtropfgewicht)
60 g Maiskörner (aus der Dose)
1 EL getrockneter Oregano
1 TL getrockneter Majoran
½ TL Zimtpulver
Salz, Pfeffer aus der Mühle

ZUBEREITUNG: 70 Min.
PRO PORTION ca. 542 kcal,
24 g EW, 20 g F, 58 g KH, 16 g BST

1 Die Zwiebel und den Knoblauch schälen und in feine Würfel schneiden. Die Möhre putzen und schälen, den Staudensellerie putzen und waschen und beides in kleine Würfel schneiden. Die Tomaten waschen und in Würfel schneiden, dabei den Stielansatz entfernen. Die Kürbisse waschen, jeweils oben den Deckel abschneiden und beseitelegen. Unten den Kürbis gerade schneiden, sodass er einen festen Stand hat. Mit einem Löffel die Kerne entfernen. Das Kürbisfleisch vorsichtig so herausschaben, dass überall ein Rand von etwa 1 cm stehen bleibt, das Kürbisfleisch klein hacken und beiseitestellen.

2 Die Zwiebel in einer Pfanne in 2 EL Olivenöl anbraten. Den Knoblauch und das Hackfleisch dazugeben und einige Minuten darin krümelig braten. Die Möhren-, Sellerie- und Tomatenwürfel sowie das Kürbisfleisch hinzufügen und einige Minuten weiterbraten. Die Dosentomaten samt Saft und den Agavendicksaft dazugeben und die Sauce etwa 30 Minuten köcheln lassen.

3 Die Chilischote längs halbieren, entkernen, waschen und in feine Würfel schneiden. Die Chilischote, die schwarzen Bohnen und den Mais hinzufügen und mit Oregano, Majoran, Zimt, Salz und Pfeffer würzen.

4 Den Backofen auf 180 °C vorheizen. Die Kürbisse mit dem restlichen Olivenöl mit einem Pinsel außen einpinseln und mit etwas Salz und Pfeffer würzen. Mit dem Bohnenchili füllen und den Deckel aufsetzen. Die gefüllten Kürbisse in eine ofenfeste Form geben. Falls nötig, die übrige Füllung außenherum geben und etwas Wasser oder Brühe hinzufügen. Die Kürbisse im Ofen auf der mittleren Schiene 40 bis 45 Minuten braun garen.

TIPP
Etwas exotischer wird die Füllung mit Lammhackfleisch. Diese Mischung können Sie anstatt mit Oregano und Majoran mit Garam masala und etwas Kreuzkümmel würzen.

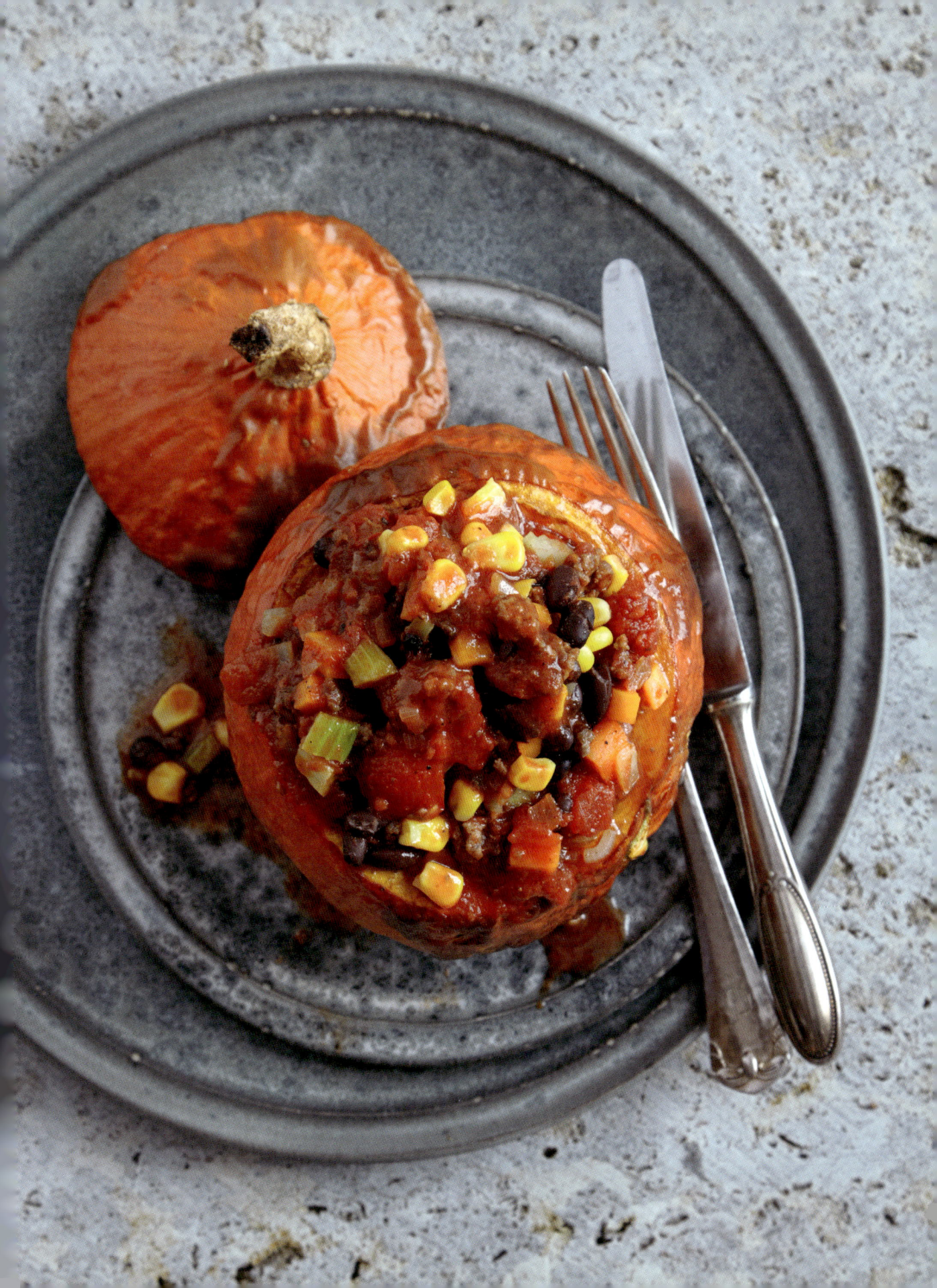

HACKFLEISCHBÄLLCHEN
MIT KRAUTSALAT 🌾 🥛

So haben Sie Hackfleischbällchen bestimmt noch nie genossen!
Sesam, Honig und Koriander sorgen für ein ungewöhnliches
Geschmackserlebnis. Der Salat aus dem Spitzkohl rundet das
Gericht ab. Lassen Sie es sich schmecken!

ZUTATEN FÜR 4 PERSONEN
FÜR DIE BÄLLCHEN
100 g weiße Bohnen (aus der Dose)
1 kleine rote Zwiebel
1 Knoblauchzehe
400 g gemischtes Hackfleisch
2 Eier
1 TL flüssiger Honig
2–3 EL gehackte Petersilie
1 TL helle Sesamsamen
10 g Leinsamen
1–2 Msp. gemahlener Fenchel
1 TL gemahlener Koriander
abgeriebene Schale und Saft von
½ unbehandelten Zitrone
Chilipulver
Salz, Pfeffer aus der Mühle
2–3 EL Öl

FÜR DEN SALAT
800 g Spitzkohl (oder Jaroma-Kohl)
2 EL Öl
1 Prise Chilipulver
1 TL Kümmelsamen
50 ml Gemüsebrühe
5–6 EL Rotweinessig
2 EL Olivenöl
1–2 TL Honig
Salz, Pfeffer aus der Mühle
2–3 EL gehackte Petersilie

ZUBEREITUNG: 40 Min.
PRO PORTION ca. 530 kcal,
29 g EW, 38 g F, 13 g KH, 6 g BST

1 Für die Bällchen die Bohnen in ein Sieb abgießen und abtropfen lassen. Die Zwiebel und den Knoblauch schälen und in feine Würfel schneiden. Das Hackfleisch in eine Schüssel geben. Zwiebel, Knoblauch, Bohnen, Eier, Honig, Petersilie, Sesam und Leinsamen hinzufügen und mit einer Gabel oder den Händen gut mischen. Ein Großteil der Bohnen sollte dabei etwas zerdrückt werden.

2 Die Hackfleischmasse mit Fenchel, Koriander, Zitronensaft und -schale, Chilipulver, Salz und Pfeffer würzen und mit angefeuchteten Händen daraus etwa 25 kleine Bällchen formen. Das Öl in einer Pfanne erhitzen und die Hackbällchen darin auf jeder Seite 6 bis 8 Minuten braun braten.

3 Für den Salat die äußeren Blätter des Spitzkohls entfernen, den Kopf vierteln und den Strunk herausschneiden. Den Kohl in feine Streifen schneiden oder hobeln. Das Öl in einer großen Pfanne erhitzen und den Kohl darin hellbraun braten und zusammenfallen lassen. Das Chilipulver und die Kümmelsamen hinzufügen. Die Brühe mit Essig, Olivenöl, Honig, Salz und Pfeffer verrühren und zum Kohl geben. Einige Minuten ziehen lassen und, falls nötig, noch etwas nachwürzen.

4 Die Hackbällchen mit dem Krautsalat auf Teller geben und mit Petersilie bestreut servieren.

TIPP
Spitzkohl ist der feinste und sensibelste unter den Kohlarten. Lange Lager- und Garzeiten bekommen ihm nicht. Er eignet sich hervorragend für diesen gebratenen, lauwarmen Salat. Spitzkohl hat einen milden Geschmack und ist gut bekömmlich.

SALTIMBOCCA
MIT DICKEN BOHNEN 🌾

Für den italienischen Klassiker Saltimbocca braucht man vor allem richtig guten Schinken, mit dem das Schnitzel umwickelt wird. Als Carb-Beilage gibt es dicke Bohnen und Kartoffeln – und das große Schlemmen kann beginnen!

ZUTATEN FÜR 4 PERSONEN
8 getrocknete Tomaten
8 dünne Schweineschnitzel
(aus der Lende; à 80–100 g)
16 Scheiben luftgetrockneter Schinken
16 Salbeiblätter
Salz, Pfeffer aus der Mühle
500 g kleinere, festkochende Kartoffeln
400 g dicke Bohnen
(TK oder frisch gepult)
1 Zwiebel
1 Knoblauchzehe
7–8 EL Olivenöl
30 g geriebener Parmesan oder Pecorino

ZUBEREITUNG: 40 Min.
PRO PORTION ca. 828 kcal,
74 g EW, 31 g F, 44 g KH, 30 g BST

1 Die Tomaten in wenig Wasser aufkochen, vom Herd nehmen und etwa 10 Minuten ziehen lassen. Abgießen und abtropfen lassen. Die Schnitzel waschen und trocken tupfen. Die Schnitzel nacheinander in einen Gefrierbeutel legen und mit einem Plattiereisen oder der Unterseite eines kleinen Topfes flach klopfen. Die Salbeiblätter waschen und trocken tupfen. Jeweils 2 Scheiben Schinken dicht nebeneinanderlegen und mit je 1 Schnitzel belegen. Ein Schnitzelhälfte mit je 1 Salbeiblatt und 1 getrockneten Tomate belegen, mit Salz und Pfeffer würzen und die andere Schnitzelhälfte (mit dem Schinken) darüberklappen.

2 Die Kartoffeln mit der Schale gründlich waschen und in Salzwasser etwa 20 Minuten weich garen. Die Bohnen waschen und in einem Topf in Salzwasser 5 Minuten garen. Frische Bohnen garen etwa 15 Minuten. In ein Sieb abgießen, kalt abschrecken und abtropfen lassen. Die Zwiebel und den Knoblauch schälen und in feine Würfel schneiden. In einer Pfanne 2 EL Olivenöl erhitzen und die Zwiebeln mit dem Knoblauch darin einige Minuten andünsten. Die Bohnen dazugeben und etwas mitdünsten. Mit Salz und Pfeffer würzen und warm stellen.

3 Die Kartoffeln abgießen, ausdampfen lassen und möglichst heiß pellen. Je nach Größe ganz lassen, halbieren oder vierteln. Den restlichen Salbei fein hacken. In einem Topf 2 bis 3 EL Olivenöl erhitzen und den Salbei andünsten. Die Kartoffeln hinzufügen und darin schwenken. Mit Salz und Pfeffer würzen.

4 In einer Grillpfanne 2 bis 3 EL Olivenöl erhitzen und die Schnitzel darin auf jeder Seite 2 bis 3 Minuten braten. Die Kartoffeln und die Bohnen auf Teller verteilen. Den Parmesan über die Bohnen streuen, jeweils 2 Saltimbocca dazulegen und servieren.

TIPP
Die getrockneten Tomaten geben diesen Saltimbocca eine besondere mediterrane Note, die gut mit dem Salbei harmoniert. Für die ursprüngliche Version können Sie natürlich auch Kalbsschnitzel verwenden.

LAMMLACHSE
MIT LEINSAMENKRUSTE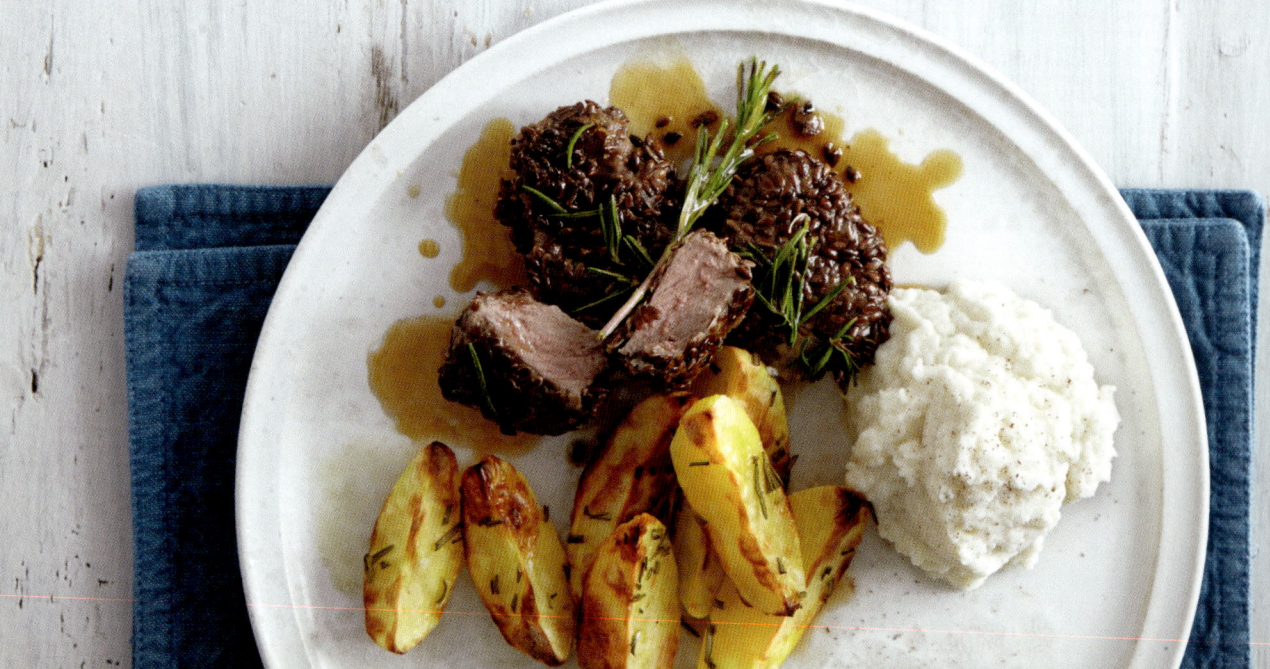

ZUTATEN FÜR 4 PERSONEN

6–8 junge Kartoffeln
3 Zweige Rosmarin
2 EL Olivenöl
Salz, Pfeffer aus der Mühle
500 g Blumenkohl
¼ l Gemüsebrühe
125 ml heiße Milch
25 g Butter
etwas frisch geriebene Muskatnuss
2 Lammlachse (à 350–400 g)
2 EL Buchweizenmehl
1 Ei (Größe L)
80–100 g Leinsamen
2–3 EL Öl
2 EL Honig

ZUBEREITUNG: 70 Min.
PRO PORTION ca. 787 kcal,
44 g EW, 50 g F, 35 g KH, 8 g BST

1 Den Backofen auf 180 °C vorheizen. Kartoffeln waschen, trocken tupfen, längs halbieren und vierteln. Rosmarin waschen, trocken schütteln, von 2 Zweigen die Nadeln abstreifen und klein hacken. Rosmarin mit Olivenöl über die Kartoffeln geben, alles mischen und auf ein mit Backpapier ausgelegtes Backblech geben. Im Ofen auf der mittleren Schiene 25 bis 30 Minuten goldbraun backen. Mit Salz und Pfeffer würzen.

2 Blumenkohl putzen, waschen und in kleine Röschen teilen. Brühe in einem Topf erhitzen und Blumenkohl darin etwa 20 Minuten weich garen. Milch und Butter dazugeben und alles mit dem Stabmixer cremig pürieren. Mit Salz und Muskatnuss würzen.

3 Lammlachse waschen, trocken tupfen und in 2 bis 3 cm breite Stücke schneiden. Buchweizenmehl in einen tiefen Teller geben. Ei in einem tiefen Teller verquirlen. Leinsamen im Küchenmixer leicht schroten oder im Ganzen in einen Teller geben. Fleischstücke nacheinander zuerst im Mehl wenden, dann durch das Ei ziehen und zum Schluss mit Leinsamen panieren.

4 Öl in einer großen Pfanne erhitzen und Lammstücke darin etwa 10 Minuten rosa anbraten. Herausnehmen und auf Küchenpapier abtropfen lassen. Restlichen Rosmarin grob hacken und mit dem Honig in die Pfanne geben und erhitzen. Fleisch darin wenden. Fleisch mit Püree und Kartoffeln anrichten.

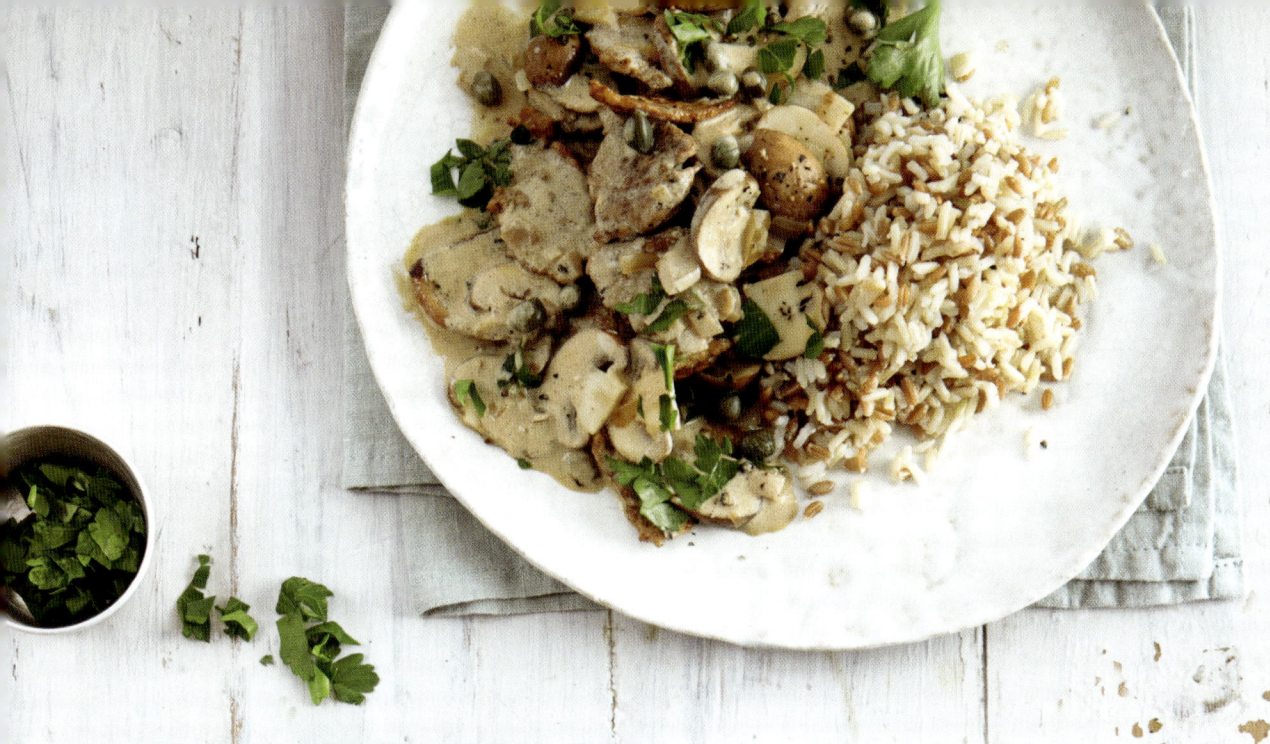

SCHWEINEFILET
MIT EMMERREIS

ZUTATEN FÜR 4 PERSONEN
1 Zwiebel
200 g braune Champignons
500 g Schweinefilet
4 EL Olivenöl
200 ml Weißwein
200 ml Gemüsebrühe
1 EL Butter
1–2 EL fein gehackte Kapern
50 g Schmand
1–2 EL Zitronensaft
Salz, Pfeffer aus der Mühle
etwas frisch geriebene Muskatnuss
1 Bund Petersilie
100 g Emmer
100 g Reis

ZUBEREITUNG: 40 Min.
PRO PORTION ca. 506 kcal,
34 g EW, 20 g F, 40 g KH, 5 g BST

1 Die Zwiebel schälen und in feine Würfel schneiden. Die Champignons putzen, trocken abreiben und in Scheiben schneiden. Das Schweinefilet waschen, trocken tupfen, in 1 bis 2 cm breite Scheiben und dann in Streifen schneiden.

2 Das Olivenöl in einer Pfanne erhitzen und das Fleisch darin in zwei Portionen nacheinander von allen Seiten bei starker Hitze hell anbraten. Das Fleisch herausnehmen und beiseitestellen. Im verbliebenen Bratfett die Zwiebel und die Champignons anbraten. Mit Wein ablöschen und etwa auf die Hälfte einkochen. Das Fleisch und die Brühe dazugeben und bei schwacher Hitze noch etwa 10 Minuten garen.

3 In der Zwischenzeit die Butter in einem kleinen Topf erhitzen und die Kapern darin leicht anbraten. Schmand und Zitronensaft unterrühren und mit Salz, Pfeffer und Muskatnuss würzen. Die Sauce unter das Fleisch rühren. Die Petersilie waschen, trocken schütteln, die Blätter abzupfen, einige Blätter für die Deko beiseitelegen, die anderen hacken und unterheben.

4 Den Emmer in einem Topf in kochendem Salzwasser 5 Minuten garen. Vom Herd nehmen, etwa 15 Minuten quellen lassen, in ein Sieb abgießen und abtropfen lassen. Den Reis in einem Topf mit Salzwasser nach Packungsanleitung zubereiten, in ein Sieb abgießen und abtropfen lassen. Den Emmer und den Reis mischen, mit dem Fleisch auf Tellern anrichten und mit Petersilie bestreut servieren.

KALBSRAHMGULASCH
MIT DINKELSPÄTZLE

ZUTATEN FÜR 4 PERSONEN

1 kg Kalbsfleisch (aus der Schulter)
2 Zwiebeln
2 Stangen Staudensellerie
300 g braune Champignons
3–4 EL Öl
700 ml heiße Gemüse- oder
Fleischbrühe
1 Lorbeerblatt
200 g Sahne
1–2 TL Speisestärke
1 kleines Bund Petersilie
Salz, Pfeffer aus der Mühle
200 g Dinkelvollkornmehl
4 Eier
etwas frisch geriebene Muskatnuss
3 EL Butter
2 EL gehackte Petersilie
600 g Rosenkohl
1 EL Butter

ZUBEREITUNG: 55–60 Min.
GAREN: 2 ½ Std.
PRO PORTION ca. 879 kcal,
76 g EW, 41 g F, 43 g KH, 12 g BST

1 Das Fleisch waschen, trocken tupfen, von groben Sehnen befreien und in Würfel schneiden. 1 Zwiebel schälen und in feine Würfel schneiden. Den Sellerie putzen, waschen und in Stücke schneiden. Die Champignons putzen, trocken abreiben und vierteln.

2 In einem großen Schmortopf 2 bis 3 EL Öl erhitzen und die Kalbfleischwürfel darin nacheinander in kleinen Portionen bei mittlerer Hitze anbraten und wieder herausnehmen. Die Champignons im verbliebenen Bratfett anbraten, wieder herausnehmen und beiseitestellen. Die Zwiebeln und den Sellerie in den Topf geben. Das Fleisch dazugeben, die Brühe angießen und das Lorbeerblatt hinzufügen. Das Kalbfleisch mit leicht geöffnetem Deckel bei schwacher Hitze 2 bis 2 ½ Stunden weich garen. Nach 2 Stunden den Deckel abnehmen.

3 Mit dem Schaumlöffel die Fleischstücke herausnehmen und das Lorbeerblatt entfernen. Die Sahne hinzufügen, die Sauce mit dem Stabmixer pürieren und alles nochmals aufkochen. Die Speisestärke in etwas kaltem Wasser anrühren und nach und nach in die kochende Sauce geben, bis sie sämig bindet. Die Sauce mit Salz und Pfeffer würzen. Das Fleisch und die Champignons hinzufügen.

4 Das Mehl, die Eier, ½ TL Salz und 1 EL Öl mit 40 ml Wasser in eine Schüssel geben und mit den Knethaken des Handrührgeräts verkneten. 3 bis 5 Minuten weiterkneten, bis der Teig Blasen wirft. In einem großen Topf reichlich Salzwasser zum Kochen bringen. Den Spätzlehobel kurz in das Wasser tauchen, den Teig einfüllen und in das siedende Wasser hobeln. Wenn die Spätzle an die Oberfläche steigen, einmal kurz aufkochen lassen. Die Spätzle mit dem Schaumlöffel herausheben und in einer Pfanne bei mittlerer Hitze in 2 EL zerlassener Butter kurz wenden. Die Spätzle mit Salz, Pfeffer und Muskatnuss würzen und die Petersilie darüberstreuen.

5 Den Rosenkohl putzen, die äußeren Blätter entfernen, waschen und den Strunk jeweils kreuzweise einschneiden. In kochendem Salzwasser 5 bis 10 Minuten bissfest garen. In ein Sieb abgießen und auskühlen lassen. Kleinere Röschen längs halbieren, größere zweimal längs durchschneiden, so dass der Strunk die Scheiben noch zusammenhält.

6 Die übrige Zwiebel schälen, in feine Würfel schneiden und in einer Pfanne in 1 EL Butter andünsten. Rosenkohl hinzufügen und anbraten, salzen und pfeffern. Das Gulasch mit Spätzle und Rosenkohl anrichten.

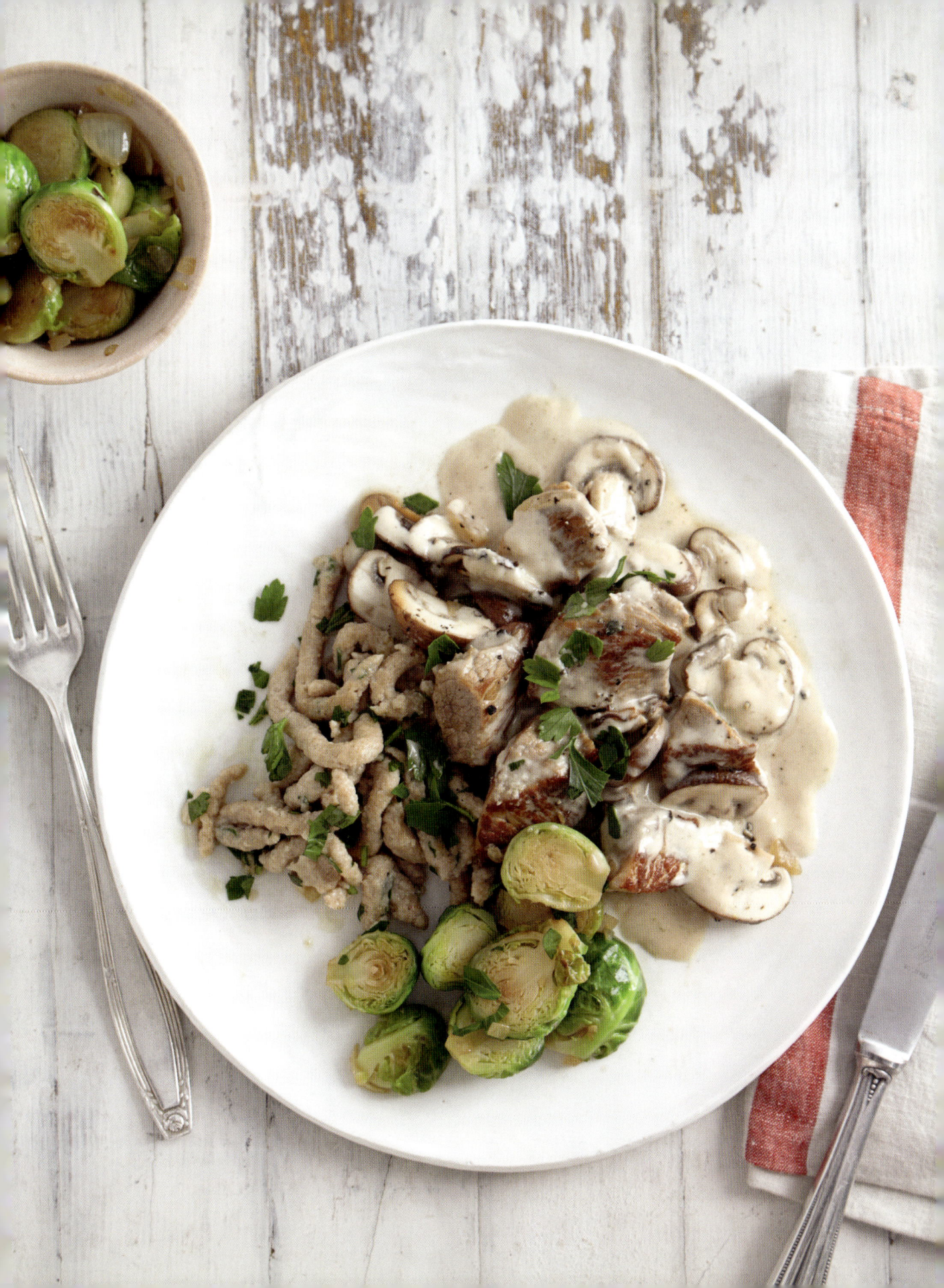

RINDERFILETSTEAK
MIT AMARANT-KRUSTE

ZUTATEN FÜR 4 PERSONEN
FÜR DAS FLEISCH
1 Knoblauchzehe
2 EL Sonnenblumenkerne
60 g weiche Butter
2 EL gehackter Thymian
4 EL gehackte Petersilie
4 EL Amarant-Pops
Salz, Pfeffer aus der Mühle
4 Rinderfiletsteaks (küchenfertig;
à ca. 3 cm dick)
1–2 El Olivenöl

FÜR DAS GEMÜSE
400 g junge Kartoffeln
1 große rote Zwiebel
2–3 Knoblauchzehen
1 kleiner Zucchino
1 Fenchelknolle
2 Möhren
120 g Sellerieknolle
2–3 EL helle Sesamsamen
4–5 EL Olivenöl
Salz, Pfeffer aus der Mühle

ZUBEREITUNG: 1 Std.
PRO PORTION ca. 642 kcal,
41 g EW, 37 g F, 30 g KH, 7 g BST

1 Für die Steaks 1 Knoblauchzehe schälen und in feine Würfel schneiden. Die Sonnenblumenkerne grob hacken. Die Butter in einer kleinen Schüssel etwas aufrühren und Knoblauch, getrocknete Kräuter und Amarant-Pops untermischen. Salzen, pfeffern und kühl stellen.

2 Für das Gemüse den Backofen auf 180 bis 200 °C vorheizen. Die Kartoffeln gründlich waschen und mit der Schale je nach Größe längs halbieren oder vierteln. Die Zwiebel schälen und in Spalten schneiden. Den Knoblauch schälen und halbieren. Den Zucchino putzen, waschen und in etwa 1 bis 1 ½ cm dicke Scheiben schneiden. Den Fenchel putzen, waschen, halbieren, den harten Strunk entfernen und in die einzelnen Blätter teilen. Diese je nach Größe 1- bis 2-mal durchschneiden. Die Möhren putzen, schälen und schräg in etwa 1 ½ cm dicke Scheiben schneiden. Den Sellerie putzen, schälen und in Stücke schneiden.

3 Die Kartoffeln und das Gemüse in eine Schüssel geben, Sesam und Olivenöl dazugeben, mit Salz würzen und alles gut mischen. Das Gemüse auf einem mit Backpapier ausgelegten Backblech verteilen und im Ofen auf der mittleren Schiene 20 bis 25 Minuten garen, bis es leicht gebräunt ist. Das Gemüse herausnehmen, mit Pfeffer und, falls nötig, mit Salz würzen.

4 Für das Fleisch den Backofengrill einschalten. Ein Ofengitter auf die mittlere Schiene und darunter ein Abtropfblech schieben. Die Steaks waschen und trocken tupfen. Das Olivenöl in einer Pfanne erhitzen und die Steaks darin auf beiden Seiten bei mittlerer Hitze knapp 3 Minuten anbraten. Aus der Pfanne nehmen und die Kräuter-Amarant-Butter darauf verteilen.

5 Die Rinderfiletsteaks auf das Ofengitter legen und im Ofen einige Minuten goldbraun garen. Die Rinderfiletsteaks mit dem Ofengemüse auf Tellern anrichten und servieren.

TIPP
Noch etwas Amarant-Kräuter-Butter übrig? Kein Problem, sie hält sich im Kühlschrank mehrere Tage und eignet sich beispielsweise auch für Lamm- oder Schweinesteaks.

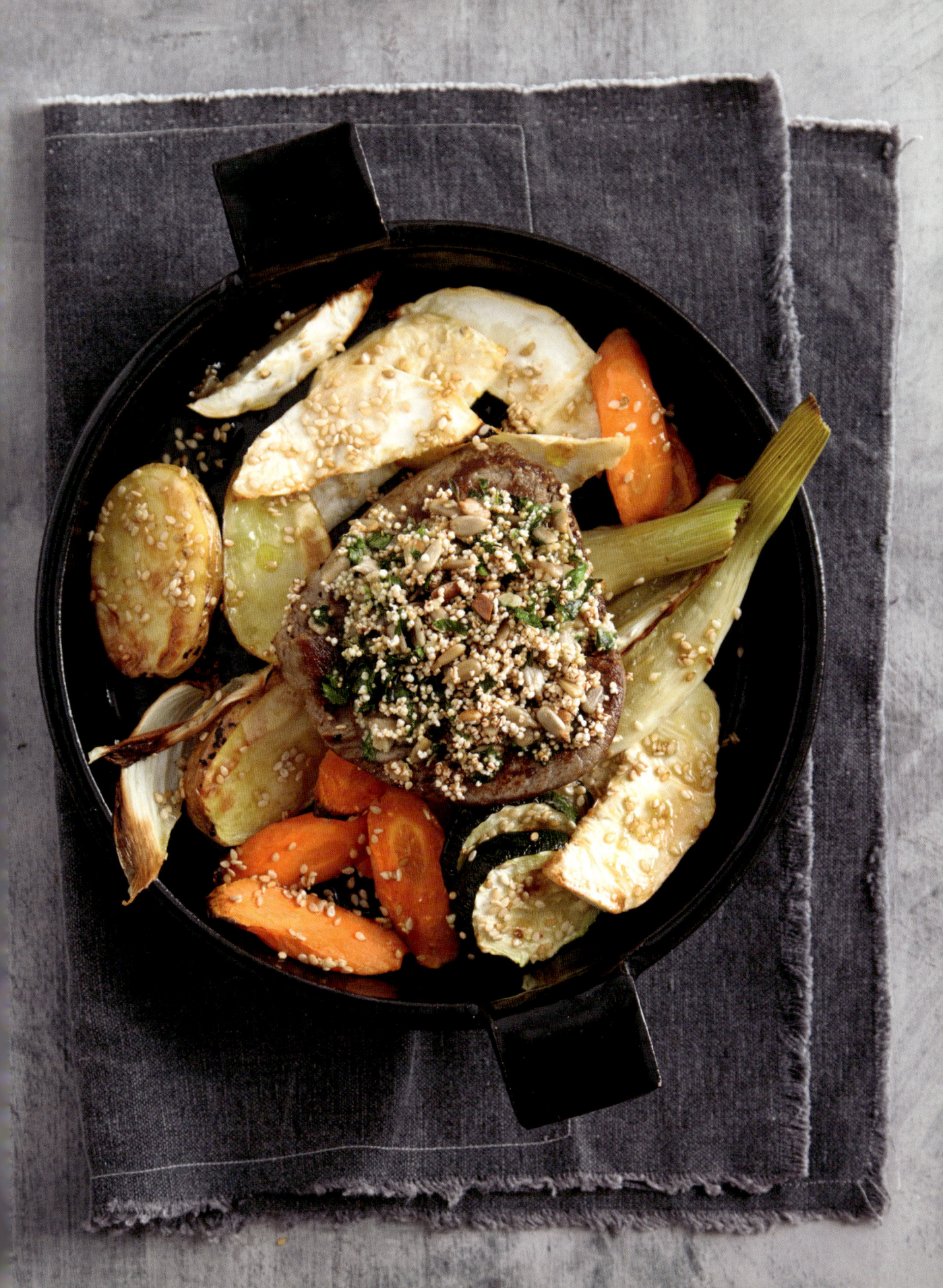

REHRAGOUT
MIT KNÖDEL UND BLAUKRAUT

ZUTATEN FÜR 4 PERSONEN

1 kg Rehfleisch aus der Schulter
2 Zwiebeln
1 Möhre
100 g Knollensellerie
3–4 EL Öl
1 EL Tomatenmark
900 ml Rotwein
925 ml Gemüsebrühe
1 Lorbeerblatt
10 g getrocknete Steinpilze
5 EL Preiselbeeren
20 schwarze Pfefferkörner
10 Pimentkörner
5 Wacholderbeeren
Salz, Pfeffer aus der Mühle
125 g Vollkornbrötchen
(ohne Körner; vom Vortag)
1 Ei (Größe L)
125 ml heiße Milch
etwas frisch geriebene Muskatnuss
2 EL gehackte Petersilie
500 g Rotkohl (ca. ½ Kopf)
1–2 EL Aceto balsamico
4 Gewürznelken
1 Birne
1 EL Butter
150 g Pfifferlinge

ZUBEREITUNG: 95 Min.
GAREN: 3 Std. 20 Min.
PRO PORTION ca. 834 kcal,
67 g EW, 26 g F, 58 g KH, 11 g BST

1 Rehfleisch von Sehnen befreien, waschen, trocken tupfen und in Würfel schneiden. 1 Zwiebel schälen und in feine Würfel schneiden. Möhre und Sellerie putzen, schälen und in Würfel schneiden. Fleisch in einem großen Topf in 2 bis 3 EL Öl in kleinen Portionen nacheinander anbraten. Herausnehmen und beiseitestellen. Gemüse in den Topf geben und Tomatenmark hinzufügen. 750 ml Rotwein abmessen, jeweils ein Drittel angießen und sämig einkochen. Fleisch, 800 ml Brühe, Lorbeerblatt, getrocknete Steinpilze und 3 EL Preiselbeeren dazugeben und alles 1 ½ Stunden garen. Nach 1 Stunde 10 Pfeffer-, 5 Pimentkörner und die Wacholderbeeren hinzufügen. Fleisch herausnehmen, Sauce durch ein Sieb in den Topf gießen und bei schwacher Hitze 30 bis 40 Minuten reduzieren. Mit Salz würzen und Fleisch dazugeben.

2 Restliche Zwiebel schälen, in feine Würfel schneiden und in 1 EL Öl in einer Pfanne anbraten. Brötchen in etwa ½ cm große Würfel schneiden und in einer Schüssel mit der Zwiebel vermischen. Das Ei in eine Schüssel geben, mit den Quirlen des Handrührgeräts verquirlen, heiße Milch hinzufügen und mit Salz, Pfeffer und Muskatnuss würzen. Eiermilch über Brotwürfel geben, mit Petersilie mischen und einige Minuten ziehen lassen.

3 Ein sauberes Küchentuch anfeuchten, fest ausdrücken und auf der Arbeitsfläche ausbreiten. Knödelmasse daraufgeben und eine Rolle von etwa 5 cm Durchmesser formen. Fest in den Stoff einschlagen und die Enden mit einer Schnur zubinden. In einem großen Topf in leicht siedendem Wasser etwa 40 Minuten garen. Mit dem Schaumlöffel herausheben, auswickeln und noch heiß in Scheiben schneiden.

4 Vom Rotkohl die äußeren Blätter entfernen, putzen, vierteln und in feine Streifen hobeln. Rotwein und Essig in einen Topf geben und einkochen. Kraut und restliche Brühe dazugeben und bei schwacher Hitze 1 ½ Stunden unter gelegentlichem Rühren weich garen. Nelken und 5 Pimentkörner in ein Teefilter geben und zubinden. Birne schälen, vierteln, entkernen und in Würfel schneiden. Birne und Gewürze nach 1 Stunde hinzufügen. Sobald der Kohl weich ist, Gewürzsäckchen entfernen, Butter unterrühren und mit 2 EL Preiselbeeren, Salz und nach Belieben mit Essig würzen.

5 Die Pfifferlinge putzen, trocken abreiben, in einer Pfanne in 1 EL Öl anbraten. Salzen, pfeffern und mit 1 EL Petersilie bestreuen. Das Ragout mit Rotkohl, Pfifferlingen und je 2 Scheiben Knödel anrichten.

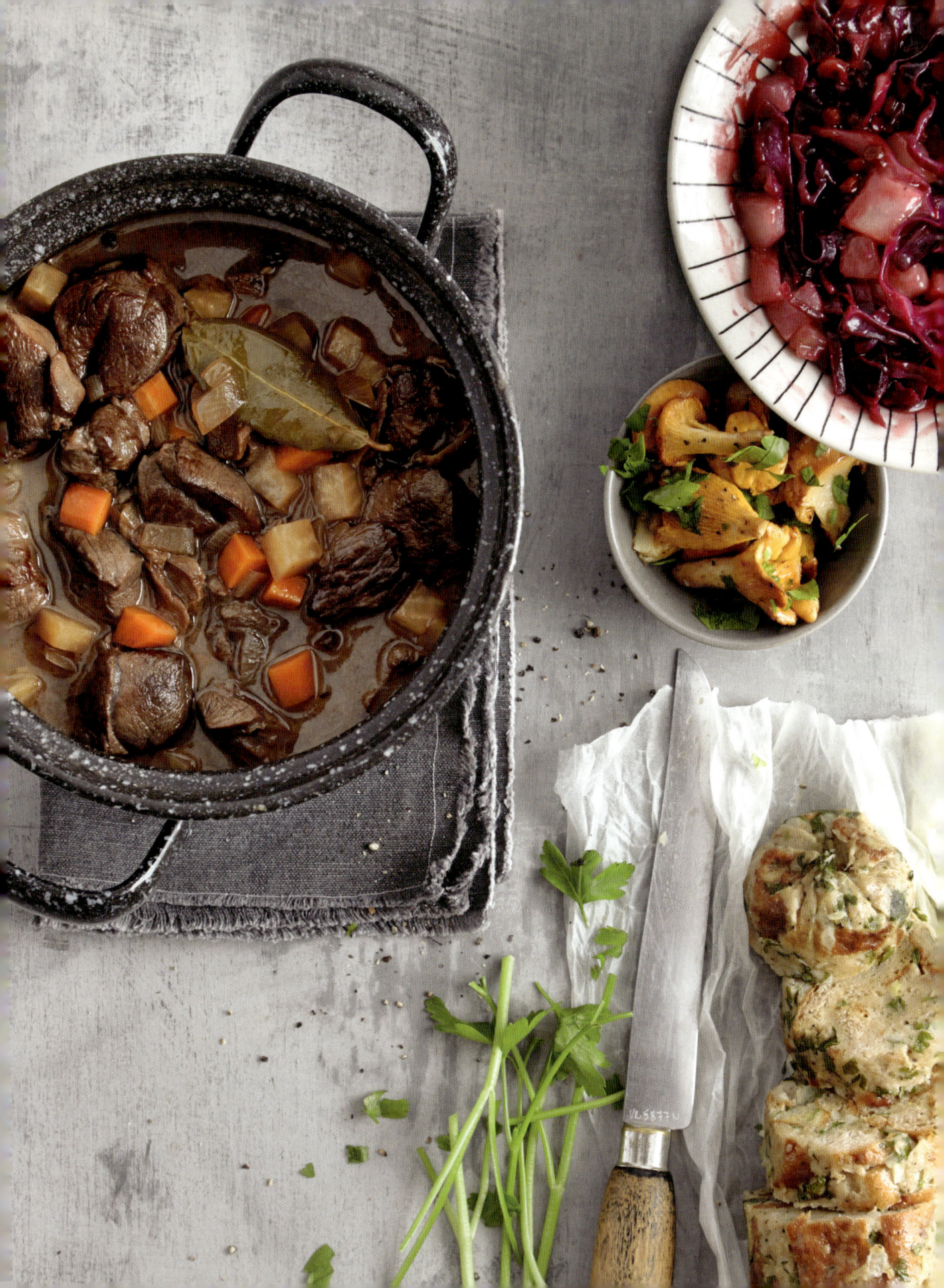

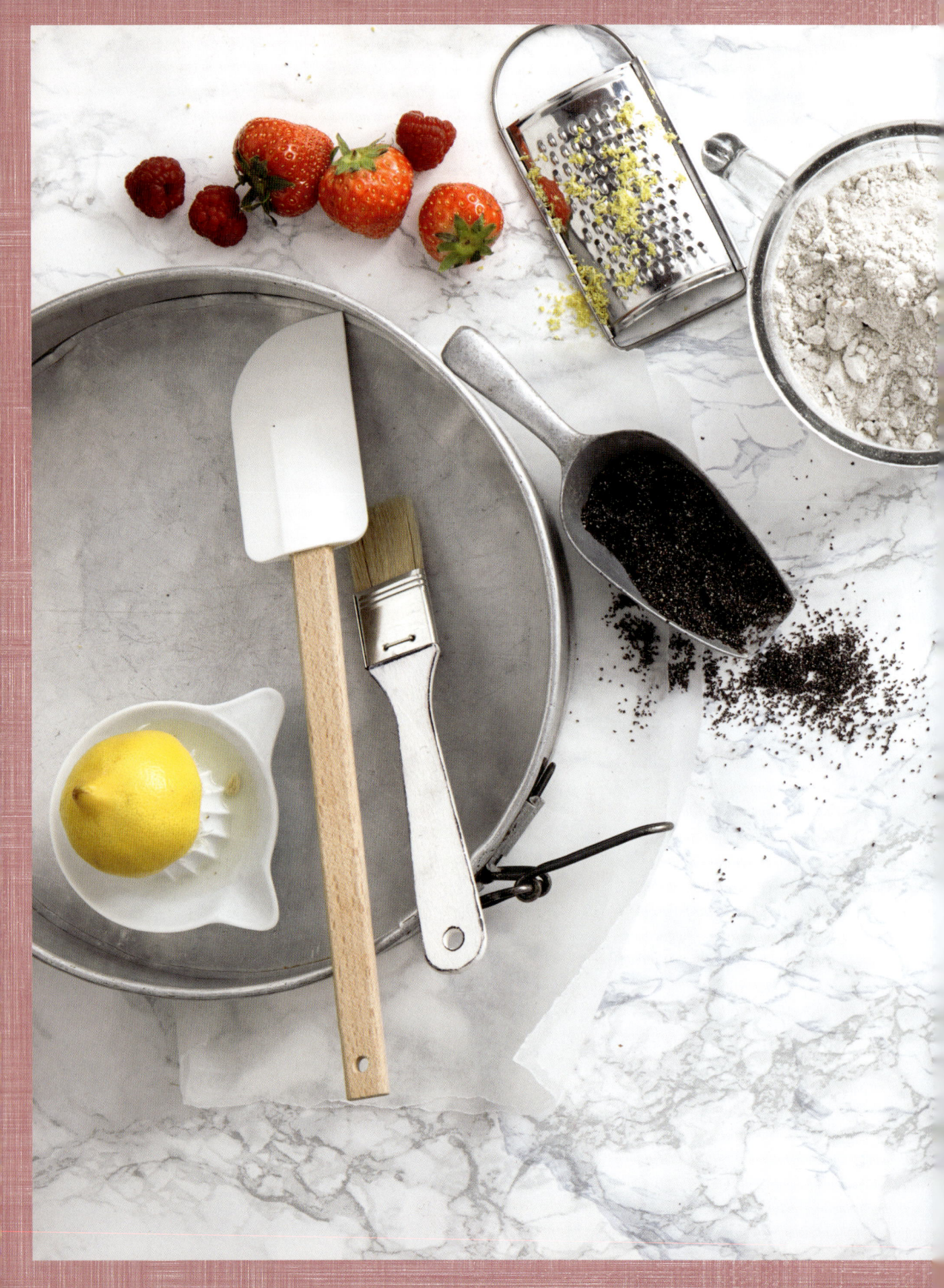

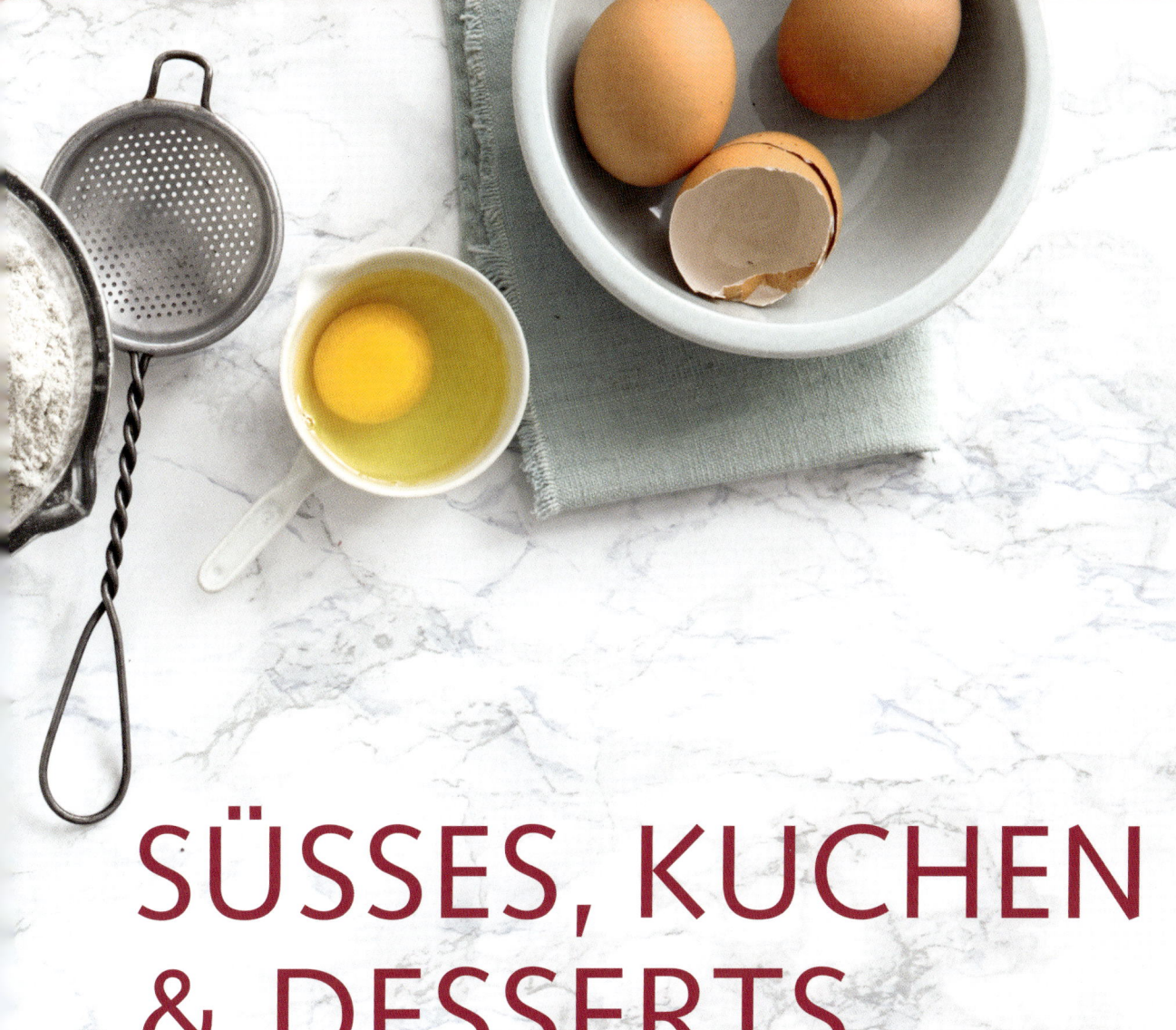

SÜSSES, KUCHEN & DESSERTS

MMMH – ausnahmsweise wollen wir uns hier einmal beeilen! Denn die Waffeln, Strudel, Pralinen, Mousse- und Eisdesserts sind so verführerisch, dass wir nicht darauf warten können. Und auch nicht müssen! Weil die gesunden, **LANGSAMEN KOHLENHYDRTAE** auch in **FRÜCHTEN UND NÜSSEN** stecken.

AMARANT-SCHOKO-BÄLLCHEN
MIT PISTAZIEN

ZUTATEN FÜR CA. 15 STÜCK
60 g ungesalzenes Erdnussmus
50 ml Ahornsirup
1 EL Dattelsüße
1 EL rohes Kakaopulver
10 g gehackte Pistazien
30 g Amarant-Pops (aus dem Reformhaus oder Bioladen)

ZUBEREITUNG: 10–15 Min.
KÜHLEN: 2 Std.
PRO STÜCK ca. 50 kcal,
1 g EW, 3 g F, 4 g KH, 1 g BST

1 Das Erdnussmus mit dem Ahornsirup, der Dattelsüße, dem Kakaopulver und den Pistazien in einer Schüssel mit den Quirlen des Handrührgeräts zu einer cremigen Masse verrühren.

2 Die Amarant-Pops mit dem Teigschaber unterheben, bis sie gut in der Masse verteilt sind. Von der Schokomasse mit einem Esslöffel portionsweise eine kleine Menge abnehmen und mit angefeuchteten Händen zu Kugeln formen. Auf einen Teller legen und für 2 Stunden in den Kühlschrank stellen.

TIPP
Die Amarant-Schoko-Bällchen sind luftdicht verschlossen 1 bis 2 Wochen haltbar.
Je nach Vorliebe können Sie noch Gewürze in die Schokocreme geben, wie beispielsweise Zimtpulver, gemahlenen Kardamom, Orangenschale oder, wenn keine Kinder mitessen, auch einen kleinen Schuss Rum. Anstatt der Amarant-Pops können auch andere gepuffte Zutaten verwendet werden, wie Hirse- oder Quinoa-Pops.

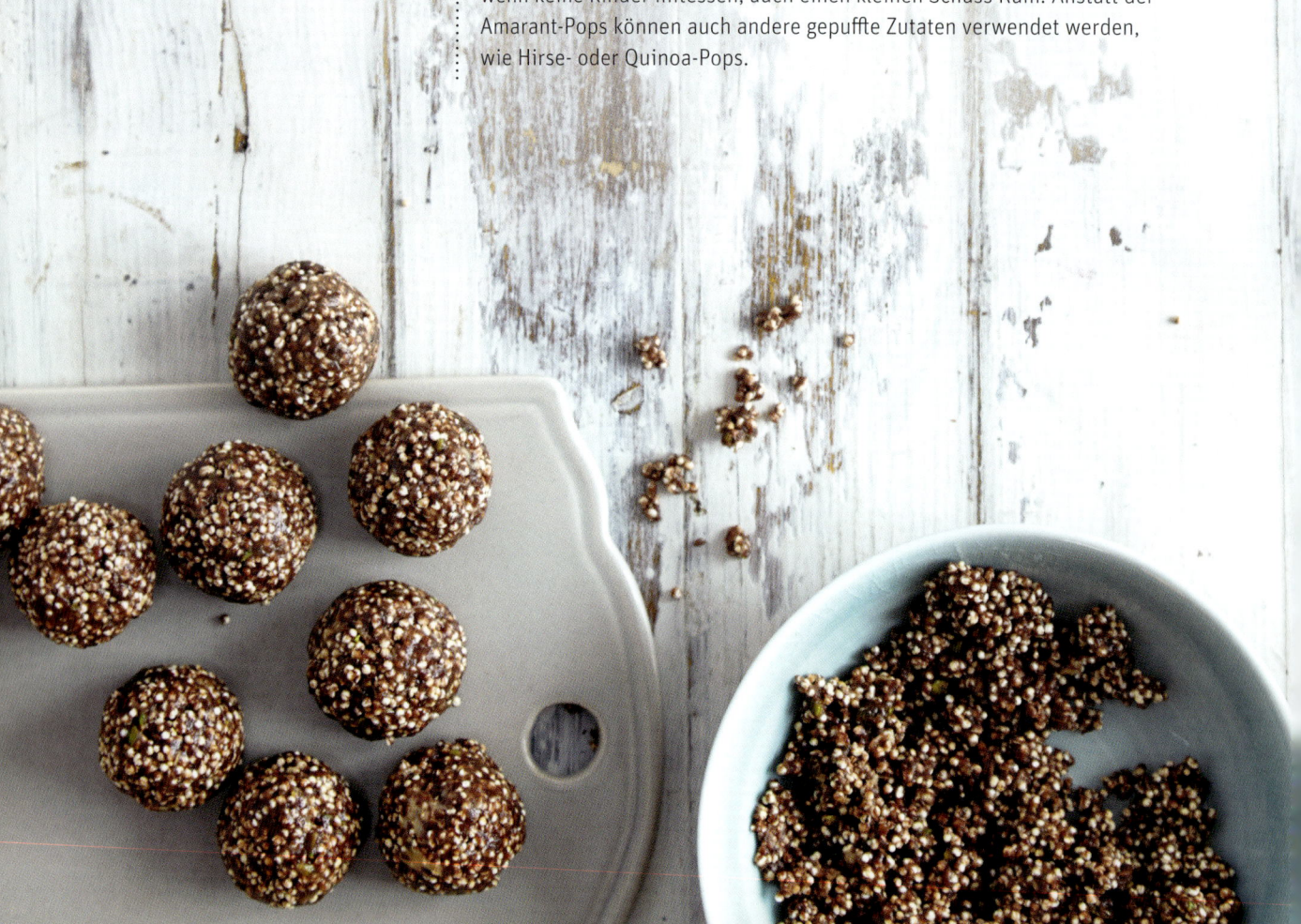

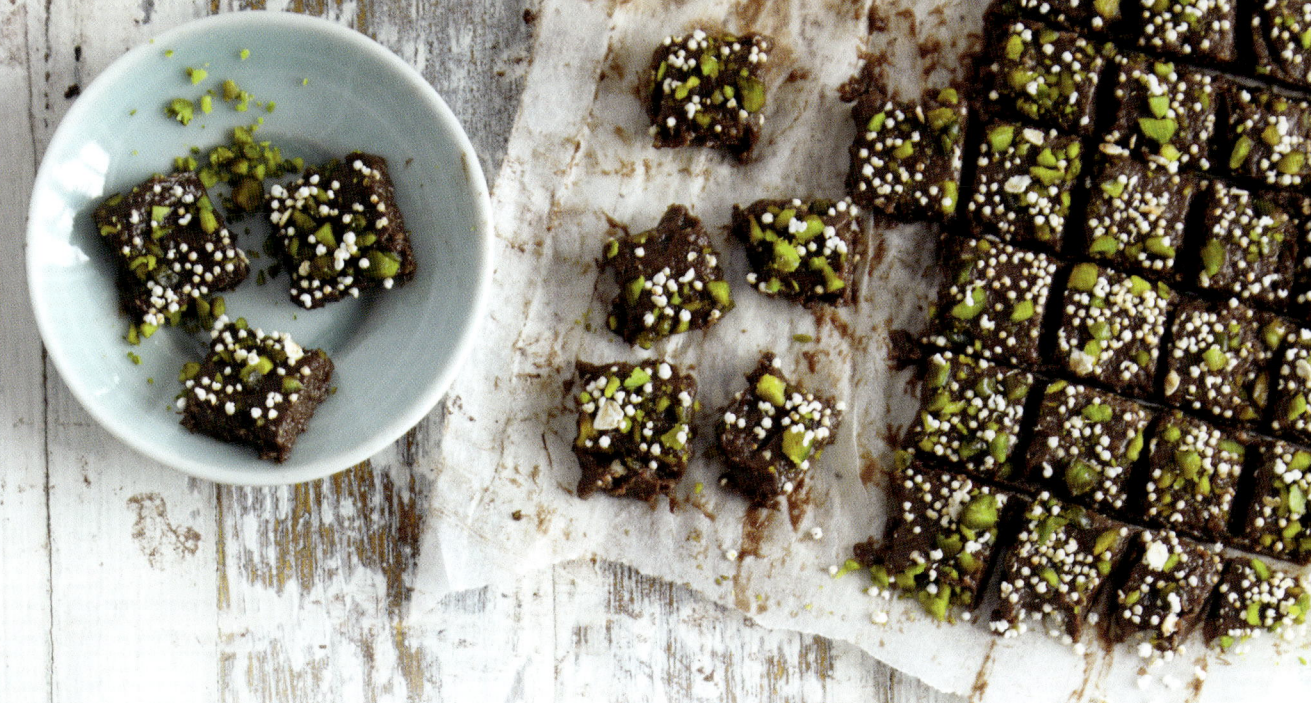

SCHOKO-MOUSSE-PRALINEN
MIT AVOCADO 🌾 🥥 🌿

ZUTATEN FÜR CA. 42 STÜCK

1 Avocado

40 g Kokosmus (aus dem Reformhaus oder Bioladen)

1 EL rohes Kakaopulver

1 EL Chiasamen

6 EL Agavendicksaft (ca. 80 g)

fein gehackte Pistazien, Amarant-
Pops oder Mandelsplitter
für die Deko

ZUBEREITUNG: 5–10 Min.

KÜHLEN: 1–2 Std.

PRO STÜCK ca. 23 kcal,
0 g EW, 1 g F, 2 g KH, 1 g BST

1 Die Avocado halbieren, den Stein entfernen, das Fruchtfleisch (etwa 120 g) schälen und in Stücke schneiden. In einen hohen Rührbecher geben, das Kokosmus, das Kakaopulver, die Chiasamen und den Agavendicksaft hinzufügen und alles mit dem Stabmixer zu einer cremigen Masse pürieren.

2 Die Avocado-Schoko-Masse mit dem Teigschaber oder einem Löffel gleichmäßig ½ cm dick auf ein Backpapier streichen. Mit Pistazien, Amarant-Pops oder Mandelsplittern bestreuen und 1 bis 2 Stunden in das Tiefkühlfach stellen.

3 Herausnehmen und in etwa 1 cm breite Würfel schneiden, auf einen Teller legen und wieder in das Tiefkühlfach stellen. Die Pralinen vor dem Verzehr herausnehmen und kurz antauen lassen.

TIPP

Die Schoko-Mousse-Pralinen sind luftdicht verschlossen 1 Woche haltbar. Für Gäste nach dem Essen zu einem Gläschen Wein ist diese Süßigkeit hervorragend geeignet. Vor allem weil sich die Pralinen in kürzester Zeit zubereiten lassen. Für diesen Anlass besonders hübsch: Die Avocado-Schoko-Masse mithilfe eines Spritzbeutels mit großer Lochtülle in kleine Eiskonfektförmchen spritzen.

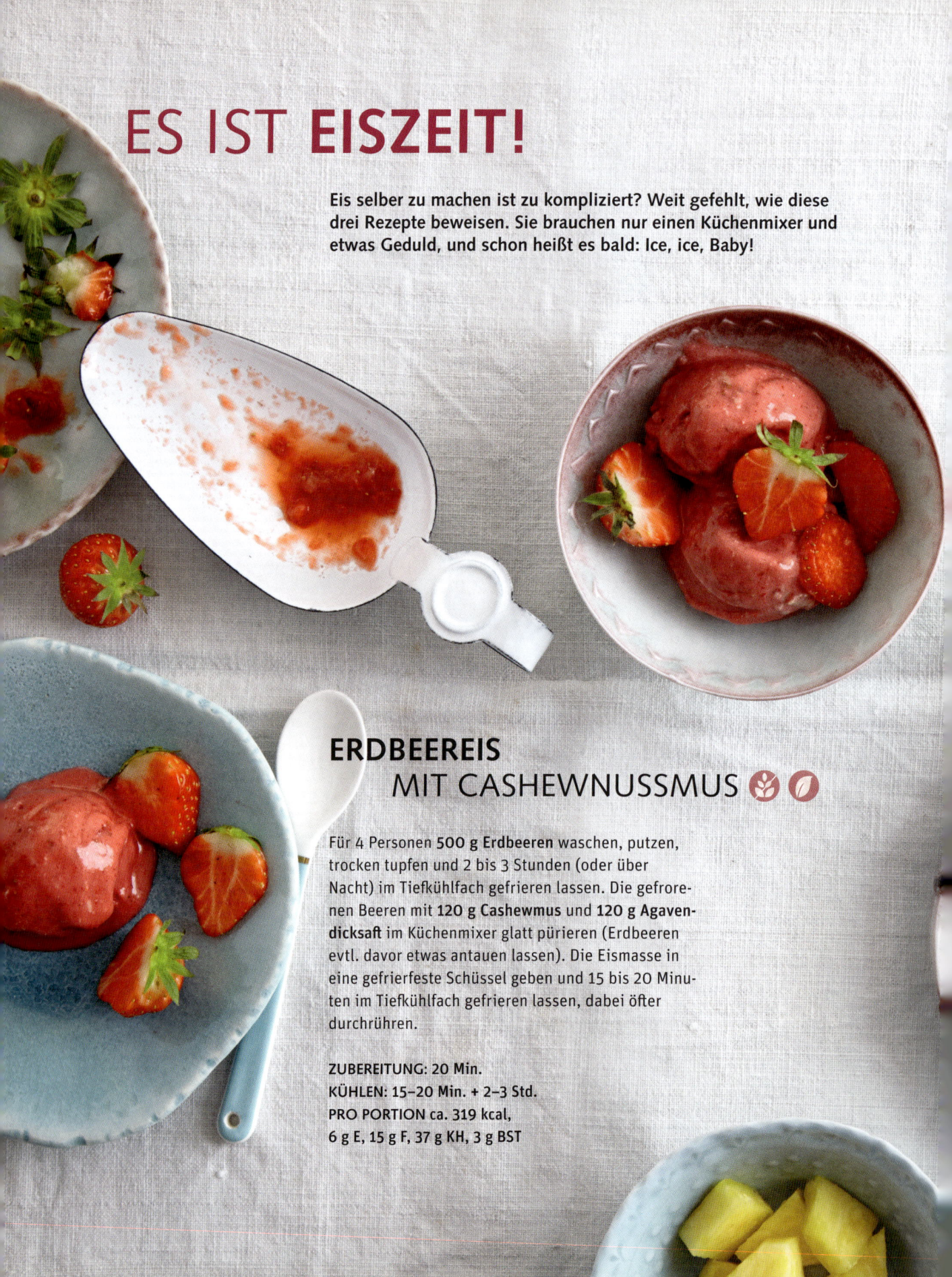

ES IST **EISZEIT!**

Eis selber zu machen ist zu kompliziert? Weit gefehlt, wie diese drei Rezepte beweisen. Sie brauchen nur einen Küchenmixer und etwas Geduld, und schon heißt es bald: Ice, ice, Baby!

ERDBEEREIS
MIT CASHEWNUSSMUS

Für 4 Personen **500 g Erdbeeren** waschen, putzen, trocken tupfen und 2 bis 3 Stunden (oder über Nacht) im Tiefkühlfach gefrieren lassen. Die gefrorenen Beeren mit **120 g Cashewmus** und **120 g Agavendicksaft** im Küchenmixer glatt pürieren (Erdbeeren evtl. davor etwas antauen lassen). Die Eismasse in eine gefrierfeste Schüssel geben und 15 bis 20 Minuten im Tiefkühlfach gefrieren lassen, dabei öfter durchrühren.

ZUBEREITUNG: 20 Min.
KÜHLEN: 15–20 Min. + 2–3 Std.
PRO PORTION ca. 319 kcal,
6 g E, 15 g F, 37 g KH, 3 g BST

ERDNUSSEIS
MIT RUMROSINEN

Für 4 Personen **50 g Rosinen** auf einem Schneidbrett mit **1 EL Rum** beträufeln und fein hacken (oder nach Belieben ganz lassen). Die Rosinen in einer kleinen Schüssel in **3 EL Rum** 1 bis 2 Stunden (oder über Nacht) ziehen lassen. **200 g ungesalzenes Erdnussmus**, **300 g Crushed Ice**, **100 g Agavendicksaft** und **1 Prise Salz** im Küchenmixer zu einer cremigen Masse pürieren. Die Eismasse in eine gefrierfeste Schüssel geben, die Rumrosinen kurz abtropfen lassen und mit einer Gabel unterrühren. Die Masse im Tiefkühlfach 15 bis 20 Minuten gefrieren lassen, dabei öfter durchrühren.

ZUBEREITUNG: 5 Min.
EINWEICHEN: 2 Std.
KÜHLEN: 15–20 Min.
PRO PORTION ca. 434 kcal,
13 g E, 24 g F, 32 g KH, 5 g BST

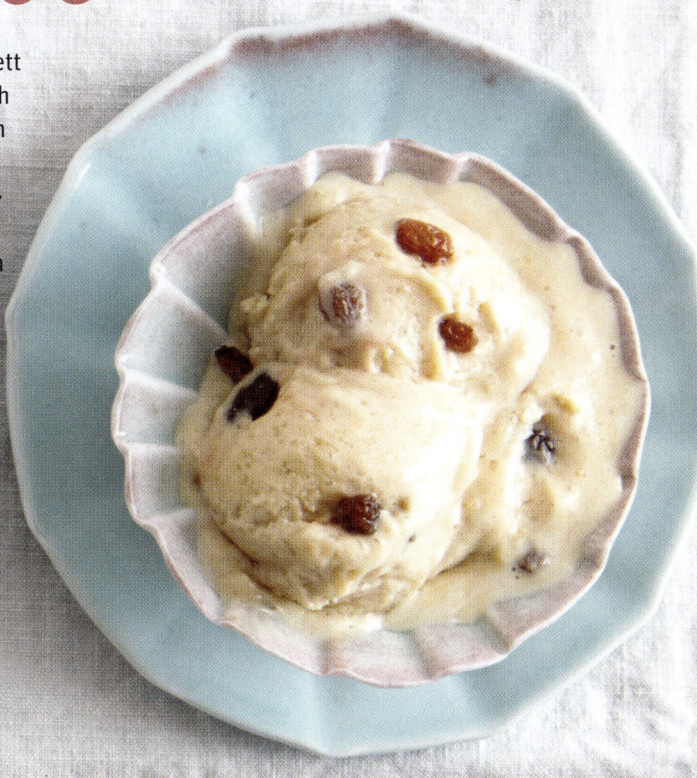

ANANASEIS
MIT KOKOSMUS

Für 4 Personen **500 g kleine Ananaswürfel** 2 bis 3 Stunden (oder über Nacht) im Tiefkühlfach gefrieren lassen. Die Ananas mit **100 g Kokosnussmus** und **100 g Agavendicksaft** im Küchenmixer glatt pürieren. Die Eismasse in eine gefrierfeste Schüssel geben und 15 bis 20 Minuten im Tiefkühlfach gefrieren lassen, dabei öfter durchrühren.

ZUBEREITUNG: 5 Min.
KÜHLEN: 15–20 Min. + 2–3 Std.
PRO PORTION ca. 324 kcal,
2 g E, 17 g F, 36 g KH, 5 g BST

GEBACKENE ANANAS
MIT KOKOSPANADE V

ZUTATEN FÜR 4 PERSONEN
4 dicke Scheiben frische Ananas
1 Ei
30 g Dinkelvollkornmehl
(oder gemahlene
glutenfreie Haferflocken)
80 g Kokosraspel
80 g Quinoa-Pops
(oder Amarant-Pops)
80–100 g Butterschmalz
(oder Kokosfett)
200 g Naturjoghurt
(oder Sojajoghurt)
4 EL flüssiger Honig

ZUBEREITUNG: 30 Min.
PRO PORTION ca. 453 kcal,
8 g EW, 27 g F, 41 g KH, 5 g BST

1 Die Ananasscheiben schälen und den harten Strunk herausschneiden. Die Scheiben im Ganzen lassen oder vierteln.

2 Das Ei in einem tiefen Teller aufschlagen und mithilfe einer Gabel verquirlen. Das Mehl auf einen tiefen Teller geben. Kokosraspel und Quinoa-Pops mischen und ebenfalls auf einen tiefen Teller geben.

3 Die Ananas zunächst im Mehl wenden, dann durch das Ei ziehen und zuletzt in der Kokos-Quinoa-Mischung wenden. Das Butterschmalz in einer Pfanne bei mittlerer Temperatur erhitzen und die panierte Ananas darin auf beiden Seiten goldbraun backen.

4 Den Joghurt auf Schälchen verteilen, mit Honig beträufeln und mit den gebackenen Ananasscheiben anrichten.

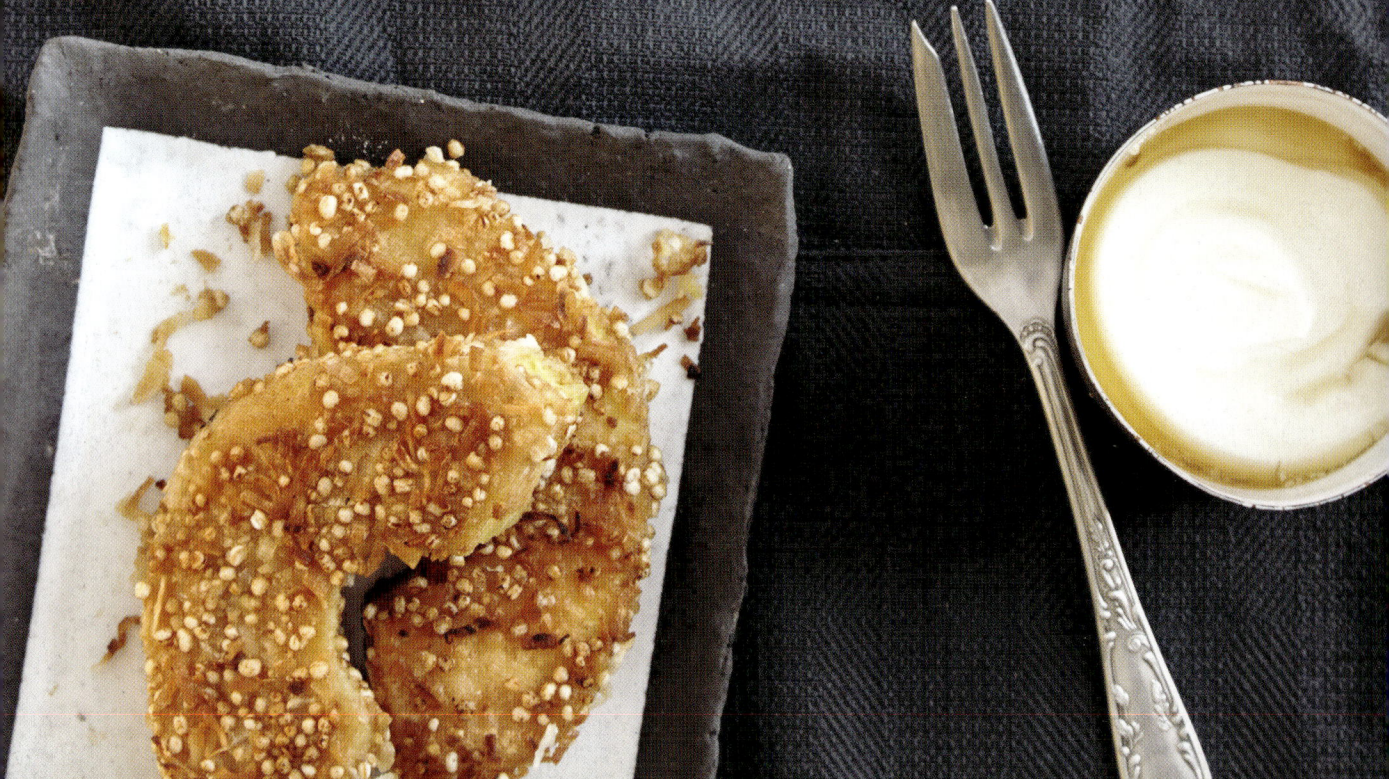

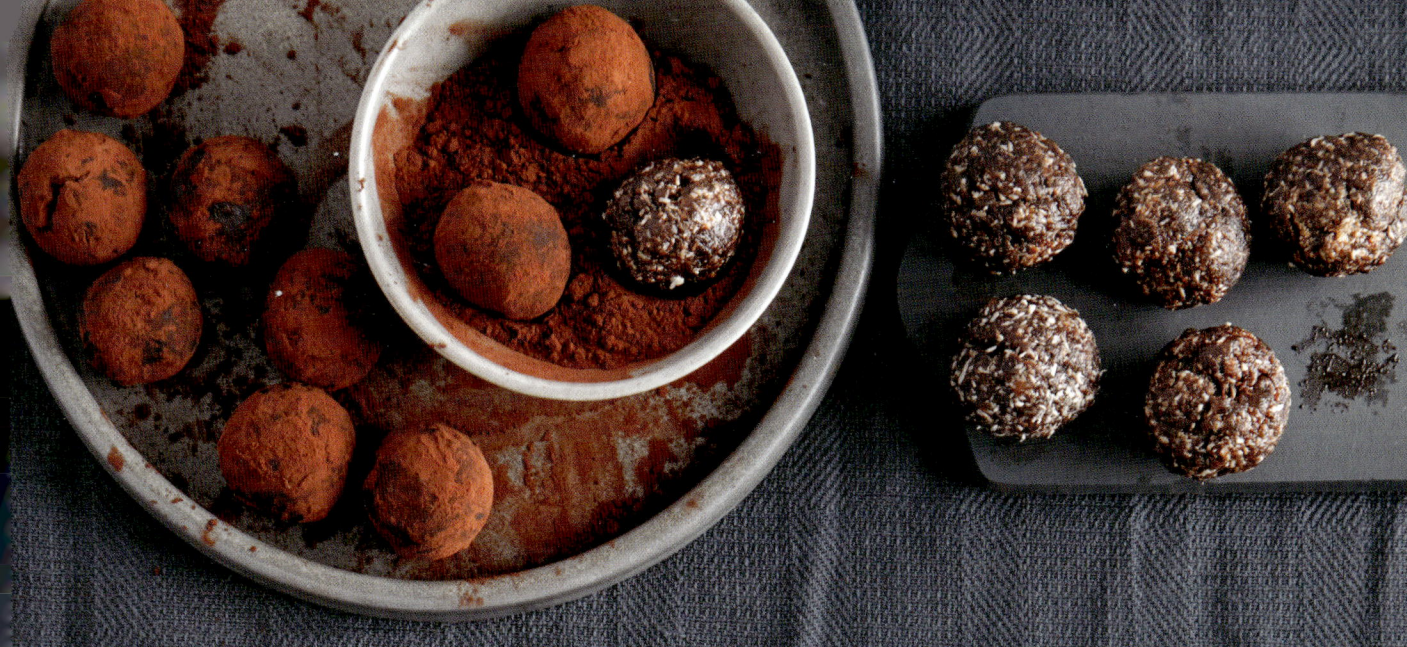

DATTEL-SESAM-KUGELN
MIT AMARETTO

ZUTATEN FÜR 25 STÜCK
200 g getrocknete Datteln
2 EL Amaretto oder Cognac
1 EL Tahin (Sesampaste)
1 EL Kakaopulver
25 g Kokosraspel
etwas Kakaopulver

ZUBEREITUNG: 15 Min.
PRO STÜCK ca. 39 kcal,
0 g EW, 1 g F, 6 g KH, 1 g BST

1 Die Datteln halbieren, entsteinen, klein schneiden und im Küchen-mixer mit dem Amaretto zu einer feinen Masse pürieren. Anschließend mit Tahin, Kakaopulver und Kokosraspeln verkneten.

2 Die Masse mit angefeuchteten Händen zu kleinen Kugeln formen. Die Kugeln in Kakaopulver wälzen, bis sie rundum damit bedeckt sind.

TIPP
Die Dattel-Sesam-Kugeln halten sich luftdicht verschlossen und kühl aufbe-wahrt mehrere Wochen frisch.

PFLAUMENMOUSSE
MIT MANDELN UND HONIG

ZUTATEN FÜR 4 PERSONEN
250 g getrocknete Pflaumen
(ohne Stein)
¼ ml Apfelsaft
2–3 TL Zitronensaft
250 g Sahnequark
(oder Schmand)
2–3 EL flüssiger Honig
2–3 EL Mandelmus

ZUBEREITUNG: 5 Min.
EINWEICHEN: 20–30 Min.
PRO PORTION ca. 387 kcal,
10 g EW, 15 g F, 44 g KH, 11 g BST

1 Die Pflaumen klein schneiden und in einer Schüssel in dem Apfelsaft 20 bis 30 Minuten einweichen.

2 Anschließend die Pflaumen mit den restlichen Zutaten in einen hohen Rührbecher geben und mit dem Pürierstab pürieren. Nach Belieben 2 EL Kakaopulver unterrühren.

3 Die Mousse in Schälchen anrichten und, falls nötig, kühl stellen. Eine halbe Stunde vor dem Servieren aus dem Kühlschrank nehmen.

TIPP
Wer die Mousse vegan zubereiten möchte, ersetzt den Sahnequark einfach durch Sojasauerrahm und den Honig durch Agavendicksaft.

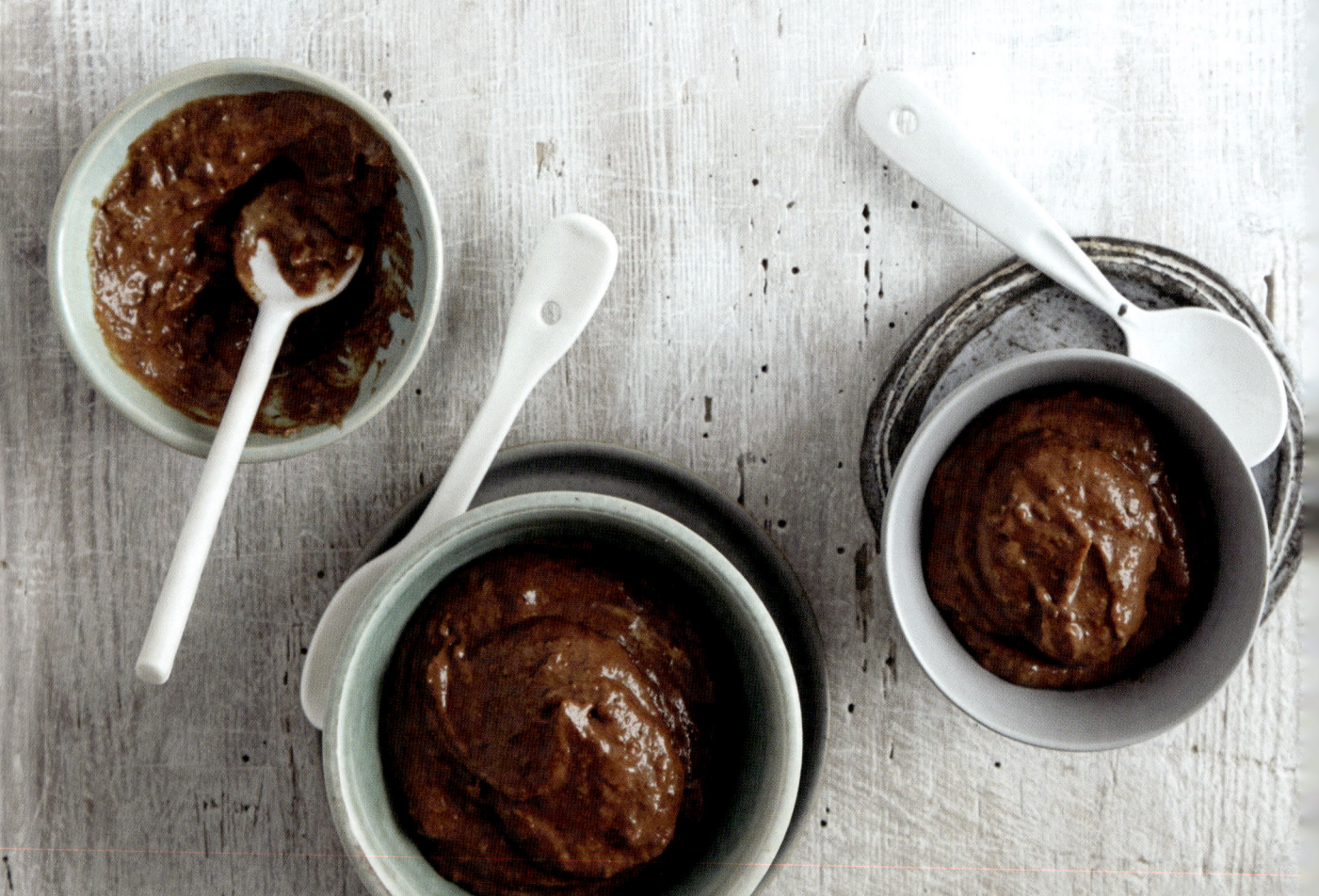

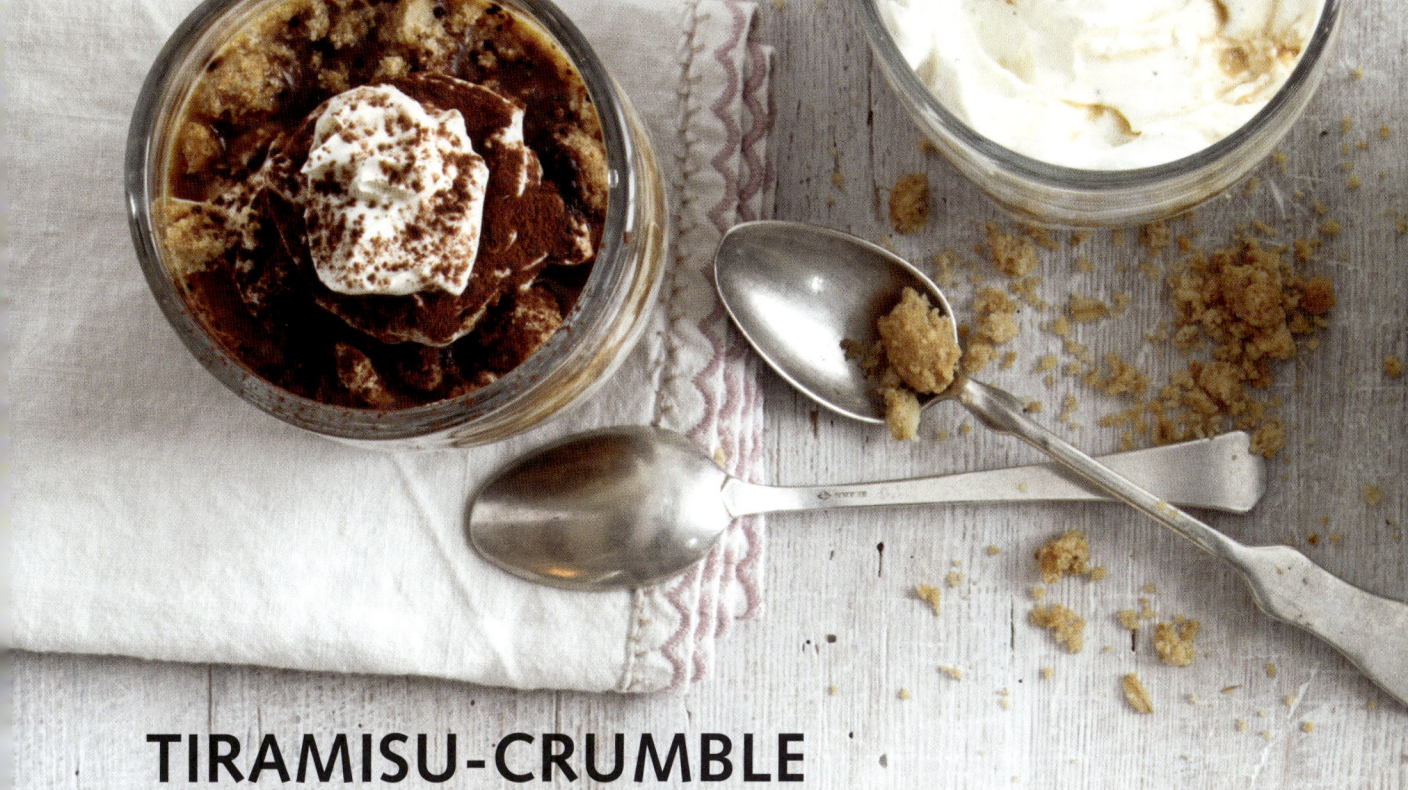

TIRAMISU-CRUMBLE
MIT ERDMANDELN Ⓥ

ZUTATEN FÜR 4 PERSONEN

70 g weiche Butter
45 g Zucker
50 g gemahlene Erdmandeln
20 g Kokosraspel
75 g Buchweizenmehl
15 g Haferflocken
300 g Mascarpone
150 g Naturjoghurt
3 EL Zucker
¼ TL Vanillemark
150 ml kalter Espresso oder
starker Kaffee
etwas Kakaopulver zum Bestäuben

ZUBEREITUNG: 15 Min.
BACKEN: 30 Min.
PRO PORTION ca. 725 kcal,
7 g EW, 52 g F, 54 g KH, 5 g BST

1 Den Backofen auf 140 °C vorheizen. Die Butter mit dem Zucker, den Erdmandeln, den Kokosraspeln, dem Mehl und den Haferflocken in einer Schüssel verrühren. Mit den Händen etwas nacharbeiten und die Masse zusammendrücken. Den Crumbleteig auf ein mit Backpapier ausgelegtes Backblech krümeln und im Ofen auf der mittleren Schiene 30 Minuten backen. Herausnehmen und auskühlen lassen.

2 Mascarpone mit Joghurt, Zucker und Vanillemark mit den Quirlen des Handrührgeräts verrühren. Vier Gläser bereitstellen. Zunächst etwas von dem Crumble in das Glas geben und jeweils mit einigen Teelöffeln Espresso beträufeln, darauf etwas Mascarpone-Joghurt-Creme geben. Das Ganze wiederholen. Mit einer Crumbleschicht abschließen und mit je 1 EL Creme dekorieren. Durch ein feines Sieb mit etwas Kakaopulver bestäuben.

TIPP

Für eine vegane Variante können der Mascarpone und der Joghurt durch 300 g Sojasahne und 150 g Sojasauerrahm ersetzt werden.
Für ein Erdbeer-Tiramisu 250 g frische Erdbeeren waschen, putzen und in Scheiben schneiden. Zitronensaft mit flüssigem Honig und Orangenlikör vermischen, die Erdbeeren damit beträufeln und etwa 15 Minuten ziehen lassen. Die Erdbeeren auf den Crumble geben (den Espresso weglassen) und das Tiramisu mit Erdbeeren dekorieren.

HIRSEBREI
MIT COGNACBIRNEN

Der vanillige Hirsebrei versüßt Ihnen kalte Herbst- und Winterabende, wärmt von innen und das natürlich ganz slow! Vanille und Zimt, in Kombination mit Cognac- oder Weinbrand, verbreiten schon einen Hauch von Weihnachtsstimmung…

ZUTATEN FÜR 4 PERSONEN
200 g Hirse
½ Vanilleschote
1 l Mandeldrink (oder Kuhmilch)
1 kleine Zimtstange
1 Stück unbehandelte Zitronenschale
Salz
6 EL Honig (oder Ahornsirup)
2 reife Birnen
3 EL Cognac oder Weinbrand
(alkoholfreie Alternative:
Zitronensaft)
2–3 EL gehackte Walnusskerne

ZUBEREITUNG: 50 Min.
PRO PORTION ca. 432 kcal,
7 g EW, 10 g F, 68 g KH, 10 g BST

1 Die Hirse in einem Sieb abbrausen. Die Vanilleschote längs aufschneiden, das Mark mit einem spitzen Messer herauskratzen und beiseitelegen.

2 Den Mandeldrink mit Vanilleschote, Zimtstange, Zitronenschale und 1 Prise Salz in einem Topf erhitzen. Die Hirse hinzufügen und bei schwacher Hitze 35 bis 40 Minuten unter häufigem Rühren zu einem weichen Brei garen. Falls der Brei zu dick wird, etwas Wasser hinzufügen. Vom Herd nehmen, Vanilleschote, Zimtstange und Zitronenschale wieder entfernen und die Hirse mit etwa 4 EL Honig abschmecken.

3 Die Birnen waschen, vierteln, entkernen und in Spalten schneiden. Den Cognac mit 2 EL Honig und dem Vanillemark erhitzen. Die Birnenspalten dazugeben und einige Minuten darin dünsten. Den Hirsebrei in Schälchen anrichten, die Birnenspalten daraufgeben und mit den Walnüssen bestreuen.

TIPP
Ähnlich wie Milchreis muss auch Hirsebrei beim Kochen immer mal wieder umgerührt werden, um ihn vor dem Anbrennen zu bewahren.
Der Mandeldrink verleiht dem Brei eine besondere nussige Note und ist daher von allen Milchersatzprodukten am besten geeignet.

BRATÄPFEL
MIT APRIKOSEN

Herrlich, wenn der Geruch der Bratäpfel während des Backens aus dem Ofen kommt! Man kann es kaum erwarten, bis sie etwas abgekühlt sind, damit man endlich genüsslich in sie reinbeißen kann. Da werden Kindheitserinnerungen wach!

ZUTATEN FÜR 4 PERSONEN
4 säuerliche Äpfel (z. B. Boskop)
20 g Rosinen
4 getrocknete Aprikosen
8 Walnusskerne
4 Paranusskerne
4 getrocknete Datteln (ohne Stein)
1 EL flüssiger Honig
(oder Agavendicksaft)
½ TL Zimtpulver
Saft von 4 Orangen
1–2 Zacken Sternanis
1 Stück Vanilleschote

ZUBEREITUNG: 20 Min.
BACKEN: 35–45 Min.
PRO PORTION ca. 300 kcal,
3 g EW, 6 g F, 52 g KH, 7 g BST

1 Den Backofen auf 180 °C vorheizen. Die Äpfel waschen und mit einem Apfelausstecher die Kerngehäuse entfernen. Rosinen, Aprikosen, Walnüsse, Paranüsse und Datteln klein hacken. Den Honig und den Zimt unter die Mischung rühren und die Äpfel damit füllen.

2 Die gefüllten Äpfel in eine ofenfeste Form setzen. Die restliche Füllung darum herumgeben und den Orangensaft dazugießen. Den Sternanis und die Vanilleschote hinzufügen.

3 Die Äpfel im Ofen auf der mittleren Schiene 35 bis 45 Minuten weich garen. Dabei die Äpfel immer wieder mit dem Orangensaft übergießen. Die Bratäpfel herausnehmen, kurz abkühlen lassen und mit der Sauce lauwarm genießen.

TIPP
Wenn keine Kinder mitessen, kann man den frisch gepressten Orangensaft zusätzlich mit 2 bis 3 EL Orangenlikör aufpeppen.

BUCHWEIZENSCHMARREN
MIT KOMPOTT Ⓥ

Den Kaiserschmarren, zu Ehren von Kaiserin Elisabeth von Österreich erfunden, gibt es hier in einer Variante mit glutenfreiem Buchweizenmehl und Zwetschgen. Das hätte der gesundheitsbewussten Sissi sicherlich gefallen!

ZUTATEN FÜR 4 PERSONEN
FÜR DAS KOMPOTT
600 g Zwetschgen
Saft von ½ Zitrone
ca. 3 EL flüssiger Honig
(je nach Süße der Zwetschgen)
¼ TL Zimtpulver
etwas Vanillemark
40 g Mandelblättchen

FÜR DEN SCHMARREN
Salz
etwas Vanillemark
300 g Buchweizenmehl
30 g Butter
Puderzucker zum Bestäuben

ZUBEREITUNG: 25–30 Min.
PRO PORTION ca. 483 kcal,
7 g EW, 12 g F, 80 g KH, 6 g BST

1 Für das Kompott die Zwetschgen waschen, längs halbieren, entsteinen und vierteln. Die Zwetschgen in einem Topf mit dem Zitronensaft, dem Honig, dem Zimt und dem Vanillemark erhitzen und etwa 5 Minuten köcheln lassen, bis die Zwetschgen weich sind, aber noch nicht auseinanderfallen. In der Zwischenzeit die Mandelblättchen in einer Pfanne ohne Fett hell anrösten.

2 Für den Schmarren 300 ml Wasser mit 1 Prise Salz und dem Vanillemark in einem Topf aufkochen. Das Buchweizenmehl hinzufügen und gut verrühren, bis ein leicht klebriger, eher bröseliger Teig entsteht. Die Butter in einer Pfanne erhitzen und den Teig darin goldbraun rösten. Größere Teigstücke mit einer Gabel auseinanderreißen.

3 Den Buchweizenschmarren auf Teller verteilen, das Zwetschgenkompott dazugeben und die Mandelblättchen darüberstreuen. Nach Belieben mit etwas Puderzucker bestäuben.

TIPP
Diese Form des Schmarrens wird in Österreich auch Miasl genannt und diente in früheren Zeiten als kräftiges Frühstück für Holzfäller. Mit weniger Fett zum Ausbacken und weniger Zucker ist es heute als Dessert oder süße Zwischenmahlzeit bestens geeignet.

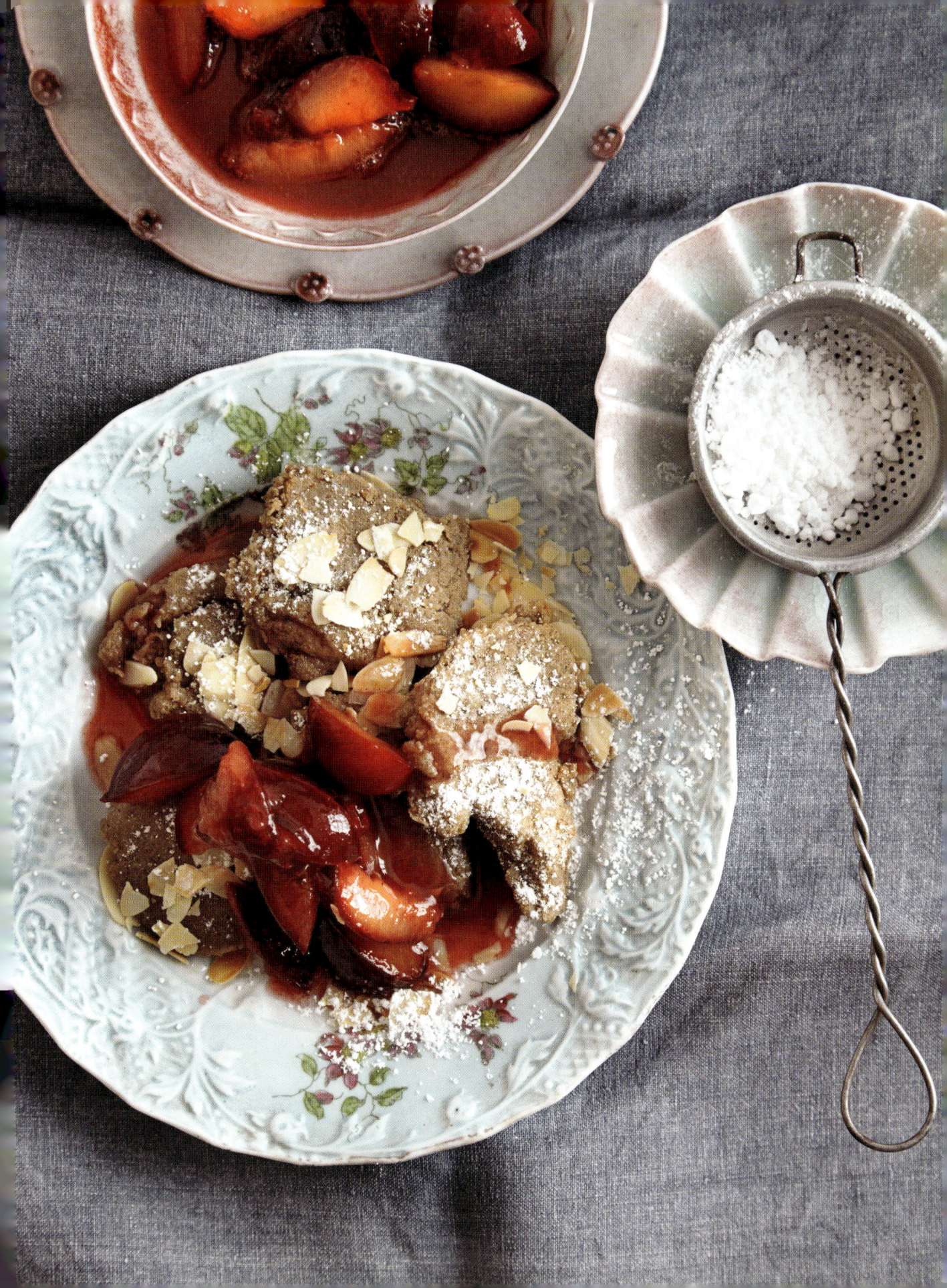

DINKELWAFFELN
MIT HEIDELBEERJOGHURT

Wer liebt den Geruch von frischen Waffeln nicht? Das Vollkornmehl sorgt nicht nur dafür, dass die Waffeln insgesamt gesünder sind, sondern auch für einen kernigen Geschmack. Ein Genuss zum Nachtisch, aber natürlich auch fürs Frühstück!

ZUTATEN FÜR 4 PERSONEN
2 Eier (Größe L)
Salz
80 g weiche Butter
60 g flüssiger Honig
½ TL Backpulver
abgeriebene Schale von
1 unbehandelten Zitrone
1 Msp. Vanillepulver
160 g Dinkelvollkornmehl
180 ml Milch (oder Sojadrink)
etwas Öl oder Butter
für das Waffeleisen
250 g Naturjoghurt
(oder Sojajoghurt)
3 EL Preiselbeeren (aus dem Glas)
60 g Heidelbeeren

ZUBEREITUNG: 25 Min.
PRO PORTION ca. 522 kcal,
13 g EW, 27 g F, 52 g KH, 5 g BST

1 Die Eier trennen und die Eigelbe beiseitestellen. Die Eiweiße mit 1 Prise Salz in eine Schüssel geben und mit den Quirlen des Handrührgeräts steif schlagen.

2 Die Butter und den Honig in eine Schüssel geben und verrühren. Nach und nach die beiden Eigelbe unterrühren. Backpulver, Zitronenschale, Vanillepulver, Mehl und Milch dazugeben und alles zu einem zähflüssigen Teig verrühren. Den Eischnee vorsichtig unterheben.

3 Das Waffeleisen erhitzen und leicht mit Öl oder Butter einfetten. Jeweils etwas Teig in das heiße Waffeleisen geben und zu knusprigen Waffeln backen.

4 In der Zwischenzeit den Joghurt mit den Preiselbeeren verrühren. Die Heidelbeeren verlesen, waschen und je nach Größe halbieren und in den Joghurt geben. In kleine Schälchen füllen und mit den warmen Waffeln servieren.

TIPP
Beim Kauf von Preiselbeeren aus dem Glas heißt es beim Blick aufs Etikett: Augen auf! Der Fruchtgehalt sollte mindestens bei 60 % liegen. Zudem wird den säuerlichen Beeren noch Zucker zugesetzt. Verdickungsmittel & Co. sind bei diesem Produkt überflüssig.

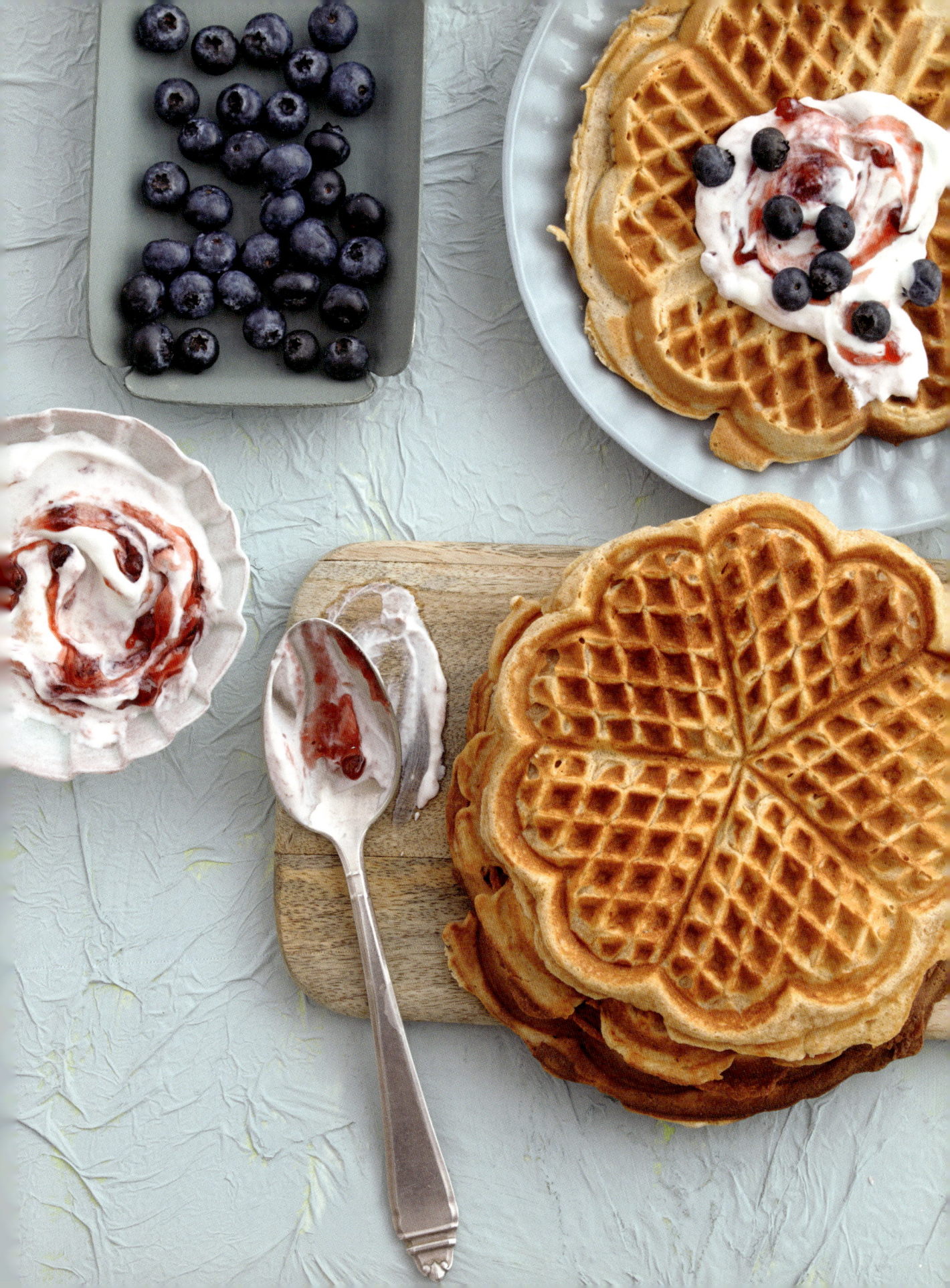

APFELSTRUDEL
MIT CRANBERRYS

Eine traditionell österreichische Mehlspeise, die mit einigen Kniffen zum mindestens ebenso leckeren Slow-Carb-Nachtisch wird. Cranberrys statt Rosinen sind eine tolle Alternative für alle, die kein Fan von getrockneten Weinbeeren sind.

ZUTATEN FÜR 2 STRUDEL
150 g Dinkelvollkornmehl
150 g Dinkelmehl
(Type 1050 oder 630)
Salz
2 EL Öl
50 g getrocknete Cranberrys
3 EL Rum
750 g säuerliche Äpfel
(z. B. Boskop)
1 Zitrone
50 g gehackte Walnusskerne
1 TL Zimtpulver
80 g Dattelsüße (aus dem Reformhaus oder Bioladen)
etwas Mehl für die Arbeitsfläche
40 g flüssige Butter
etwas Puderzucker zum Bestäuben

ZUBEREITUNG: 40 Min.
BACKEN: 30 Min.
PRO PORTION ca. 365 kcal,
6 g EW, 12 g F, 51 g KH, 6 g BST

1 Beide Mehlsorten in eine Schüssel geben und mit 180 ml lauwarmem Wasser, 1 Prise Salz und Öl mit den Knethaken des Handrührgeräts zu einem glatten Teig verkneten. Dieser sollte nicht klebrig sein. Den Teig halbieren, zu 2 Kugeln formen, jeweils in Frischhaltefolie wickeln und etwa 30 Minuten bei Zimmertemperatur ruhen lassen.

2 In der Zwischenzeit die Cranberrys mit dem Rum vermischen und ziehen lassen. Die Äpfel schälen, vierteln, entkernen, in Würfel schneiden und in eine Schüssel geben. Die Zitrone auspressen und den Saft über die Äpfel geben. Walnüsse, Zimt, Dattelsüße, Cranberrys und Rum zu den Äpfeln geben und alles mischen.

3 Den Backofen auf 200 °C vorheizen. Eine der beiden Teigkugeln mit Mehl bestäuben und auf einem großen bemehlten Küchentuch dünn mit dem Nudelholz ausrollen. Die Teigplatte sollte etwa 25 x 30 cm groß sein. Die Teigfläche mit flüssiger Butter bestreichen.

4 Die Hälfte der Apfelfüllung auf der Teigplatte so verteilen, dass an den Rändern noch 2 bis 3 cm frei sind. Die Seiten nach innen einschlagen und mithilfe des Tuches von der schmalen Seite her einrollen und auf ein mit Backpapier ausgelegtes Backblech geben. Den zweiten Strudel auf die gleiche Weise zubereiten. Am Ende beide Strudel mit Butter bestreichen und im Ofen auf der mittleren Schiene 25 bis 30 Minuten backen.

5 Die Apfelstrudel kurz auskühlen lassen, mit etwas Puderzucker bestäuben und lauwarm genießen. Dazu passt Vanilleeis oder geschlagene Sahne sehr gut.

TIPP
Reines Vollkornmehl ist für einen Strudel zwar machbar, der Geschmack ist aber wirklich gewöhnungsbedürftig. Daher kann man ausnahmsweise bei diesem Rezept das Vollkornmehl zur Hälfte mit Mehl Type 1050 oder sogar Type 630 ersetzen. Auch die Verarbeitung des Teiges wird dadurch erleichtert. Wird die Füllung auf dem ganzen Teig verteilt und so eingerollt, weicht der Teig in der Mitte schön durch, und der Strudel wird lecker saftig.

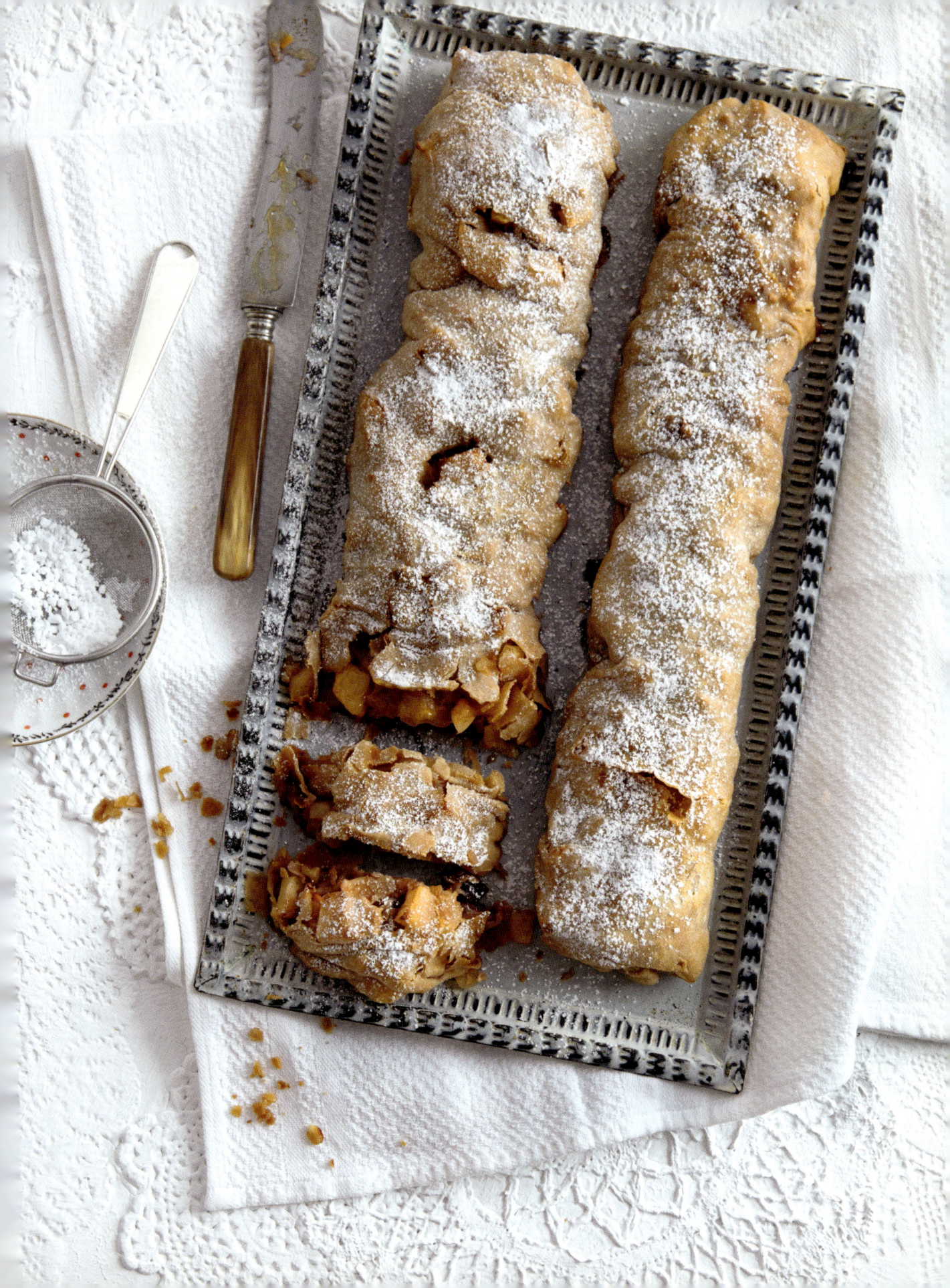

PALATSCHINKEN
MIT MOHN UND PHYSALIS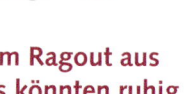

Diese Palatschinken sind mit ihrer Füllung, dem Ragout aus Physalis, ein ungewöhnlicher Genuss. Physalis könnten ruhig öfter auf Ihrem Teller landen, sind sie doch ein echtes Superfood mit ihrem hohen Gehalt an Vitaminen und Betacarotin.

ZUTATEN FÜR 4 STÜCK
FÜR DAS RAGOUT
200 g Physalis
1 Orange
1–2 TL flüssiger Honig

FÜR DIE FÜLLUNG
160 ml Milch
30 g Rosinen
120 g gemahlener Mohn (aus dem Reformhaus oder Bioladen)
50 g flüssiger Honig
abgeriebene Schale von
½ unbehandelten Zitrone
¼ TL Zimtpulver

FÜR DEN TEIG
60 g Dinkelvollkornmehl
60 g Buchweizenmehl
Salz
2 Eier
¼ ml Milch
15 g flüssige Butter
1–2 EL Öl

ZUBEREITUNG: 30–35 Min.
PRO STÜCK ca. 538 kcal,
18 g EW, 26 g F, 52 g KH, 8 g BST

1 Für das Ragout die Physalis aus den Hüllblättern lösen. 4 Beeren zum Garnieren beiseitelegen. Die restlichen Physalis waschen, trocken tupfen und halbieren. Die Orange auspressen und den Saft mit den halbierten Beeren in einem kleinen Topf erhitzen. Einige Minuten köcheln lassen, nach Belieben 1 EL Orangenlikör dazugeben und alles mit dem Stabmixer pürieren. Ist die Sauce zu dünnflüssig, noch etwas einköcheln lassen.

2 Für die Füllung die Milch und die Rosinen in einem kleinen Topf aufkochen lassen. Die restlichen Zutaten hinzufügen und unterrühren.

3 Für den Teig beide Mehlsorten mischen. 1 Prise Salz, die Eier, die Milch und die Butter hinzufügen und mit den Quirlen des Handrührgeräts zu einem geschmeidigen Teig verrühren.

4 In einer kleinen beschichteten Pfanne etwas Öl erhitzen, ein Viertel des Teigs darin dünn verteilen und goldbraun backen. Den Palatschinken wenden und auf der zweiten Seite ebenfalls goldbraun backen. Auf diese Weise nacheinander 3 weitere Pfannkuchen backen.

5 Die fertigen Palatschinken mit der Mohnfüllung bestreichen und vorsichtig einrollen. Auf Teller verteilen, mit dem Physalis-Ragout und den beiseitegelegten Beeren anrichten und servieren.

TIPP

Mohn ist ein echtes Slow-Carb-Lebensmittel. Wer seinen Geschmack gerne mag, sollte ihn möglichst oft auf dem Speiseplan haben. Für dieses Rezept sollte der Mohn unbedingt gemahlen sein. Mittlerweile bekommt man ihn so verarbeitet in vielen Bioläden.

HIMBEERKUCHEN
MIT CHIASAMEN Ⓥ

Der feine Kuchen aus Vollkornmehl versüßt Ihnen den Nachmittagskaffee. Die Chiasamen sorgen für die reichlich enthaltenen Antioxidantien, Omega-3-Fettsäuren und Ballaststoffen für ein zusätzliches Gesundheitsplus.

ZUTATEN FÜR 1 SPRINGFORM
(26 CM Ø)
FÜR DEN BODEN
etwas Butter und Mehl für die Form
3 Eier
Salz
50 g brauner Zucker
1 Msp. Vanillepulver
1 Msp. abgeriebene unbehandelte
Zitronenschale
40 g Dinkelvollkornmehl
10 g Buchweizenmehl

FÜR DEN BELAG
750 g TK-Himbeeren
120 g Agavendicksaft
100 ml Orangensaft
1 Msp. Vanillepulver
1 Msp. abgeriebene unbehandelte
Orangenschale
6 Blatt Gelatine
1 EL Chiasamen
100 g saure Sahne
200 g Sahne
1 EL Zimtzucker

ZUBEREITUNG: 30 Min.
BACKEN: 15 Min.
KÜHLEN: 1 Std.
PRO STÜCK ca. 203 kcal,
5 g EW, 9 g F, 21 g KH, 4 g BST

1 Für den Boden den Backofen auf 200 °C vorheizen. Die Springform mit Butter einfetten und mit etwas Mehl bestäuben. Die Eier trennen. Eiweiße mit 1 Prise Salz und dem Zucker in einer Schüssel mit den Quirlen des Handrührgeräts steif schlagen. Dann die Eigelbe mit Vanillepulver und Zitronenschale in einer weiteren Schüssel schaumig rühren. Erst vorsichtig den Eischnee, dann die beiden Mehlsorten unterheben.

2 Die Masse in die Backform geben, glatt streichen und im Ofen auf der mittleren Schiene 12 bis 15 Minuten backen. Herausnehmen und auskühlen lassen.

3 In der Zwischenzeit für den Belag 250 g der Himbeeren beiseitelegen, die restlichen Himbeeren in einen Topf geben. Agavendicksaft, Orangensaft, Vanillepulver und Orangenschale hinzufügen und alles aufkochen lassen. Die Gelatine in einer Schüssel in kaltem Wasser einweichen. Sobald die Himbeermasse kocht, den Topf vom Herd nehmen und die Chiasamen mit dem Schneebesen unterrühren.

4 Die Gelatine ausdrücken und im heißen Himbeersud auflösen. Die restlichen noch gefrorenen Himbeeren unterrühren. Die Mischung sofort auf dem Boden verteilen und auskühlen lassen.

5 Die saure Sahne glatt rühren. Die Sahne steif schlagen und beides verrühren. Die Sahnemischung auf der Himbeerschicht verteilen, glatt streichen und mit Zimtzucker bestreuen. Bis zum Servieren kühl stellen.

TIPP
Sobald die Sahnemischung auf dem Kuchen ist, sollte man ihn möglichst bald verspeisen. Möchte man ihn vorbereiten, streicht man die Sahne erst kurz vor dem Servieren auf die Himbeermasse.
Zimtzucker selbst gemacht: Dafür einfach 25 g gewöhnlichen Haushaltszucker mit 1 Msp. Zimtpulver mischen.

MOHN-APRIKOSEN-KUCHEN
MIT MANDELN Ⓥ

Der Kuchen aus Vollkornmehl hat es in sich: Die Mohnfüllung versorgt den Körper mit vielen Mineralstoffen wie Magnesium, Kalzium und Kalium. Leider hält sich Mohn nicht so lange, deshalb eventuell übrigen Mohn rasch aufbrauchen.

ZUTATEN FÜR 1 SPRINGFORM (26 CM Ø)
100 ml Mandeldrink (oder Kuhmilch oder Sojadrink)
10 g Butter
25 g flüssiger Honig
60 g gemahlener Mohn
25 g gehackte Mandeln
500 g Aprikosen
3 EL Zitronensaft
150 g Dinkelvollkornmehl
50 g Einkorn-Vollkornmehl
50 g Erdmandelmehl
2–3 TL Backpulver
125 g weiche Butter
100 g Zucker
3 Eier (Größe L)
1 Msp. Vanillepulver
etwas abgeriebene Schale von
1 unbehandelten Zitrone
etwas Butter und Mehl für die Form
2 TL glatte Aprikosenkonfitüre

ZUBEREITUNG: 35 Min.
BACKEN: 1 Std.
PRO STÜCK ca. 294 kcal,
6 g EW, 16 g F, 28 g KH, 4 g BST

1 Für die Mohnmasse in einem Topf 50 ml Mandeldrink und die Butter erhitzen. Den Honig unterrühren und, sobald er sich vermischt hat, den Mohn und die Mandeln untermischen. Die Masse etwa 15 Minuten ziehen lassen.

2 In der Zwischenzeit die Aprikosen entsteinen und in 1 bis 2 cm große Würfel schneiden. Mit dem Zitronensaft mischen.

3 Den Backofen auf 180 °C vorheizen. In einer Schüssel die Mehlsorten mit dem Backpulver mischen. Die Butter mit den Quirlen des Handrührgeräts schaumig schlagen. Nacheinander den Zucker und die Eier hinzufügen und weiterrühren, bis eine cremige Masse entstanden ist. Nach und nach die Mehlmischung sowie den restlichen Mandeldrink, das Vanillepulver und die Zitronenschale unterrühren. Zum Schluss die Mohnmasse und Aprikosen unterheben.

4 Eine Springform mit Butter einfetten und mit Mehl bestäuben. Den Teig in die Form füllen, glatt streichen und im Ofen auf der mittleren Schiene 50 bis 60 Minuten backen.

5 Die Aprikosenkonfitüre mit dem Stabmixer glatt rühren und mit einem Pinsel auf dem noch warmen Kuchen verteilen.

TIPP
Außerhalb der Aprikosensaison, können Sie auch Birnenwürfel oder abgetropfte Sauerkirschen aus dem Glas zum Schluss mit der Mohnmasse unter den Kuchenteig heben.

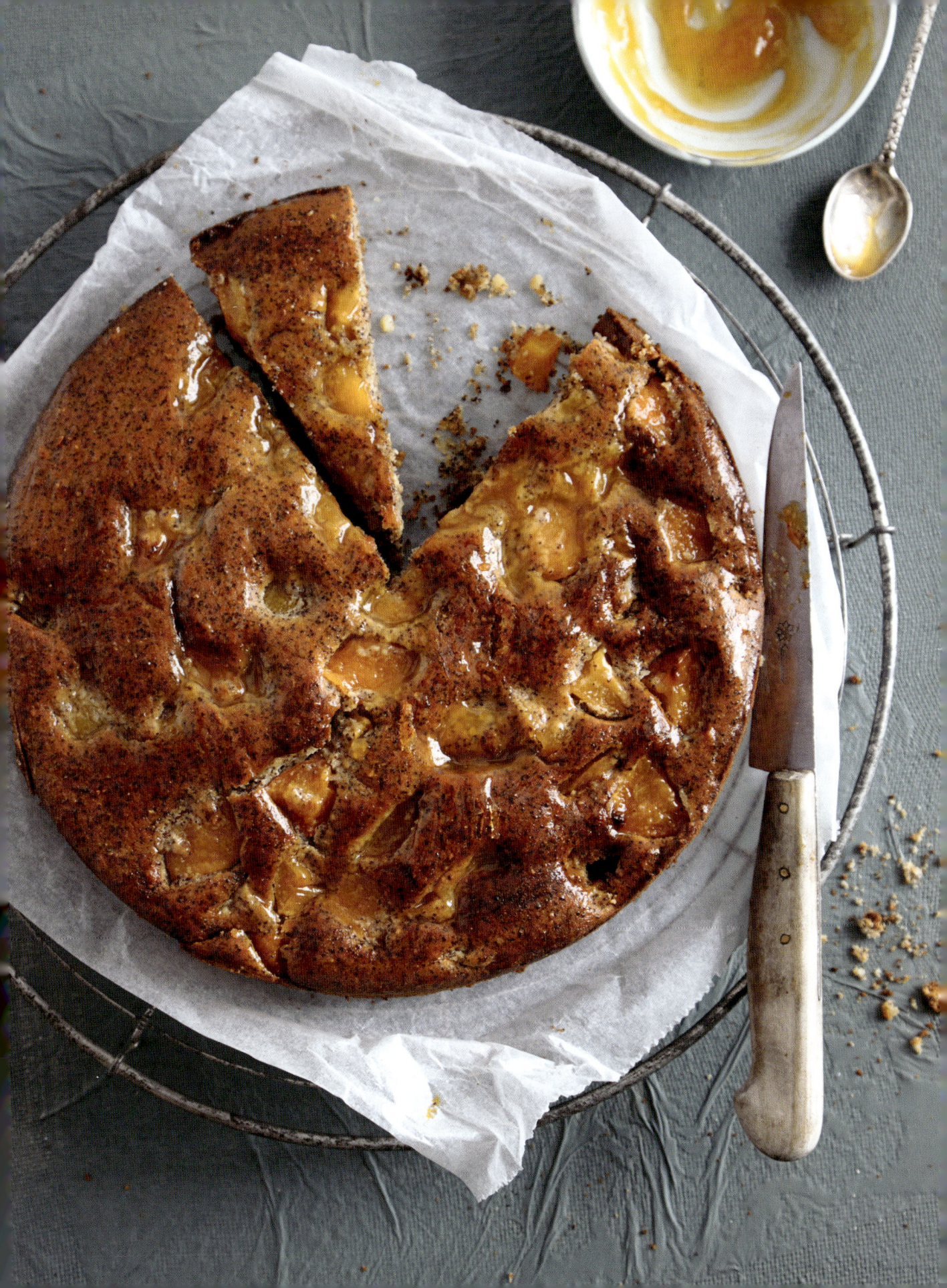

SO KÖNNTE IHRE WOCHE
MIT SLOW CARB AUSSEHEN

WER SICH ENTSCHIEDEN HAT, SEINE ERNÄHRUNG AUF SLOW CARB UM-
ZUSTELLEN, HAT **DEN ERSTEN SCHRITT** BEREITS GETAN. NUN ABER NICHT
MIT ÜBERTRIEBENEM ENTHUSIASMUS STARTEN: VON JETZT AUF GLEICH
TÄGLICH MÖGLICHST **VIELE BALLASTSTOFFE** IN SICH „HINEINZUSCHAU-
FELN" KANN AUCH NEGATIVE FOLGEN HABEN. DESHALB HEISST HIER DIE
DEVISE: **SLOW** BEGINNEN!

Die Ernährung mit Slow Carb ist ballaststoffreich. Unser Verdauungssystem muss sich meist erst an die höhere Menge an unverdaulichen Kohlenhydraten herantasten. Sonst können Blähungen und Bauch- krämpfe die Folge sein. Wer zudem zu wenig trinkt, riskiert sogar eine Verstopfung. Deswegen langsam starten. Stellen Sie zunächst nur einzelne Mahlzeiten um und steigern Sie allmählich die Ballaststoff-

menge, damit sich Ihr Darm an die Mehrarbeit ge- wöhnen kann. Leichte Blähungen sind dabei ganz normal. Wie gut Sie nach der Eingewöhnungszeit einzelne Slow-Carb-Lebensmittel vertragen, ist in- dividuell verschieden. Halten Sie sich einfach an das, was Ihnen guttut. Die folgende Beispielwoche zeigt, wie Sie die empfohlene Menge von 30 Gramm Ballaststoffen pro Tag erreichen können.

FRÜHSTÜCK & SNACK   HAUPTGERICHT   ABENDESSEN

1. TAG

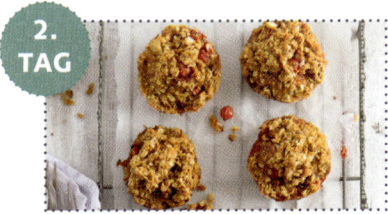

Knuspermüsli mit Physalis & Gelber Smoothie (S. 31, 39)

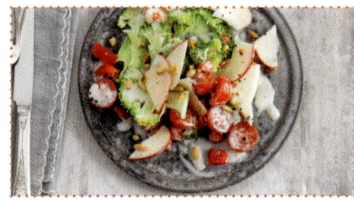

Rohkostsalat mit Pinienkernen (S. 57)

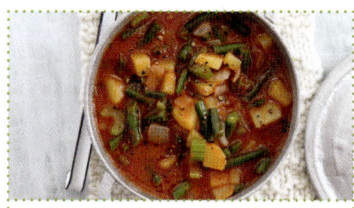

Paprikasuppe mit grünen Bohnen (S. 88)

2. TAG

Buchweizenmüsli & Voll- kornmuffins (S. 28, 50)

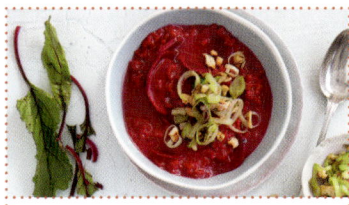

Rote-Bete-Risotto mit Cashewkernen (S. 97)

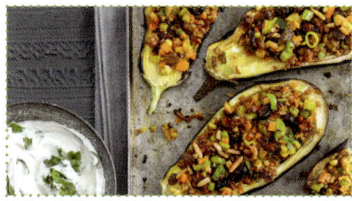

Gefüllte Auberginen mit Bulgur (S. 110)

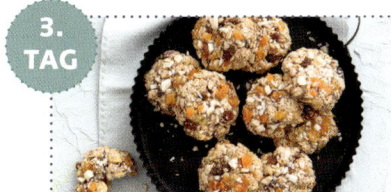

3. TAG

Chia-Hafer-Porridge & Kamutküchlein (S. 33, 48)

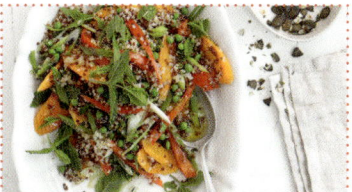

Quinoa-Salat mit Kürbiskernen (S. 60)

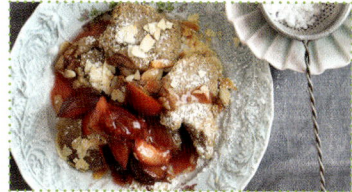

Buchweizenschmarren mit Kompott (S. 154)

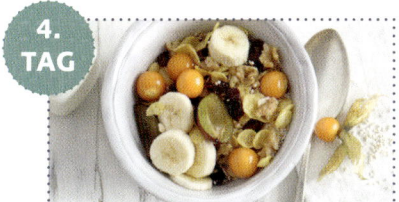

4. TAG

Knuspermüsli mit Physalis & Dinkelpfannkuchen (S. 31, 42)

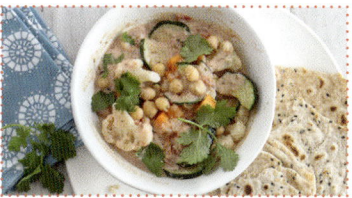

Kirchererbsencurry mit Blumenkohl (S. 112)

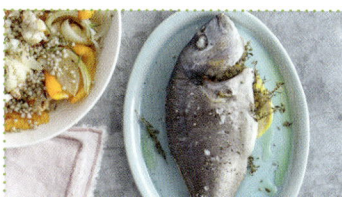

Dorade mit Gemüsesalat (S. 120)

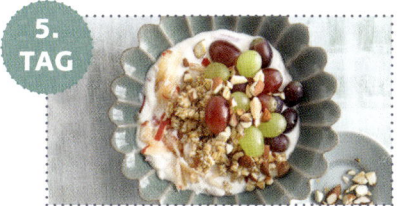

5. TAG

Mandelmüsli & Roter Smoothie (S. 28, 38)

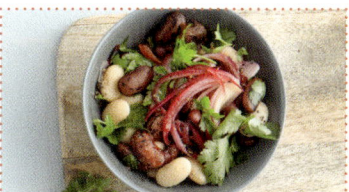

Bohnensalat mit Koriander (S. 67)

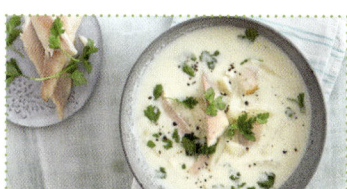

Schwarzwurzelsuppe mit Räucherforelle (S. 92)

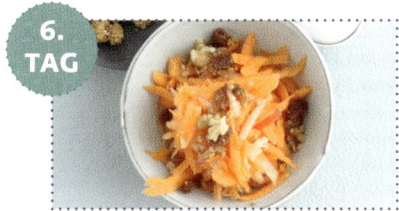

6. TAG

Erdmandelcreme & Möhren-Apfel-Salat (S. 32, 66)

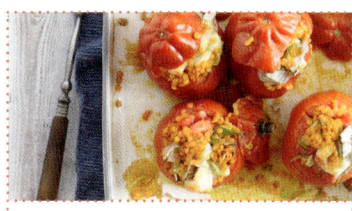

Gefüllte Tomaten mit Ziegenkäse (S. 72)

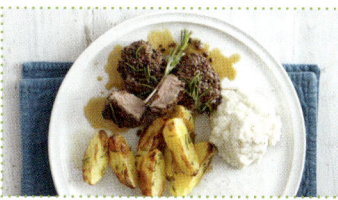

Lammlachse mit Leinsamenkruste (S. 134)

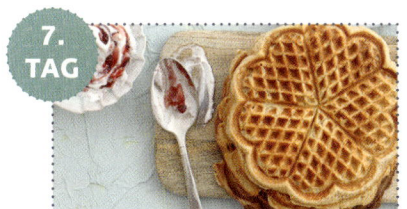

7. TAG

Rührei mit Sprossen & Dinkelwaffeln (S. 41, 156)

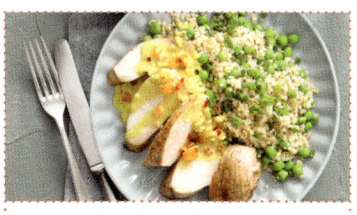

Hähnchenbrustfilet mit Bulgur (S. 124)

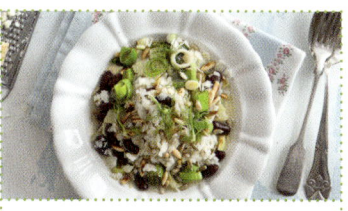

Fenchel-Lauch-Risotto (S. 96)

REZEPTREGISTER